十三五 规划教材

"十三五"高等教育医药院校规划教材/多媒体融合创新教材

供护理、助产、相关医学技术类等专业使用

老年护理学

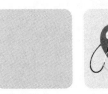

LAONIAN HULIXUE

主编◎孙铮 张静 宋润珞

U0299275

郑州大学出版社

郑 州

图书在版编目(CIP)数据

老年护理学/孙铮,张静,宋润珞主编.—郑州:郑州大学出版社,
2017.7(2020.4重印)

ISBN 978-7-5645-4437-9

Ⅰ.①老…　Ⅱ.①孙…②张…③宋…　Ⅲ.①老年医学-护理学
Ⅳ.①R473

中国版本图书馆 CIP 数据核字(2017)第 134460 号

郑州大学出版社出版发行

郑州市大学路 40 号　　　　　　　　　　邮政编码:450052

出版人:孙保营　　　　　　　　　　　　发行电话:0371-66966070

全国新华书店经销

郑州市诚丰印刷有限公司印制

开本:850 mm×1 168 mm　1/16

印张:18.5

字数:447 千字

版次:2017 年 7 月第 1 版　　　　　　　印次:2020 年 4 月第 2 次印刷

书号:ISBN 978-7-5645-4437-9　　　　　定价:46.00 元

作者名单

主　编　孙　铮　张　静　宋润珞
副主编　王淑英　刘腊梅
编　委　(按姓氏笔画排序)
　　　　王淑英(河南科技大学)
　　　　刘腊梅(郑州大学)
　　　　孙　铮(泰山医学院)
　　　　李璐良(山东省菏泽医学专科学校)
　　　　宋润珞(河南科技大学)
　　　　张　静(蚌埠医学院)
　　　　张亚云(郑州大学第一附属医院)
　　　　易景娜(郑州大学)
　　　　赵琳琳(泰山护理职业学院)
　　　　崔海娟(泰山医学院)

"十三五"高等教育医药院校规划教材/多媒体融合创新教材

建设单位

安徽医科大学	济宁医学院
安徽中医药大学	嘉应学院
北华大学	井冈山大学
蚌埠医学院	九江学院
承德医学院	南华大学
大理大学	内蒙古医科大学
佛山科学技术学院	平顶山学院
赣南医学院	山西医科大学
广东医科大学	陕西中医药大学
广州医科大学	沈阳医学院
贵阳中医学院	邵阳学院
贵州医科大学	泰山医学院
桂林医学院	西安医学院
哈尔滨医科大学	新乡医学院
河南大学	新乡医学院三全学院
河南大学民生学院	徐州医科大学
河南广播电视大学	许昌学院医学院
河南科技大学	延安大学
河南理工大学	延边大学
河南中医药大学	右江民族医学院
湖南医药学院	郑州大学
黄河科技学院	郑州工业应用技术学院
江汉大学	中山大学
吉林医药学院	

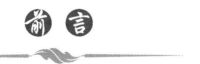

前 言

随着经济的发展,科学技术的进步,人类平均预期寿命的延长,人口老龄化已成为当今世界所面临的一个共同问题。老年人口的日益增加,伴随而来的老龄化相关问题逐步凸显,将给国家的政治、经济、文化、社会等方面的发展带来广泛和深刻的影响,也给老年护理学的研究和发展提供了机遇和挑战。与此同时,研究老年人的健康问题和健康需求,提高老年人的身心健康和生存质量,建立系统完善的老年护理体系,加快培养老年护理专业人才,已是当务之急,也是解决这一问题的关键。

本教材紧扣本科护理教育培养目标和要求,突出体现护理专业的实践应用。以整体护理为指导,护理程序为主线,始终贯穿生理、心理、社会多角度维护老年人的健康理念,在"十二五"规划教材的基础上,借鉴国内外现代老年护理学的基本理论和方法,结合老年医学和护理学的发展及国家护士执业资格考试大纲编写而成。

全书共分为十章,主要内容:绪论;老年人的躯体健康;老年人的心理健康;老年人的社会健康;老年人的安全用药及护理;老年人的日常生活护理;老年人的健康保健;老年人的康复护理;老年患者的护理伦理和老年人的临终护理。本书的特色:①新颖性,教材内容在保留成熟的老年医学和护理学基本理论、知识和技能的基础上,注重增加国内外老年护理学研究的新理论、新成果与新方法,同时创设了知识拓展栏,以丰富知识内容,开阔读者的视野,增进对老年护理知识的理解。②实用性,教材注重理论的应用价值,重视实践环节。③可获得性,本教材通俗易懂、用词准确、阐述清楚、层次分明,利于老年护理学知识和技能的理解和掌握。每章开篇介绍学习目标、案例,利于知识的掌握。本教材主要供全国高等医学院校本、专科生作教材使用,也可作为临床护理人员继续护理学教育和教师的参考用书。

由于编者水平所限,编写时间紧迫,教材中的不妥乃至错误之处在所难免,恳请广大师生、读者和护理同仁不吝赐教。

编　者

2016 年 12 月

目 录

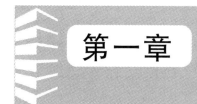

绪 论

案例

据《中国人口老龄化行业现状调研分析及发展趋势预测报告（2016年版）》，中国1999年开始迈入老龄化社会，截至2015年，60岁及以上人口达到2.22亿，占总人口的16.15%。预计到2020年，老年人口达到2.48亿，老龄化水平达到17.17%，其中80岁以上老年人口将达到3 067万人；到2050年时，将会有4.38亿中国人年龄达到或超过60岁，其中1.08亿人超过80岁，已成为世界上老年人口总量最多的国家。我国进入老龄化社会以来，呈现出老年人口基数大、增速快、高龄化、失能化、空巢化趋势明显的态势，再加上我国未富先老的国情和家庭小型化的结构叠加在一起，养老问题异常严峻。

问题：

1. 人口老龄化的主要原因？
2. 人口老龄化的迅速发展给社会带来哪些挑战？
3. 护士应如何促进老年人的健康老龄化？

随着经济的发展，科学技术的进步，人类平均预期寿命的延长，人口老龄化已成为当今世界所面临的一个共同问题。老年人口的日益增加，伴随而来的老龄化相关问题逐步凸显，将给国家的政治、经济、文化、社会等方面的发展带来广泛和深刻的影响，同时也给老年护理学的研究和发展提供了机遇和挑战。研究老年人的健康问题和健康需求，提高老年人的身心健康和生存质量，培养能够适应社会需要的高素质老年护理人员，实现健康与积极的老龄化战略目标，已成为护理领域的重要课题。

第一节　老年人与人口老龄化

生、老、病、死是自然界一切生物物种普遍存在的自然规律，人类在生命的历程中，伴随着年龄的增长会发生一系列生理和心理改变。"老年"一般指生物的生命周期的最后一个阶段，"老年人"是指达到或超过老年年龄界限的人。因此，如何划分老年年龄界限便成为统计和确定老年人口的关键和前提条件。

一、人的寿命

人的寿命以年龄表示,衡量人的寿命主要有两种指标:一是平均寿命或预期寿命,二是最高寿命或寿限。

(一)平均期望寿命

平均期望寿命简称为平均寿命,指某一地区或国家总人口的平均生存年限,也就是从 0 岁算起的总人口平均期望寿命。作为老龄化程度的重要指标,平均期望寿命表示生命的长度,是以死亡作为终点。平均期望寿命反映了一定年代的社会政治经济条件、自然环境条件、医疗卫生水平、生活水平等状况,是国际通用的评价居民健康水平的指标。

1949 年之前我国人口平均寿命约 35 岁;1957 年增长到 57 岁,每年平均增加 2.8 岁;1963 年平均寿命为 61.7 岁,每年平均增加 0.78 岁;1982 年平均寿命为 68.2 岁,每年平均增加 0.34 岁;2016 年《中华人民共和国 2015 年国民经济和社会发展统计公报》显示,中国人口的平均寿命达 76.34 岁,已接近发达国家水平。《中华人民共和国国民经济和社会发展第十三个五年规划纲要》中指出,全国人均预期寿命提高 1 岁,体现出对人的重视,是一份民生规划。说明随着我国社会经济条件、医疗卫生水平状况不断改善,人们的平均寿命也在延长,与发达国家相比低 5 岁左右,这个差距正在缩小。

(二)最高寿命

人类的最高寿命是指在不受外界因素干扰的条件下,从遗传学上人类可能存活的最大年龄。

1. 按性成熟期预测最高寿命(岁)=性成熟期(14~15 岁)×(8~10 倍)。

2. 按生长期预测最高寿命(岁)=生长期(20~25 年)×(5~7 倍)。

3. 按人类细胞分裂次数的 2.4 倍等方法推算人的最高寿命应该为 110~170 岁。

虽然人的正常寿命可以超过百岁,但也并非是无限延长。由于受到疾病和生存环境的影响,目前人类寿命与最高寿命仍然存在较大差异,但随着科学的发展,人类对疾病的预防、控制和治疗水平的提高,平均寿命将逐渐接近或达到最高寿命。

我国资料显示,近 10 年百岁老人以每年约 2 500 人的速度增长,截至 2014 年 6 月 30 日,我国(不包括港、澳、台地区)健在百岁老人 58 789 人,比 2013 年同期增加了 4 623 人,提示生命是可以延长的。

(三)健康期望寿命

健康期望寿命是指在健康条件下的期望寿命,即个人在良好状态下的平均生存年数。健康期望寿命与普通期望寿命的最大不同在于:普通期望寿命是以死亡为终点,而健康期望寿命是以丧失日常生活能力为终点。2000 年世界卫生组织首次引入健康期望寿命作为评估各国卫生系统的效能的指标,人们对健康的追求应不仅仅只专注延长寿命或增加期望寿命,而是要更加注重生命质量。健康期望寿命就是将不同健康状态均考虑在内从而综合评价人群的生存情况和寿命质量的指标,它克服了期望寿命仅考虑生存年数的单一性问题。此外,健康期望寿命也可为制定退休和养老政策提供参考。是近年来正在被广泛使用的一种反映人群健康水平的统计指标,其测量值不仅直

【讨论】
人类的最高寿命可达到多少岁?平均寿命是如何规定的?

接反映了地区人群的健康水平,也反映了地区卫生服务质量。

二、老年人的年龄划分

人体衰老是一个渐进的过程。什么是老年人? 不同的时代、不同的社会和不同的国家年龄划分的标准也各不相同。

(一)世界卫生组织对老年人年龄的划分标准

世界卫生组织的划分标准:在发达国家将 65 岁以上的人群定义为老年人,而在发展中国家则将 60 岁以上的人群称为老年人。根据现代人生理、心理结构上的变化,世界卫生组织将成人年龄界限又作新的划分:小于 44 岁为青年人;44~59 岁为中年人;60~74 岁为年轻老年人;75~89 岁为老老年人;90 岁以上为长寿老年人。

(二)我国对老年人年龄的划分标准

现阶段我国以 60 岁及以上为老年人,老年分期的划分标准为:45~59 岁为老年前期,即中老年人;60~89 岁为老年期,即老年人;90 岁以上为长寿期,即长寿老人。

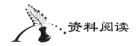
资料阅读

人类年龄

1. 日历年龄　日历年龄又称时序年龄,表示一个人出生后所经历的年限,即指出生年月日的岁数。日历年龄相同的老年个体身体衰老的差异较大。

2. 生理年龄　生理年龄又称生物学年龄,是指人的各器官的健康状况,代表个人的生命活力。生理年龄的高低,主要取决于人的生活方式和健康状况。如有的老年人注重保健养生和运动,机体的功能衰老较慢,充满活力,外貌显得年轻。

3. 心理年龄　心理年龄指精神层面的,是指个体适应环境变化的心理能力,以思维、想象、记忆、智能、情绪和个性为主要测量内容。心理年轻的标志是:对新事物敏感,有激情、好奇心、求知欲,学习新知识能力强。

4. 社会年龄　社会年龄是指个体与其他社会成员交往时,被人们在心理上所认为处在的年龄状态,但并不等同于他的实际年龄。社会经验丰富,办事老练,见多识广,思想深刻,是社会年龄成熟的标志。

三、人口老龄化

(一)人口老龄化评定

人口老龄化(aging of population),简称人口老化,是指老年人口占总人口的比例

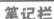

随着时间推移而不断上升的一种动态过程。包括两个含义:一是指老年人口相对增多,在总人口中所占比例不断上升的过程;二是指社会人口结构呈现老年状态,进入老龄化社会。出生率和死亡率的下降、平均预期寿命的延长是人口趋向老龄化的直接原因。人口老龄化是人类生命科学发展和进步的结果。评定人口老龄化常用指标包括以下几个。

1. 老年人口系数　老年人口系数又称老年人口比例,是指某国家或地区的总人口结构中,老年人口数占总人口数的比例。计算公式:

$$老年人口系数(\%) = (60 \text{ 或 } 65 \text{ 岁以上人口数}/总人口数) \times 100\%$$

2. 老少比　老少比又称老龄化指数,指老年人口数与少年儿童人口数(0~14岁)之比。此指标可反映人口老龄化的程度。计算公式:

$$老龄化指数(\%) = (60 \text{ 或 } 65 \text{ 岁以上人口数}/0~14 \text{ 岁人口数}) \times 100\%$$

3. 老年抚养系数　老年抚养系数又称老年抚养比,是指老年人口数占劳动年龄人口的百分比,反映劳动者负担老年人的轻重程度。计算公式:

$$老年抚养系数(\%) = (60 \text{ 或 } 65 \text{ 岁以上人口数}/15~59 \text{ 或 } 15~64 \text{ 岁人口数}) \times 100\%$$

4. 长寿水平　长寿系数又称高龄老人比,是指80岁以上人口数占60岁以上人口数之比,用以表示长寿水平的高低。计算公式:

$$长寿水平(\%) = (80 \text{ 岁以上人口数}/60 \text{ 岁以上人口数}) \times 100\%$$

长寿水平的高低,直接反映一个国家(地区)的医疗保健水平,尤其是老年保健服务水平的高低。长寿水平<5%属于较低水平,5%~9.9%属于中等水平,≥10%属于较高水平,目前发达国家的长寿水平平均已达20%~25%。

(二)老龄化社会

老龄化社会的划分标准:老年人口系数是评价一个国家(或地区)人口老龄化的重要指标。世界卫生组织针对发达国家和发展中国家的不同人口年龄结构的状况,制定了两种不同的人口老龄化标准:①发达国家65岁及以上人口达到或超过总人口的7%,该国家或地区定义为老龄化社会;②发展中国家60岁及以上人口达到或超过总人口10%,该国家或地区定义为老龄化社会。中国自1999年开始迈入老龄化社会。世界卫生组织对老龄化社会的划分标准见表1-1。

表1-1　世界卫生组织对老龄化社会的划分标准

项目	发达国家	发展中国家
老年人年龄界定	≥65 岁	≥60 岁
青年型(老年人口系数)	<4%	<8%
成年型(老年人口系数)	4%~7%	8%~10%
老年型(老年人口系数)	>7%	>10%

(三)世界人口老龄化发展趋势与特点

1. 世界人口老龄化发展趋势　人口老龄化于欧洲开始。法国在1866年65岁及以上的老年人口系数即达到7.2%,成为世界上第一个老年化国家。挪威、瑞典于19

世纪末,相继步入老年化国家的行列。1950 年全世界有 15 个国家和地区进入老年化国家(或地区),1991 年全世界有 57 个国家和地区跨入老年化社会。目前世界老年人口比例达到或超过 20% 的国家有 27 个,其中 19 个为发达国家。日本排第一位,老年人口的比例达到了 29%。其次是意大利和德国,分别为 26% 和 25%。老年人口比例达到或超过 10% 的国家有 74 个,老年人口达到 10% ~ 20% 的国家有 47 个,其中发达国家13 个,占 27.66%。老龄化程度10% 以下的国家有 118 个,均为发展中国家。据联合国人口司预测 2025 年世界人口总数将达82 亿,其中老年人口数将达11.2 亿,占全世界总人口数的13.66%。到2050 年老年人将占全球人口的 20% ~25%,平均寿命长达 70.4 岁。预计世界 65 岁以上老年人口各大洲排列顺序依次为:欧洲占14%,北美洲占13%,大洋洲占10%,亚洲占6%,拉丁美洲和加勒比海地区占5%,非洲占3%。全世界范围内91.6%的国家和地区将进入老龄化社会,人类将普遍进入前联合国秘书长安南所说的"长寿时代"。

2. 世界人口老龄化的特点

(1)世界人口老龄化的速度加快　1950 年全世界大约有 2.0 亿老年人,1990 年则为 4.8 亿,预计到 2020 年可达到 9.76 亿,2050 年,老年人数量可达到 19.64 亿,占全世界人口总数的21%,平均每年增长 9 000 万老年人。人口老龄化速度的加快,将对个人、家庭、社区及国家产生重大影响。

(2)发展中国家老年人口增长速度高于发达国家　当今世界的老龄化趋势都在"史无前例地加快脚步",2000 年发展中国家的老年人口数已占世界老年人口总数的60%,目前世界上 65 岁以上的老年人以每月 80 万的速度增长,其中发展中国家占66%。从 2009 ~2050 年,发展中国家的老年人口预计将从 4.8 亿增加到 16.1 亿,而发达国家的老年人口预计从 2.62 亿增加至 4.06 亿。目前世界上老年人口的分布情况:54%生活在亚洲,22%生活在欧洲。

(3)人口平均预期寿命不断延长　随着社会生产力的发展,医疗卫生条件的改善,发展中国家的人口平均寿命有了迅速的提高。在 20 世纪末期,世界人口男女平均寿命分别达到63.3 岁和67.6 岁,欠发达国家的男女平均预期寿命分别为61.8 岁和65.0 岁,最不发达国家人口的男女平均预期寿命也上升至49.6 岁和51.5 岁。2008 年世界上平均寿命最高的国家是日本,平均寿命 84 岁。塞拉利昂(40 岁)、安哥拉(41岁)和斯威士兰、尼日尔、阿富汗(均42岁)等国人口的平均寿命只有日本等长寿国家的一半。朝鲜的平均寿命为 66 岁(男性 64 岁,女性 68 岁)。根据第六次全国人口普查详细汇总资料统计,2010 年我国人口平均预期寿命达到 74.83 岁,比 10 年前提高了 3.43 岁,其中男性人口平均预期寿命为 72.38 岁,比 2000 年提高了 2.75 岁;女性为 77.37 岁,提高了 4.04 岁。男女平均预期寿命之差与十年前相比,由3.70 岁升至4.99 岁,中国目前预期寿命已经达到 76.34 岁。最新数据显示,发达地区和发展中地区的平均预期寿命都在不断延长。

(4)高龄老年人比例增多　目前,世界高龄老人(80 岁以上)占老年总人口数16%,其中发达国家占22%,发展中国家占12%。预计到 2050 年可增加至 20%。百岁以上老人也将从 2006 年的 28.7 万增加到 2050 年的 370 万,增长幅度达到 13 倍之多,说明老年人口本身也在老化。

(5)独居老人比例存在差异　全世界独居老人占老年人口的14%,其中,发达国家独居老人比例为24%,高于发展中国家7%;独居女性老人比例为19%,高于男性老人8%。

(6)老年人性别比显著失衡 一般而言,老年男性的死亡率高于女性,因此女性预期寿命大于男性。据统计60岁及以上老年人男女性别比为82∶100;80岁以上老年人群的男女性别比为55∶100。性别差异使女性老年人成为老年人中的绝大多数。如美国女性老人的平均预期寿命比男性老人高6.9岁,日本为5.9岁,法国为8.4岁,中国为3.4岁。

(四)我国人口老龄化发展趋势与特点

1.我国人口老龄化发展趋势 中国是人口总量最多的国家,也是世界上老年人口最多的国家,1950年,中国60岁及以上老年人口为4 160.7万人,占世界老年人口总数的13.4%,1990年为9 935万人,占世界老年人口总数的21%。第六次全国人口普查我国总人口达13.397亿人,其中60岁及以上人口为1.78亿,占总人口的13.26%,比2000年上升2.93%,65岁及以上人口为1.19亿,占总人口的8.87%,比2000年人口普查上升1.91%。2015年国民经济与社会发展统计公报数据显示,我国总人口为13.75亿,其中60岁以上老年人口已经达到2.22亿,占总人口的16.15%,预计2020年老年人口将达到2.48亿,未来20年我国老龄化形势将更加严峻,处于快速老龄化阶段。

2.我国人口老龄化的特点 21世纪的中国将是一个不可逆转的老龄社会。全国老龄工作委员会对中国人口老龄化的发展趋势进行专题预测研究报告后指出,从2001~2100年,中国的人口老龄化发展趋势可以划分为三个阶段。第一阶段,从2001~2020年是快速老龄化阶段。这一阶段,中国将平均每年增加596万老年人口,年均增长速度达到3.28%,大大超过总人口年均0.66%的增长速度,人口老龄化进程明显加快。到2020年,老年人口将达到2.48亿,老龄化水平将达到17.17%,其中,80岁及以上高龄老年人口将达到3 067万人,占老年人口的12.37%。第二阶段,从2021~2050年是加速老龄化阶段。伴随着20世纪60年代到70年代中期的新中国成立后第二次生育高峰人群进入老年,中国老年人口数量开始加速增长,平均每年增加620万人。同时,由于总人口逐渐实现零增长并开始负增长,人口老龄化将进一步加速。到2023年,老年人口数量将增加到2.7亿,与0~14岁少儿人口数量相等。到2050年,老年人口总量将超过4亿,老龄化水平推进到30%以上,其中,80岁及以上高龄老年人口将达到9 448万,占老年人口的21.78%。第三阶段,从2051~2100年是稳定的重度老龄化阶段。2051年中国老年人口规模将达到峰值4.83亿,约为少儿人口数量的2倍。这一阶段,老年人口规模将稳定在3亿~4亿,老龄化水平基本稳定在31%左右,80岁以上高龄老人占老年总人口的比重将保持在25%~30%,进入一个高度老龄化的平台期。与世界其他国家相比,我国的人口老龄化社会进程具有以下特点。

(1)老年人口规模巨大,年龄结构相对年轻 我国人口庞大基数决定了中国将要经历世界人口史上最大规模的老年人口增长。根据联合国预测,21世纪上半叶,中国一直是世界上老年人口最多的国家,占世界老年人口总量的1/5,甚至超过法国、德国、意大利、日本和英国目前人口的总和。21世纪下半叶,中国也将是仅次于印度的第二老年人口大国。2016年7月,联合国2015年最新预测表明,中国2035年后将面临甚至比美国更为严重的人口老化问题。到 2050 年,中国 65 岁以上的老年人口将达到 3.6 亿,占总人口比重 1/4 以上。2016 年 10 月 9 日全国老龄办发布《第四次中国城乡老年人生活状况抽样调查成果》显示:2015 年,低龄(60～69 岁)老年人口占 56.1%,中龄(70～79 岁)老年人口占 30.0%,高龄(80 岁及以上)老年人口占 13.9%。我国老年人口年龄结构相对年轻。

(2)老龄化地区进程不平衡　由于社会经济发展不均衡,总体上看,中国各地区老龄化程度与经济发展水平具有一致性,东部沿海地区的人口老龄化程度较内陆地区更为严重。《中国统计年鉴》的数据显示,经济发展程度较高的地区,如上海、北京、天津、浙江、江苏等地区人口自然增长率大大低于全国平均水平,上海甚至出现了人口负增长;经济发展程度较低的地区,如西藏、青海、甘肃、宁夏、贵州等地区人口自然增长率远高于全国平均水平。以最早进入人口老年型行列的上海(1979 年)和最迟进入人口老年型行列的宁夏(2012 年)比较,时间跨度长达 33 年。

(3)人口老龄化超前于经济发展　发达国家的人口老龄化是经济已进入发达时期才出现的,此时这些国家的国民经济已具备应对人口老龄化的能力,而中国在经济还不发达时人口已经开始老龄化。发达国家进入老龄社会时人均国民生产总值一般都在 5 000～10 000 美元,中国进入老龄化社会时人均国民生产总值才达到 1 000 美元,应对人口老龄化的经济实力还比较薄弱。与世界其他已经进入老龄化社会的发达国家相比,我国的经济发展水平与其他国家的差距极大,中国人口老龄化超前于经济发展,属于"未富先老"。

(4)女性老年人口数量比男性多　由于女性平均寿命长于男性,老年人口中女性多于男性,《第四次中国城乡老年人生活状况抽样调查成果》显示:2015 年,女性老年人口占全国老年人口的 52.2%,男性老年人口占 47.8%。与 2000 年比较,我国女性老年人口比例上升了 1%,城镇女性老年人的比例上升更为明显。目前,老年人口中女性比男性多出 464 万人,2049 年将达到峰值,多出 2 645 万人。21 世纪下半叶,多出的女性老年人口基本稳定在 1 700 万～1 900 万人。随着年龄的增长,女性老年人比例不断上升,多出的女性老年人口中 50%～70% 都是 80 岁及以上年龄段的高龄女性人口。

(5)文化程度相对较低　我国的老年人口文化程度相对较低,个体文化素质较差,已直接影响了老年群体的健康行为和生活质量。《第四次中国城乡老年人生活状况抽样调查成果》显示:2015 年,我国老年人口中未上过学的占 29.6%,文化程度为小学的占 41.5%,初中和高中文化程度占 25.8%,大专及以上文化程度占 3.1%。与 2000 年相比,未上过学的老年人口下降了 23.2%,小学文化程度的老年人口上升了 7.8%,初中和高中文化程度的老年人口上升了 14.3%,大专及以上文化程度的老年人口上升了 1.1%。

【试分析】
　人口老龄化发展趋势与特点?

(五)人口老龄化带来的问题

人口老龄化引发的问题主要包括两大方面:一方面是指随着个人逐步衰老所带来的老年人自身特殊需要和问题;另一方面是老年人口在总人口中所占比重不断增加对社会带来的经济影响。

1.老年人自身面临的问题

(1)老年人经济收入和保障问题突出　我国经历了几十年低收入就业期,老年人

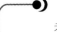

的积蓄很少,而目前我国的社会保障制度仅在城市中普遍建立,所以农村高龄老人的经济收入和保障问题更加突出。工资改革和物价的调整导致老年人与年轻人的收入差距日益扩大,退出了生产领域的老年人容易陷入贫困,而广大农村老年人尚处于社会安全网之外,他们的收入保障问题更加严峻。

(2)医护与照料需求增加 高发病率与低收入的特征使得老年人的医护需求增加。老年人口尤其是高龄老人增多,对照料服务的需求增加,在老年人失能的情势下,还需要社会提供专业性的医护照料。目前,以子女供养为主的家庭养老制度面临危机,由于妇女广泛就业、代际分离、劳动力流动、工作压力等原因,极大加重了子女供养、照料老人的负担。城市化过程中,大量农村青年涌向城市,农村中的留守老年人失去了传统的家庭支持,尤其是生活不能自理时难以获得所需要的照料,他们对医护和照料的需求更大。

(3)心理问题及精神健康需求增多 迅速变化的社会、经济、家庭环境和自身健康状况,对老年人的心理产生巨大影响,刚刚退休或进入老年期时,突然离开繁忙、紧张的工作劳动岗位,没有了上班或农田劳作时各种要求和压力,多数人不能很快地适应,出现消极情绪和焦虑情绪,易发生退休综合征,空巢、独居、丧偶等问题也增加了老人的孤独感和寂寞感,抑郁症、老年性痴呆等心理与精神疾病的发病率在老年期上升。

(4)老年教育与发展问题 老年人是国家和社会的宝贵财富。老年教育是一个国家教育事业和老龄事业的重要组成部分。尤其是刚刚退休的老年人,他们拥有丰富的工作经验,仍具有一定的劳动能力,如何满足这批老年人为社会发展、民族振兴再做贡献的机会,体现自身的价值,成为老年人群中的一个普遍性问题。发展老年教育,是积极应对人口老龄化,是满足老年人多样化学习需求、提升老年人生活品质、促进社会和谐的必然要求。对老年人来说,不但要老有所养、老有所依,还应老有所学、老有所乐、老有所献。

2. 对社会带来的经济影响 人口老龄化对社会经济等诸多方面都会带来深刻影响。突出表现如下:

(1)劳动力资源不足 伴随人口老龄化进程,产生了劳动力年龄结构的老化和劳动力资源的不足,劳动力的短缺将直接影响经济的发展速度。中国社科院世界社保研究中心研究数据显示:我国劳动年龄人口总量将从2010年的9.7亿减少到2050年的8.7亿。虽然人口的自然年龄、心理年龄、社会年龄、生理年龄因人而异,但就总体人口观察而言则是随着年岁的增长,人的活力在减退。因此,劳动年龄人口相对高龄化将减弱对现代化技术的适应能力。

(2)社会负担加重 人口过快的老龄化,提高了社会负担系数,使社会负担加重。2005年,我国的老年抚养比(每100名适龄劳动者抚养相应的老年人数)仅有16%,预计到2025年将会上升至32%,到2050年会再翻一番,达到61%,劳动者的负担将增长3倍。劳动年龄人口除了为自身生存和发展进行生产劳动的同时,还要负担更多的老年人口生存和发展的费用,这不仅使劳动年龄人口的负担日益加重,同时也加重了社会负担。

(3)老年人医疗卫生消费支出压力加大 老年人发病率高、生活不能自理的比重高,老年病又多为肿瘤、心脑血管病、糖尿病、精神障碍等慢性病。老年人医疗卫生消费支出的压力越来越大。国家卫生和计划生育委员会曾统计显示,60岁以上老年人慢性病患病率是全部人口患病率的 3.2 倍,伤残率是全部人口伤残率的 3.6 倍,老年人消耗的卫生资源是全部人口平均消耗卫生资源的 1.9 倍。有研究表明,在医疗服务价格不变的条件下,人口老龄化导致的医疗费用负担年递增率为 1.54%,未来 15 年人口老龄化造成的医疗费用负担将比目前增加 26.4%。基本医疗保险基金支出之所以高速增长,人口迅速老龄化是重要原因之一。

(4)社会服务的需求高但发展缓慢 我国老龄化速度快,但是养老服务业发展滞后,难以满足庞大老年人群,特别是迅速增长的"失能、高龄、空巢"老年人的服务需求。以养老机构和床位数为例,目前,我国共有各类老年社会福利机构 3.8 万个,养老床位 120.5 万张,平均每千名老人占有床位仅有 8.6 张,与发达国家平均每千名老人占有养老床位数 50～70 张的水平相差甚远。其他生活照料、精神慰藉等许多为老年人服务的项目或产业存在发展缓慢的问题,不能满足老年人群日益增长的需求。人口老龄化给社会、家庭带来了巨大的压力,如何增加老年人的自理年限,满足老年人的长期照护和心理健康需求,提高其生活质量,实现健康老龄化,对老年护理事业的发展提出了严峻的挑战,也是目前亟待解决的社会问题。

(六)我国应对人口老龄化的对策

我国人口老龄化具有人口多、发展快、与经济发展不同步等特征。必须从我国的实际出发,采取积极、主动、全面的应对策略,探索出具有我国特色的解决老龄化问题的道路。

1.加快社会经济发展步伐,发挥政府的保障和引导作用 我国已经进入并将长期处于老龄社会,要切实从老龄社会这一基本国情出发,研究制定经济社会发展战略和发展规划,从现在开始的未来 25 年,充分利用我国劳动力资源丰富,加快经济结构转型升级,提高社会劳动生产率,加速经济发展,为迎接人口老龄化高峰期的到来奠定物质基础。从国外养老服务体系看,养老主体包括家庭、机构、社区以及政府等,是多元化的,其中政府居于主导地位,主要担负基础设施的建设与维护、服务体系构建与完善的重任。面对严峻的养老形势,应建立健全社会养老制度、完善法律监管体系、出台养老产业支持政策等,强调政府的养老责任主体和决策主体地位,发挥政府为老年人建立服务体系和引导养老产业发展等功能。

通过几十年的努力,我国社会养老体系已经初具规模,形成了制度完善、组织机构框架合理、规模适度、营运状况良好的社会养老服务体系,但是从长远来看,我国的老龄化人口比重还会继续增加,目前这种以政府为主导的供给方式显然是无法满足多样化需求的养老现实。未来的社会养老服务体系应以我国养老保障政策为导向,政府引导社会力量参与供给、完善各类养老服务设施,创新养老服务体系,实现政府与社会力量共同构建社会养老服务体系的新局面,最终实现政府、民间资本互利共赢。民政部举行的 2016 年第一季度例行新闻发布会也明确提出,"十三五"期间要重点推动社会养老服务体系建设。2015 年 12 月,财政部连续发布《关于规范政府和社会资本合作(Public-Private-Partnership,简称 PPP 模式)综合信息平台运行的通知》《PPP 物有所值评价指引(试行)》2 个政策文件来推动我国 PPP 建设,显然如果社会养老服务体系想在未来实现更好、更快的发展,离不开对 PPP 模式的良好应用,需要发挥政府的保障和引导作用。PPP 模式下的社会养老服务体系不仅仅是简单地从解决国家养老问题出发进行养老机构的建设,而且还针对目前我国养老服务体系建设过程中出现的新

【讨论】
人口老龄化带来的问题有哪些?

情况,从多角度出发解决目前的养老问题。

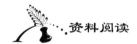 资料阅读

政府与社会资本合作模式(Public-Private-Partnership,简称PPP模式)

　　PPP模式通常译为"公共私营合作制",是指政府与私人组织之间,为了合作建设城市基础设施项目,或是为了提供某种公共物品和服务,以特许权协议为基础,彼此之间形成一种伙伴式的合作关系,并通过签署合同来明确双方的权利和义务,以确保合作的顺利完成,最终使合作各方达到比预期单独行动更为有利的结果。PPP模式虽然是近几年才发展起来的,但在国外已经得到了普遍的应用。

　　随着经济发展和群众需求多样化变迁,我国公共服务市场化进程推进的步伐越走越快,国家也相应出台了一系列的扶持政策,鼓励民间资本进入公共产品和服务供给领域,为公私合作提供切实的保障。2014年9月,财政部发布《关于推广运用政府和社会资本合作模式有关问题的通知》,明确提出公共服务领域引入PPP模式的可行性、必要性和必然性。PPP模式不是简单的融资行为,应从契约合作的角度,探究PPP模式中私人部门与公共部门的博弈与合作关系,最终建立互利共赢、风险分担、相互监管的良好合作关系,通过社会资本参与社会养老建设来完善我国养老服务体系。

　　2.加强法制建设,完善养老和医疗保障体系　　加大对老年人权益保障法规的宣传和执法力度,大力弘扬中华民族传统美德,在全社会营造尊老、爱老、养老、敬老的良好道德风尚。由于我国是"未富先老",所以在相当长的一个时期内,仍将以家庭供养为主、社会供养为辅,但会逐渐过渡到以社会供养为主、家庭供养为辅。因此,要及早研究和制定出相应的政策,加快建立和健全老年经济供养体系、老年医疗保障体系和老年社区照料服务网络体系。深化医疗改革,发展医疗事业,加强人口老化的医疗保健与照料服务。同时,要不断深化社会养老保险制度改革,扩大社会保险的覆盖面。

　　3.促进养老服务产业化发展　　随着老龄人口的迅速增加以及社会化和市场化的不断发展,老年人的消费需求在不断增长,日益膨大的老年消费群体为老龄产业的发展提供了广阔的市场。2010年,我国老龄人口消费规模是1万亿,2020年将达到4万亿,老年产业市场潜力巨大。老龄产业的发展将不仅有利于老龄问题的妥善解决,而且更有利于经济发展和社会稳定。目前,老年用品、服务及休闲文化领域发展滞后。特别是专门针对老年人的特殊生活用品以及辅助商品短缺,在我国许多大中城市也很难找到老年消费品专卖店。在老年服务业领域,目前专为老年人提供服务的设施严重不足,服务项目和内容不全,老年护理人员素质参差不齐,老龄服务的数量和质量都远远不能满足市场需要。政府应该出台相应的优惠扶持政策,鼓励社会资金进入老年产

业领域,积极化解老龄化压力。

当前我国正在积极推动养老服务业的发展,2016年10月国务院办公厅印发《老年教育发展规划(2016—2020年)》,决定实施老年教育机构基础能力提升计划,到2020年,全国县级以上城市原则上至少有一所老年大学,50%的乡镇(街道)建有老年学校,30%的行政村(居委会)建有老年学习点,力争到2020年以各种形式经常性参与教育活动的老年人占老年人口总数的比例达到20%以上。《规划》也将老年教育与养老产业结合,提出探索养教结合新模式,包括整合利用社区居家养老资源,在社区老年人日间照料中心、托老所等各类社区居家养老场所内,开展形式多样的老年教育。积极探索在老年养护院、城市社会福利院、农村敬老院等养老服务机构中设立固定的学习场所,配备教学设施设备,通过开设课程、举办讲座、展示学习成果等形式,推进养教一体化,推动老年教育融入养老服务体系,丰富住养老人的精神文化生活。关注失能失智及盲聋等特殊老人群体,提供康复教育一体化服务。

4. 加强养老队伍建设,提高服务专业化水平 养老服务人才队伍建设是多元化社会养老服务体系建设的重要支撑,其专业水平的高低、服务质量的好坏,将对老年人产生最直接的影响。养老队伍建设,可采取以下三种方式来强化。

(1)规划专业教育 专业教育的规划主要体现为,首先医科院校在医护类专业内分方向进行人才培养。具体而言,应在充分调研社会对养老服务人员多元化需求的基础上,结合自身优势,依托医学护理学科的支持拓展人才培养方向,如老年护理、社区康复等专业方向。还应依托岗位需求改革人才培养模式,探索"学程分段、方向分流、突出实践"的人才分类培养模式。优化整合课程内容,将职业资格要求融入专业教学中,突出理论教学的应用性,促进学生职业能力的形成。普通院校可以依托已有的社会工作专业、公共事业管理专业或已有的相关管理类专业设置老年服务与管理、家政服务、社区管理与服务等专业方向,培养管理和服务人才。

(2)加强岗位培训 养老服务专业人员的培训也可以采取多种模式。首先,依托具有相关专业院校,对工作人员进行专业培训;其次,成立专门的培训机构,对没有经过专业培训没有职业资格证书的工作人员进行培训,加强国家职业资格管理制度执行力度;再次,职业技能竞赛、职业技能鉴定也是较为有效的促进人才质量提高的方式。

(3)规范志愿者队伍 志愿者队伍的建设应把握好招募与培训两方面,招入前应着重考察其对服务对象、服务内容等的了解情况,招入后则应进行一定培训,诸如沟通交流技巧、服务方式和态度、专业技能等。完善激励措施,引导养老服务人员主动地、高质量地完成工作任务,同时维持其工作满意度,促进养老服务从业人员专业水平的提升。

5. 积极创造条件,鼓励和支持老年人发挥作用 老年人具有较好的专业知识和劳动技能,相当一部分老年人身体健康,乐意且能够为社会做贡献,加之社会经济发展和科学技术进步,推迟了人类的衰老过程,人们有更多的时间从事社会经济活动,劳动年限延长。一方面要积极挖掘这一资源,可以参照日本、新加坡等国的做法,逐步提高退休年龄。另一方面要为老年人的再就业创造条件,充分发挥老年人的智慧、经验、技术等优势,使之既可以减轻由于老年人口增多给社会经济带来的压力,又可以使老年人进一步实现自身价值。

6. 努力创建健康老龄化和积极老龄化 健康老龄化(aging of the health)是世界卫

【议一议】
　　我国应该如何应对人口老龄化?

生组织提出并在全世界积极推行的老年人健康生活目标。它是指老年人在晚年能够保持躯体、心理和社会生活的完好状态,将疾病或生活不能自理推迟到生命的最后阶段。联合国提出,将健康老龄化作为全球解决老龄问题的奋斗目标。积极老龄化(active aging)是在健康老龄化基础上提出的新观念,它强调老年人不只是被关怀照顾的对象,也是社会发展的参与者和创造者;而且要积极地面对晚年生活,作为家庭和社会的重要资源,继续为社会做出有益的贡献。各级政府和全社会各行各业要根据老年人的需要、愿望和能力,充分发挥他们的余热,使他们晚年活得有价值、有意义。

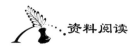

健康老龄化

1990 年世界卫生组织提出健康老龄化,以应对人口老龄化的问题。其核心理念是生理健康、心理健康、适应社会良好。1995 年 10 月,中国老龄委、中国老年学学会、中华人民共和国卫生部医政司在北京召开了全国老年医疗保健研讨会。会议主题报告《健康老龄化的科学涵义和社会意义》指出:要全面、科学地理解健康老龄化,必须明确六个要点:第一,健康老龄化的目标是老年人口群体的大多数人健康长寿,体现在健康的预期寿命(healthy life expectancy)的提高。第二,健康老龄化不仅体现为寿命长度,更重要的是寿命质量的提高,老年人口健康寿命的质量是有客观标准的,也是可以量化的。第三,人类年龄结构向老龄化转变,一方面要求有相应的健康转变(health transition)来适应;另一方面,要求把健康的概念引申到社会、经济和文化诸方面。第四,人口老龄化是一个过程,要从个体和群体增龄的过程中认识老年人群的健康状况的前因后果、来龙去脉及发展趋势;把老年群体健康看作进入老年前的婴幼儿、青少年和成年后各阶段所有制约健康因素的最综合、最集中和最终的表现,历史地、全面地认识老年人的健康,它同所有人的福利都联系着。第五,健康老龄化是人类面对人口老龄化的挑战提出的一项战略目标和对策,它是建筑在科学认识的基础上的。第六,健康老龄化是同各个年龄段的人口,同各行各业都有关系的一项全民性保健的社会系统工程,需要全党全民长期不懈的努力才能逐步实现。

据联合国预测,到 2025 年全世界都将进入老龄化社会,使社会经济发展、生产建设以及医疗保健等各方面受到挑战。面对滚滚而来的银发浪潮,如何提高老年人的生存质量,使其晚年生活更具有积极意义,成为目前社会关注的重点。提倡健康老龄化,使老年人成为社会发展的建设性力量,是解决老龄化问题的一条重要途径。

第二节　老年护理学概述

老年护理学是护理的一个分支,是护理学发展的新的趋势,是社会发展的需要。重视老年护理学研究,为老年人提供标准化、专业化、普及化和优质化的护理服务,是老年护理学的主要任务。

一、老年护理学相关概念

(一)老年学

老年学(gerontology)是一门研究老年及相关问题的学科,包括自然科学和社会科学的新兴综合性交叉学科,由其分支老年生物学、老年医学、老年社会学、老年心理学、老年护理学组成。

(二)老年医学

老年医学是研究人类衰老的机制、人体老化改变、老年人卫生保健和老年病防治的科学,是医学中的一个分支,也是老年学的主要组成部分。它包括老年基础医学、老年临床医学、老年康复医学、老年流行病学、老年预防保健医学、老年社会医学等内容。

(三)老年护理学

老年护理学(gerontological nursing)是研究、诊断和处理老年人对自身现存的和潜在的健康问题的反应的学科。老年护理学强调保持、恢复和促进健康,预防和控制由急、慢性疾病引起的残疾,保持老年人的日常生活能力,实现老年机体的最佳功能,保持人生的尊严和舒适生活直至死亡。

老年护理学研究的重点在于从老年人生理、心理、社会文化及发展的角度出发,研究自然、社会、文化教育和生理、心理因素对老年人健康的影响,探讨用护理手段或措施解决老年人健康问题。

二、老年护理学的研究内容

(一)对老年人健康的护理

以健康概念为指导,针对生理、心理和社会适应能力等影响健康的因素进行研究,创造条件使老年人积极参加适当的活动,最大限度地维持和促进老年人的最佳功能状态;进行有关老年人保健方面的研究,以保证老年人群具有良好的保健意识和能力,减少各种危险因素给老年人带来的负面影响。

(二)对老年患者的护理

对老化引起的一些老年高发疾病和老年人常见健康问题的护理;老年患者管理、老年病专科护理;社区、家庭老年慢性病护理的相关研究;提高老年患者自护能力,老年疾病预防以及提高生活质量的研究。

(三)对失能老人的康复护理

发挥护理协同作用,评估失能程度,对失能老人的并发症早期干预和康复护理,延

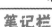

缓老年人功能衰退,预防失能老年人并发症的发生和残障加重;建立安全舒适的居住环境;消除或减低自我照顾的限制;提高老年人生活自理能力。

(四)老年护理科学研究

影响老年人健康的心理和社会因素的研究;提高患者自护能力、疾病预防、社会环境、家庭关系的研究;老年疾病预防以提高生活质量的研究;老年人多元文化护理研究等领域研究;老年护理新技术领域的研究、家庭社区护理模式的探索;多种途径培养老年护理人才,开展对老人及老年患者问题的研究;了解老年医学对衰老机制和抗衰老的研究进展;通过护理干预延缓老年期的衰老性变化;机构养老、居家养老照顾者,从事护理与科技合作的临床研究等。

三、老年护理的特点

(一)护理工作任务繁重

随着年龄的增长,老年人在衰老的过程中组织器官逐渐萎缩,生理功能逐渐减退,应急能力日渐减弱,对内外环境适应能力降低,造成健康问题多,生活自理能力差,发病率高。老年人大脑功能发生改变,导致感觉能力降低、反应迟钝、注意力不集中、孤独、自卑、多疑等心理问题。针对老年人日益增多的身心健康问题,护理工作任务会更加繁重,护理人员要耐心、热心,加强与老年人沟通,采取有效的护理措施积极应对。

(二)护理工作难度大

老年人患病有许多特点:老年病人病种多、病情重、多病共存,病情复杂多变,临床症状不典型,病程长、恢复慢、并发症多,老年病人的上述特点增加了诊疗、护理工作的难度,给医疗护理带来很大的挑战。

(三)护理工作要求高

老年护理涉及多个层面,鉴于我国对老年人多元化的养老途径,如敬老院收养对象主要是五保老人,居住老年公寓的一般是有生活自理能力的老年人,社会福利院收住"三无"老人,医学老年专科病房收治的主要是急性期和病重的老年人,社区卫生服务机构则为居家老年人提供家庭医疗救护、家庭保健服务、社区家庭病床等服务。怎样做好多元化老年护理服务,对护理人员的综合素质提出了更高的要求。要充分利用家庭资源,以社区服务为核心,与医院紧密联系,大力发展机构养老,发挥政府政策支持作用,将家庭、社区、医院、社会、政府等多方面的功能和作用整合起来,形成互相制约、互相促进的多元化服务体系,形成适合我国国情的老年护理模式。

四、老年护理的目标

老年护理的重点在于实现"健康老龄化",即通过有效的护理活动帮助老年人在晚年保持身体、心理和社会功能的完好状态。通过正常生活的支持护理和自我健康管理能力的培养,将疾病或生活不能自理推迟到生命的最后阶段,使其有尊严地走完人生旅程。

(一)增强自我照顾能力

护理人员要根据老年人的自身特点与资源,以健康教育为干预手段,采取多种措施巩固和强化其自我护理能力,应尽可能保持个人独立及自尊的情况下提供协助,适时给予部分补偿的护理服务,帮助老年人保持功能完好,延缓衰老,享受独立生活的乐趣,将有利于保持老年人健康的尊严和生命的质量。

（二）延缓老年人衰弱及病情恶化

衰弱的发展是一个动态过程,早期衰弱处于健康和功能的维持与缺损的平衡间期,其表现不易被发觉,在此阶段如果医护人员提供有效的干预,可以加强老年人机体的储备能力,减少对不良结局的易感性。另外,老年人的衰弱状况对于疾病转归、并发症的发生、生活质量的延续也具有重要影响,应尽早发现不良健康结局高危人群,对其进行预测,避免或延缓衰弱的进展,从而减少各种危害。因此,要尽早估计所要出现的健康问题及所患疾病的病情变化,采取积极有效的医疗护理措施,预防并发症和伤残的发生,延缓病情恶化和机体功能衰退,尽可能延长老年人的生活自理期,让老年人病而不残、伤而不残、残而不废。

（三）提高生活质量

评估老年人生理、心理、社会的需求及生活满意度,积极提供实现这些需求的帮助,协助老年人参加合适的社会活动,广泛开展有针对性、有计划、有系统的健康教育,宣传、普及卫生保健知识,让老年人养成良好的生活规律和卫生习惯,增强老年人自我保健意识,预防和控制老年性疾病的发生。为老年人建立健康档案,定期进行体检,全面、详细地记录老年人健康状况,发现问题,及时就诊,对长期卧床的老年病人可开展家庭病房,定期进行随访、诊治,充分利用社区服务的优势,提高老年人的生活质量,实现健康老龄化。

（四）做好临终关怀

对临终老年人,护理人员应给予极大的尊重和高度的同情。尊重临终老人就是对老人整个生命价值的肯定。了解其生理和心理反应,提供身心两方面恰当正确的护理,提高临终病人的生命质量,维护人的尊严;同时对临终病人的家属给予安慰和支持指导。只要老人的生命延续一天,护理人员就要满腔热情地为其及家属提供生理、心理、社会全方位的支持和服务。

五、养老护理模式

随着人口老龄化进程的进一步加快,出现了家庭养老、社区居家养老、专业机构养老、高级养老社区、"候鸟式"养老等多种模式共存的局面。我国的老年护理事业得到了政府的高度重视,在结合我国国情、借鉴国外经验的基础上得到了长远的发展。由于我国各地区经济发展不平衡、养老保险覆盖面不全、居民收入高低不均及老年人文化背景和观念的差异等因素的影响,使我国养老护理发展必然走多样化、差异化之路。

（一）家庭养老护理

家庭养老护理是以家庭为核心、以子女提供生活服务为依靠,为居住在家的老年人提供以解决日常生活困难为主要内容的服务,在以后很长时间内将仍是我国广大农村和中西部地区城市最普遍的养老护理方式。

（二）社区居家养老护理

社区居家养老护理是目前我国政府引导的、服务范围较广的养老模式,它是以社

【请回答】
老年护理的特点与目标是什么?

【讨论】
目前我国养老护理模式主要有哪些?

区为核心,以家庭、社区卫生服务中心(站)、老年"日托班"为依托,以老年护理专业化服务为依靠,为社区老年人提供生活与健康服务的专业化养老模式,可成为我国养老护理的主体方向。可借鉴发达国家健康护理形式,由病人选择专业护理机构的护理人员、护理类型、上门护理方式等,其内容主要包括老年人身体状态的评估、必要的生活帮助、健康教育等。

(三)专业机构养老护理

专业机构养老护理是指为空巢老人或无生活自理能力的老年人提供 24 h 居住、医疗、保健、康复和护理的配套服务,包括老年公寓、养老院(老年社会福利院)、敬老院、老年护理院或医院等。作为专业养老场所,在安全性方面有较好的保障,特别对生活不能自理的老年人能够提供专人照料,突发情况下可及时实施医治。如我国提出的"医养结合"模式,一般由具备医疗功能的养老机构和具备养老功能的医疗机构演变而来,是最常见、最基本的模式,分为医疗区和养护区两大功能区。老年患者在疾病的加重期或治疗期进入医疗区接受治疗,在康复期和病情稳定期进入养护区休养,享受专业化的医疗护理和生活照料服务。

(四)其他养老护理

高级养老社区和候鸟式养老、合居养老、以房养老是近年来我国沿海发达地区开始流行的养老模式,满足我国富裕居民的需求,可作为养老护理的补充,其护理模式有待于进一步研究。

六、老年护理人员特点

由于老年护理工作任务繁重、难度大、要求高等特点,对护理人员提出了更严格的要求,老年护理人员应具备如下特点。

(一)具有高度的责任心、爱心、耐心及奉献精神

老人由于生理功能减退,心理变化复杂,人格类型难以改变,有较多的身心健康问题和需求,对护理人员的依赖性较大,增加了老年护理的难度。所以,老年护理人员要以高度的责任感关注老年人,研究老年人群的特点,不论其地位高低应一视同仁,以充分的爱心、耐心对待老人,不计个人得失,全身心地投入到老年护理事业中。

(二)具有丰富的专业知识

老年人大都患有多种疾病,存在多器官功能的损害,病情变化快。因此,老年护理人员要全面掌握医疗护理专业知识,还要精通各专科领域知识,有重点地分析和处理老年人健康问题。此外,护理人员必须掌握相关学科的知识,如老年心理、老年护理伦理、相关法律法规、政策和制度、健康教育的理论与技巧,与老人沟通的技巧等,以及护理学发展的新动向、新观念、新方法等,采取最好的方法帮助老人解决问题。

(三)具有"慎独"精神

面对老年人病程长、病情重而复杂的特点,在任何情境中对老年人的护理都要一丝不苟,不厌其烦,严格履行岗位职责,认真恪守"慎独"精神,无论在医院或在社区家庭中均应自觉地对老年人的健康负责,提高他们的抗病能力,在任何状况下都应对老年人不离不弃,用自己最真诚的态度去关心他们,帮助他们建立生活的信心。

(四)具有良好的沟通技巧和团队合作精神

老年人一般存在着多种慢性疾病的困扰,常表现为病程长、易复发、难治愈等特点,因此老年护理需要多学科的合作,积极配合老年人的身心特点进行有效的治疗和护理。护理人员是连接各学科人员的纽带,应起到积极的组织协调作用。老年护理人员必须具备良好的沟通、交流技巧和合作精神,以促进专业人员、老人及其照顾者之间的沟通和交流,使他们能相互理解,共同解决老人的健康问题。

(五)具有综合能力素质

由于老年人的机体代偿功能相对较差,健康状况容易发生变化,因此在护理过程中除了要求护理人员掌握基本的操作技术外,还必须具备相当熟练的急救技术,并通过敏锐的观察能力和准确的判断力,及时发现老年人存在的问题与各种细微的变化,对老年人的健康状况做出准确的判断,以便及早采取相应的急救护理措施,保证护理质量,挽救生命。老年护理人员还要有获取、交流信息和处理信息的能力,并且从各角度来处理信息,提高信息的可信度,促进护理措施的有效实施。因此,只有一个专业的、具有较高综合能力素质的护理人员才能做好老年护理。

第三节 老年护理学的发展

一、国外老年护理发展

世界各国老年护理发展状况不尽相同,各有特点,这与人口老龄化程度、国家经济水平、社会制度、护理教育发展等有关。

老年护理相伴于老年医学而发展,并作为一门学科最早出现于美国。1900 年老年护理作为一个独立的专业需要被确定下来。1904 年,美国护理杂志发表第一篇关于老年护理的文章;1950 年美国出版第一部老年护理教学材料;1961 年美国护理协会设立老年护理专科小组,标志着老年护理成为一门独立的学科向前跨进了一步。1966 年美国护理协会成立"老年病护理分会",确立了老年护理专科委员会,老年护理真正成为护理学中一个独立的分支,形成了较为成熟的老年护理专业。1975 年开始培养老年护理专科人才并颁发老年护理专科证书,同年《老年护理杂志》创刊,"老年病护理分会"更名为"老年护理分会",进一步明确服务范围由老年患者扩展至全体老年人。1976 年美国护理协会提出发展老年护理,关注老年人对现存的和潜在的健康问题的反应,从护理的角度和范畴执行业务活动。

老年护理的发展受护理专业发展的影响较大。在美国老年护理发展的影响下,许多国家的护理院校设置了老年护理课程,并有老年护理学硕士和博士项目。德国的老年护理始于 18 世纪,1900 年成为一种正式职业,20 世纪 60 年代得到迅速发展。1988 年起出现三年制老年护理教育,要求凡从事家庭护理的人员必须是老年护理培训学校毕业、有较强的独立处理问题能力和同病人及其家属沟通能力、具有"老年护士"证书的护士才能上岗。日本政府和卫生行政机构非常重视老年护理服务,不仅投入相当数目的经费,还建立了完善的服务网络。日本的养老机构设有多种服务项目,根据不同老人的护理需求提供相应的护理服务,老人一旦住进养老机构,即可无所顾虑,根据专业评估和本人意愿,选择适合自己的服务类型,享受全方位的护理。为使人口老龄化所带来的一系列问题得到了妥善解决,日本在2004年推进老年护理保险制度的改革,将老年福利制度和老年保健医疗制度合并,形成了较完善的老年护理保险体系。

综上所述,老年护理的发展大致经历了四个阶段:①理论前期(1900—1955年),在这一阶段没有任何的理论作为执行护理业务活动的基础;②理论基础初期(1955—1965年),随着护理专业的理论和科学研究的发展,老年护理的理论也开始发展和研究,并出版了第一本老年护理教材;③老年护理的专业活动与社会活动相结合时期(1965—1981年),开始推行老人医疗保险福利制度;④全面完善和发展时期(1981年至今),老年护理学的全面实施,形成了比较完善的老年护理学的理论,指导护理实践,使老年护理工作更加完善。

二、我国老年护理发展

中国老年学与老年医学研究开始于20世纪50年代中期,而老年护理体系的雏形是医院的老年人护理,如综合医院开设老年病科、门诊与病房,老年患者按专科患者管理。而我国老年护理学长期以来被归为成人护理学范围,发展缓慢。20世纪80年代以来,我国政府对老龄事业十分关注,先后发布了《关于加强老龄工作的决定》和《中国老龄事业发展"十五"计划纲要(2001—2005年)》等,有力地促进了老龄事业的发展;建立了老年学和老年医学研究机构,与之相适应的老年护理也作为一门新兴学科受到重视和发展。很多大城市均建立了老年病专科医院,按病情不同阶段,提供不同的医疗护理。老年护理院、老年护理中心、老年病院、老年公寓也先后建立,其主要工作涉及医疗护理服务、家庭护理、生活照料、心理护理和临终关怀。20世纪90年代,随着我国人口老龄化的进程,我国老年护理教育也迅速发展,陆续被全国多所护理高等院校列为必修课,各种杂志关于老年护理的论文陆续发表,有关老年护理的研究开始起步,期间开始了国际交流,护理杂志开设老年护理专栏。1997年曾熙媛主编《老年护理学》,2002年出版了第一本专科统编教材,之后有关老年护理的专著、教材、科普读物相继出版。老年护理已纳入本专科护理教学计划。中国老龄事业发展"十五"计划纲要提出,要开设老年学专业或课程,医学院应增加老年学教学内容,设置老年学硕士、博士学位,但在老年护理领域几乎没有专门人才,专科护士培养仍是一项空白。至今,有少数护理院校正酝酿开设老年护理专业,护理研究生教育中也设立了老年护理研究方向。此外,国内外老年护理方面的学术交流逐步开展,有的院校与国外护理同行建立了科研合作关系,如共同开展了中日老年健康社区干预效果对照研究,以及欧盟国际助老会资助的老人健康教育项目等。

为了积极应对人口老龄化,加快发展老龄事业,国务院颁布了中国老龄事业发展"十二五"规划。期间的主要任务:①做好老年社会保障;②老年医疗卫生保健,要求将老年医疗卫生服务纳入各地卫生事业发展规划,加强老年病医院、护理院、老年康复医院和综合医院老年病科建设,有条件的三级综合医院应当设立老年病科,为老年人提供居家康复护理服务,注重老年精神关怀和心理慰藉,提供疾病预防、心理健康、自我保健及伤害预防、自救等健康指导和心理健康指导服务,重点关注高龄、空巢、患病等老年人的心理健康状况;③加强老年家庭建设;④做好老龄服务,重点发展居家养老服务,大力发展社区照料服务,鼓励社会力量参与公办养老机构建设和运行管理,"十二五"期间,新增各类养老床位342万张,要优先发展护理康复服务,把日间照料中心、托老所、星光老年之家、互助式社区养老服务中心等社区养老设施,纳入小区配套建设规划,本着就近、方便和实用的原则,开展全托、日托、临托等多种形式的老年社区照料服务;⑤改善老年人生活环境;⑥做强老龄产业;⑦老年人精神文化生活;⑧老年社会管理;⑨老年人权益保障;⑩老龄科研及老龄国际交流与合作。2015年有关部门对规划的执行情况进行全面评估。上述任务达标,无疑给老年群体带来福音,也促进老年护理事业更快更好地发展。

(一)我国国老年护理市场前景

人口老龄化给老年护理带来了机遇,必然对护理行业的发展产生积极的促进作用。促进护理服务行业的发展和规范化,形成以老年护理服务市场需求为导向的护理服务体系,多样性与层次性的护理服务需求日渐突出。

1. 社区老年护理需求　对于健康状况尚好的老年人,他们对保健服务的需求高,迫切需要医务人员提供有关老年人疾病预防相关知识、营养保健、科学健身、如何增强自我照顾能力、提高健康水平等方面的健康讲座。

2. 居家患病老人的护理需求　老年人常患多种疾病,住院一段时间后,常需回家疗养,他们期望在家庭这样一个良好的休息环境中,继续得到护理人员的指导、帮助及提供如导尿、换管、康复护理、心理支持等护理服务。

3. 日间老人护理服务　对那些愿意留在家中,具有一定生活自理能力,但在白天又无人照顾的老年人,他们可在日间护理服务机构得到相关照护。这种形式由家庭和社会共同负担照顾老年人的责任。使老年人享有家庭温暖的同时,又能减轻因家庭照护老年人带来的种种问题。

4. 养老服务机构老年护理需求　老年患者生活不能自理,而其家庭子女又无法照顾老年人,有些经济条件较好的家庭,就会把老人送往养老院或老年护理机构,可通过这种医养结合的护理养老模式,为身体极度衰弱或有重度痴呆的老年人,提供不间断的护理服务。

5. 临终关怀服务　临终关怀服务主要包括了对临终前老人和死者亲属特别是配偶的照顾,老人临终关怀机构、综合医院的临终关怀病房及家庭临终关怀等都是老年人护理服务市场的一部分。

在老龄化的背景下,需要广大护理工作者及时更换观念,不断更新知识,走出医院,走向社区,接受挑战,拓展护理人员的就业前景。

(二)老年护理展望

我国老年护理起步晚,发展速度较缓慢,但随着社会的进步、经济的发展和生活水平的不断提高,老年护理需求日益拓宽,对老年护理质量要求也越来越高,这对老年护理的理论和实践提供了更广阔的发展空间。

1. 观念将发生转变　以往认为对老年人的照顾不需要特殊的知识、技能、态度,如在养老院等场所从事护理工作,常被认为不是真正的护理工作,不需要正规护士提供护理。老年护理学的发展将逐步引导人们积极地转变观念,重新认识老年护理的特殊性和专业性,加快培养一支结构合理、数量充足、素质优良,以专职人员为骨干、与兼职

【分析】
我国老年护理的发展前景。

人员和志愿者相结合的教学和管理队伍。

2.护理人员的角色功能将发生转变 护士的角色是随着健康服务对象和基本职责来确定的。随着日间老人护理服务中心、养老院、居家养老服务中心等社区机构的建立,老年人的护理工作领域从医院扩大到社区,因此,老年护理兼有医院护理和社区护理双重属性。服务对象从单纯照顾病人扩展到关照整个老年人群及其主要照顾者,护理人员在老年护理中承担执行者、计划者、管理者、宣传者、咨询者及研究者等多重角色功能。

3.学科间的合作进一步加强 护理作为与人的生命质量密切相关的专业,履行着它"预防疾病、维持生命、减轻痛苦、增进健康"的专业职责,护士作为护理专业工作者,不单纯致力于疾病和病症的护理,而是转向从整体的人的角度出发,使护理满足人的生理、心理、社会、精神、环境等诸方面的健康要求。

老年护理学是一门跨学科,又具有其独特性的综合性学科,它兼容了老年医学、老年心理学、预防医学、保健医学等现代医学的内容。随着老年护理的进展,要求为老年人提供多层次、全方位护理服务。护理人员在为老年人服务的过程中,和其他专业人员的关系越来越密切,因为养老服务不仅仅涉及医院和社区,还要涉及社会多个部门,如精神心理咨询、社会服务保障、康复治疗和训练等。虽然全社会对促进老年人的健康都有责任,但护理人员促进老人健康的责任是首要的。影响老年人健康有多种因素,研究的分支越来越细,越来越具有专业性和特殊性,没有任何一个单独的学科有能力去提供老年人群所需要的全部知识和服务,而老年护理要想发展和完善,就要学会与其他学科合作和分享,只有这样才能为老年人提供更优质的护理,进一步促进老年护理事业的发展。

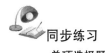 同步练习

一、单项选择题

1.发达国家对老年人年龄划分标准为 （ ）

    A.55 岁   B.60 岁

    C.65 岁   D.70 岁

    E.75 岁

2.我国开始进入老龄化社会是在 （ ）

    A.1980 年年底   B.1989 年年底

    C.1990 年年底   D.1999 年年底

    E.2000 年年底

3.我国人口老龄化带来的问题不包括 （ ）

    A.社会负担加重   B.社会文化福利事业发展跟不上需要

    C.老年人更多依赖于社会   D.老年人的需求大大超过其他人

    E.全社会都在为老年事业积极地努力

4.老年护理学研究对象是 （ ）

    A.老年人的生活质量   B.老年人的尊严

    C.老年人这个特殊的群体   D.老年人与社会适应

    E.老年人的生理心理

5. 发展中国家对老年人年龄划分标准为　　　　　　　　　　　　　(　　)

    A. 55 岁　　　　　　　　　　　　　B. 60 岁

    C. 65 岁　　　　　　　　　　　　　D. 70 岁

    E. 75 岁

6. 在发展中国家 60 岁老年人口下列哪个数值标志这个国家属于成年型国家　(　　)

    A. 4% ～7%　　　　　　　　　　　B. 6% ～9%

    C. 8% ～10%　　　　　　　　　　D. 10% ～12%

    E. >8%

7. 我国的"老年人口系数"是指　　　　　　　　　　　　　　　　(　　)

    A. 55 岁以上人口/15 ～59 岁人口的比例　　B. 65 岁以上人口/64 岁以下人口的比例

    C. 60 岁以上人口/59 岁以下人口的比例　　D. 65 岁以上人口/15 ～59 岁人口的比例

    E. 60 岁以上人口/15 ～59 岁人口的比例

8. 世界上最早出现人口老龄化的国家是　　　　　　　　　　　　(　　)

    A. 英国　　　　　　　　　　　　　B. 日本

    C. 法国　　　　　　　　　　　　　D. 瑞士

    E. 美国

9. 下列说法正确的是　　　　　　　　　　　　　　　　　　　　(　　)

    A. 我国是世界上平均预期寿命最长的国家　　B. 英国是世界上平均预期寿命最长的国家

    C. 日本是世界上平均预期寿命最长的国家　　D. 瑞典是世界上平均预期寿命最长的国家

    E. 挪威是世界上平均预期寿命最长的国家

10. 世界上老年人口最多的国家是　　　　　　　　　　　　　　　(　　)

    A. 英国　　　　　　　　　　　　　B. 日本

    C. 中国　　　　　　　　　　　　　D. 瑞士

    E. 美国

二、病例分析题

1. 刘老为某工厂厂长,身体健康,耳聪目明,精神矍铄。两年前厂领导换届退居二线,被反聘为厂技术顾问。刘老多年的领导经历使其总是爱管事,爱操心,突然间一切有所改变,刘老着急生气,回到家也总是闷闷不乐。更使刘老不能接受的是很多人对他不理不睬,甚至背后说长道短。刘老实在是不能忍受,一赌气提前一年退休了。

2. 李主任 60 岁,某大学教务处主任。从小喜欢文学,对诗词颇有研究,但因平时工作繁忙,无专门时间研究,一直觉得遗憾。去年提前退休,开始研究诗词,发表了不少论文,在专业研究之余开始写回忆录,过着充实丰富的晚年生活。

问题:

(1)上述两位老年人相比,刘老存在的主要问题是什么?

(2)如何帮助老年人进行角色转换?

(孙　铮　李璐良)

第二章

老年人的躯体健康

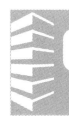案例

　　患者,女性,76岁,为独居老人,诊断为进展性痴呆早期。主要症状是进食减少及体重下降,家人反映就餐时有咳嗽现象。查体:神经系统无明显阳性体征。可独自行走;多采取点头的方式进行语言交流,言语较少而且表达欠清晰。能对简单的问答做出正确的反应,能配合做吞咽功能检查。口腔功能检查无异常,无明显皮质损伤后体征。吞咽造影检查发现轻微异常,表现在患者开始吞咽时,有用力把颈部向前伸的动作,进食时间延长。

　　问题:

　　1. 引起患者吞咽障碍可能的原因是什么?

　　2. 该患者目前主要的护理问题有哪些? 应采取哪些护理措施?

　　衰老是人类生理发展的自然规律,随着年龄的增长,不仅体现在外表、体态的变化,而且表现在人体内部各器官和组织细胞逐渐发生形态、功能和代谢等一系列的变化。与年轻人相比,老年人更容易产生健康问题和疾病,严重影响了老年人的身心健康。因此,护理实践中,护士应了解造成人类老化的生物学理论,综合评估老年人所遇到的护理问题,并结合患者个体差异采取有效的护理措施,以满足老年人群的健康需求,提高其生活质量。

第一节　老化的生物学理论

　　生物学理论主要从生理的角度揭示老化过程。生物学老化是指机体随着年龄增长到成熟期以后,主要由于内因所致的生理性退行性变化,直至生命结束。虽有多种学科,从不同的角度提出了种种老化的理论或学说,但由于老化机制复杂,涉及面广泛,迄今为止,其本质尚未完全清楚。现有众多老化的生物学理论,其中被广泛认可的有下列五种。

一、自由基理论

1956 年,美国的 Harman 将辐射化学中的自由基概念引入生物领域,提出了自由基理论。其认为自由基是细胞氧代谢的副产品,自由基具有高度不稳定性和反应性,可从其他细胞中夺取氧离子,导致细胞结构异常。正常代谢、射线反应、与其他自由基的链反应以及某些环境污染均可产生自由基。自由基及其耦合物具有超电子负荷,极易攻击其他分子或 DNA,导致机体遗传顺序混乱以及细胞核、细胞质中的代谢废物积聚。在正常情况下,细胞内自由基的产生与清除处于动态平衡状态,随着年龄的增长,这种平衡渐渐遭到破坏,结果自由基的浓度超过了"阈值",导致生物体的氧化应激伤害,最终出现衰老与死亡。

二、免疫理论

1962 年,由 Walford 提出了免疫理论。该学说认为,随着年龄的增加,机体免疫系统功能下降,如 T 淋巴细胞功能下降,导致机体对疾病的抵抗力减弱。而且免疫系统的可靠性也下降。在正常情况下,机体的免疫系统不会与自身的组织成分发生免疫反应,但机体在许多因素影响下,免疫系统把自身的某些组织当作抗原而发生免疫性反应。这种现象对正常机体的细胞、组织和器官产生许多有害的影响,使机体产生自身免疫性疾病,从而加速机体的衰老与死亡。老年人多患的神经系统疾病、风湿性关节炎被认为是免疫系统自身攻击的结果。但是,免疫功能的降低是否是衰老的始动原因尚有待进一步研究证实。

三、基因理论

20 世纪 60 年代由 Hayflick 提出。基因理论(genetic theory)强调基因导致老年期细胞和器官变化。该理论解释衰老的两个重要特征:生物体对环境的适应能力逐渐减退;寿命有种的特征。认为衰老是由于在生物体分化生长过程中某些基因发生了有顺序的激活和阻遏,并可受内在因素及一些外在因素如营养等影响,于是形成了同一物种不同个体间寿命不尽相同。不同种类的生物也有不同的寿命。尽管高等动物的衰老与各种病例情况的逐渐积累有关,但是至少部分地受到遗传的控制,例如家族性高胆固醇血症。

四、交联理论

由 Bjorksten 于 1942 年提出。该理论认为,各种生物分子不是一成不变的,而是随着时间推移按一定自然模式发生进行性自然交联。进行性自然交联使生物分子缓慢联结,分子间键能不断增加,逐渐高分子化,溶解度和膨润能力逐渐降低和丧失,其表型特征是细胞和组织出现老态;另外还导致基因的有序失活,使细胞按特定模式生长分化,使生物体表现出程序化和模式化生长、发育、衰老以至死亡的动态变化历程。随年龄增长,对生命重要的大分子有交联增多倾向,或在同种分子间或在不同分子间都可能产生交联键从而改变了分子理化特性,使之不能正常发挥功能,最终导致组织和器官功能衰竭,机体产生不可修复的损坏。这一理论解释了老年人皮肤松弛和动脉粥样硬化的原因。

五、体细胞突变理论

Failla 和 Sziland 最早提出体细胞突变理论。该理论认为在生物体的一生中,诱发(物理因素如电离辐射、X 射线、化学因素及生物学因素等)和自发的突变破坏了细胞的基因和染色体,这种突变积累到一定程度,会导致细胞功能下降,达到临界值后,细胞即发生死亡。但这一理论尚未得到有效证据支持。

第二节　老年人机体变化特点

人体衰老是生命过程的自然规律。根据老年学理论,人体生长发育到 30 岁达到高峰,一旦过了 30 岁,人体的组织结构和生理功能会逐渐出现退行性变化,主要表现为体内脏器组织萎缩、体重减轻、实质细胞总数减少,机体再生能力、储备能力、防御能力等降低,内环境稳定性降低。同时,长期的不良饮食习惯、恶化的社会生活环境等因素也会导致机体出现不同程度的病理改变。进入老年期,老化的速度会加快,但不同的个体衰老的速度不一样,除与遗传、生物因素有关外,还与心理、社会、文化、环境等多种因素有关。

一、呼吸系统

随着年龄的增长,中老年人支气管黏膜萎缩,纤毛上皮细胞和纤毛运动减退,使排除异物功能减退。肺泡发生蛋白变性,肺泡壁变薄,肺泡弹性减退,肺间质发生纤维化改变,肺顺应性减退。由于动脉硬化,肺动脉也可发生粥样硬化及肺小动脉血栓形成,肺毛细血管床减少,肺血流量减少。呼吸肌群的肌力也减退,胸廓顺应性降低。由于上述改变,导致老年人的肺通气、换气功能减退,弥散能力降低。总之,中老年人呼吸系统功能降低,表现为肺通气量、肺活量降低,肺残气量增加,动脉血氧含量降低等。

二、循环系统

老年人随着年龄的增长,冠状动脉逐渐硬化,冠状动脉血流量减少,心肌肥大,心肌纤维内脂褐质沉积,出现纤维化,心肌代偿功能不全,心脏收缩功能随增龄而下降,心输出量减少,左心室随增龄而逐渐变厚,心肌顺应性降低。心脏传导系统也发生改变,窦房结内的起搏细胞数量减少,心肌纤维减少,容易引起心率减慢及产生异位兴奋,出现心律失常。随着年龄的增长,出现动脉弹性减退,血管内阻力增加,动脉硬化,动脉内膜增厚;静脉壁张力、弹性及静脉瓣功能减退。随着年龄的增长,心脏和血管的结构、功能也逐渐减退,导致循环血量减少,容易引起其他脏器的缺血性改变。

三、消化系统

随着年龄的增长,中老年人各种消化液分泌减少,胃肠蠕动功能减退较明显。食道和胃黏膜逐渐萎缩,黏膜变薄变白,胃腺体萎缩,胃蛋白酶和胃酸分泌随增龄而减少。胰腺由于脂质浸润及腺体细胞的萎缩,导致胰蛋白酶、脂肪酶等消化酶分泌减少和活性减退。由于胃酸分泌减少、消化酶分泌减少和活性下降,故容易发生消化不良。老年人肠蠕动功能减退以及小肠绒毛逐渐萎缩,以致影响营养物质的吸收而发生营养不良。同时,肠蠕动减退及肠液分泌减少,容易导致便秘。

另外,随着年龄的增长,牙及牙周组织发生退行性变化,可见牙龈炎等病变,甚至牙齿松动、脱落,从而影响咀嚼功能,导致消化不良。唾液腺也随年龄的增加而出现萎缩性变化,唾液淀粉酶含量明显减少,亦可引起消化功能障碍。年龄的不断增长,肝脏的重量减轻,肝实质细胞减少,肝细胞出现脂质浸润和空泡形成以及变硬,使肝脏的解毒功能和蛋白质合成功能降低。胆囊壁和胆管壁增厚,弹力纤维和胶原纤维增生,黏膜萎缩,胆汁浓缩,胆固醇含量较高,容易形成胆囊结石。

四、泌尿系统

随着年龄的增长,肾逐渐萎缩变小,重量减轻,肾小球数量变少,间质纤维化,包膜增厚。肾动脉硬化,肾血流量减小,导致肾小管缺血、浓缩功能减退、肾小球滤过率降低,引起肾功能减退,出现尿多、夜尿频繁甚至水肿、高血压等。中老年人膀胱发生的变化主要是肌层逐渐变薄、萎缩,膀胱括约肌硬化,纤维组织增生,容量减小。由于膀胱内经常会残留尿液,加上神经系统的改变,致使膀胱发生不自主的收缩,可引起尿失禁、尿急、尿频或夜尿增多等现象。中老年男性一般都有前列腺肥大,中老年女性则有膀胱出口部腺体增殖、纤维组织增生变厚等,这些均可影响排尿。随着年龄的增长,尿道可发生纤维化而变硬。有的可见尿道口发生硬化,致排尿不畅,严重时可见排尿困难。

五、内分泌系统

随着年龄的增长,人体的内分泌器官会出现衰老性变化,如垂体、甲状腺、肾上腺重量减轻,胸腺、睾丸、卵巢内分泌腺萎缩,体内激素水平下降。至老年期时,甲状腺腺体萎缩变小明显,甲状腺滤泡缩小,结缔组织增生,导致甲状腺功能低下,分泌甲状腺素减少,从而引起老年人代谢降低、耐寒力差及活动能力下降。甲状旁腺间质脂肪组织增多,甲状旁腺激素水平改变,从而影响老年人的骨代谢。胰腺是中老年人内分泌器官改变最明显的器官,除随着年龄的增长萎缩变小外,胰腺还可出现纤维化、硬化改变,使老年人胰岛功能减退,胰岛素分泌减少。因此,老年人容易发生糖尿病。老年人肾上腺重量可有轻度减轻,纤维组织增生,肾上腺皮质萎缩,分泌功能减退,皮质醇、醛固酮及肾上腺皮质激素的水平降低,应激能力减弱,故老年人容易出现低血压、低血糖、倦怠、食欲缺乏及消瘦等。睾丸或卵巢萎缩退化,分泌性激素减少,使中老年人的性要求减弱。女性50岁左右即可出现卵巢萎缩,出现围绝经期综合征的系列表现。男性的性腺出现退化较女性晚,性功能下降相对缓慢。

六、神经系统

大脑结构和功能的改变是中老年人重要的生理特征之一。随着年龄的逐渐增长,神经系统总的趋势是衰退,主要表现在大脑重量逐渐减轻,脑细胞数量明显减少。一般老年人脑重量与年轻成熟期最大重量相比减少6.6%~11%,70~90岁老年人大脑神经细胞比年轻时减少20%~45%。

此外,中枢神经和末梢神经的生理功能也减退。一般在40~50岁时,四肢末梢神经传导速度开始减慢;80~90岁时,较年轻时减慢15%~30%。中老年人上、下肢传导速度减慢程度大致相同。各种味觉减退,甜味觉减退尤其明显。60岁以上老年人约30%有不同程度的听力减退。由于脑组织的退行性改变和脑动脉硬化、脑血流量减少,大脑的生理功能发生变化,出现记忆力降低、易疲劳、对外界反应迟钝以及感觉和平衡能力减退,甚至引发老年痴呆症和老年性精神障碍等。脑动脉硬化易引发脑卒中。中老年人的深反射消失比率随年龄的增长而增高,65岁以上老年人深反射消失占27.5%。

总之,衰老是人体生命中的一个普遍的、逐渐累积的、不断进展的过程,是自然发展的必然规律。

【讨论】
总结老年人各个系统发生哪些变化?

第三节　老年人躯体健康的评估

护理人员通过对老年人细致而全面的体格检查,可以更好地了解其身体状况,明确存在的护理问题,为进一步制订护理计划和措施提供依据。对老年人躯体健康评估时,除了生理功能以及疾病本身外,还包括日常生活能力的评估。

一、健康史

老年人的健康史是指老年人过去和现在的健康状况,老年人对自身健康的认识及日常生活和社会活动能力等方面的资料。

(一)基本情况

主要包括老年人的一般资料,如姓名、性别、年龄、婚姻状况、民族、职业、籍贯、家庭住址与联系方式、文化程度、宗教信仰、医疗费用的支付方式、入院及记录日期、目前和既往的健康状况、影响健康状况的有关因素、对自身健康状况的认识和反应及日常生活活动能力等。

(二)健康状况

1.既往健康状况　既往疾病、手术、外伤史、药物过敏史等,药物使用情况,参与日常生活活动和社会活动的能力。

2.目前健康状况　目前有无急慢性疾病;疾病发生时间,主要的症状有无加重,治疗情况及恢复程度,对日常生活活动能力和社会活动的影响。

二、身体评估

一般情况下,老年人应1~2年进行一次全面的健康检查。检查时护理人员应掌握一般原则:①注意调节室内温度,一般要求室温在22~24 ℃;②按照体检需要选择合适的体位;③避免过度疲乏,避免损伤。采用视诊、触诊、叩诊和听诊等方法,了解老年人身体健康状况,合理提供社会服务。

（一）一般状况

1.营养状态　评估老年人每日活动量、饮食状况及有无饮食限制,测量身高、体重。正常人从50岁起身高逐渐缩短,男性平均缩短2.9 cm,女性平均缩短4.9 cm。由于肌肉和脂肪组织的减少,80~90岁的老年人体重明显减轻。

2.生命体征

（1）体温　老年人基础体温较成年人低,70岁以上的老年患者感染常无法测量体温热的表现。若午后体温比清晨高1 ℃以上,应视为发热。

（2）脉搏　老年人测量脉搏的时间每次应不少于30 s,并且应注意脉搏的不规则性。

（3）呼吸　评估呼吸时应注意呼吸的形态、节律及有无呼吸困难。老年人正常的呼吸频率为16~25次/min,在其他临床症状和体征出现之前,若老人出现呼吸>25次/min,可能是下呼吸道感染、充血性心力衰竭或其他病变的信号。

（4）血压　老年人常出现高血压和直立性低血压,一般建议老年人平卧10 min测量血压,再于直立1 min、3 min、5 min后各测定一次血压,如直立时任何一次收缩压比卧位时降低≥20 mmHg或舒张压≥10 mmHg,则为直立性低血压。

3.智力、意识状态　意识主要反映老年人对周围环境的认识和对自身所处状况的识别能力,有助于判断有无颅内病变及代谢性疾病。通过评估老年人的记忆力和定向力,有助于早期痴呆的诊断。

4.体位、步态　疾病常常使体位发生变化,如心功能、肺功能不全的老年患者,可出现强迫坐位。步态的类型对疾病诊断有一定帮助,如慌张步态见于帕金森病,醉酒态见于小脑病变。

（二）皮肤

评估的内容包括老年人皮肤的颜色、温度、湿度、完整性与特殊感觉,有无癌前或癌病变。对于卧床不起的老年人应重点检查易发生破损的部位,观察有无压疮的发生。老年人的皮肤干燥、皱纹多,缺乏弹性,无光泽,常伴有皮损。常见的皮损有老年色素斑、老年疣、老年性白斑等,40岁以后常可见浅表的毛细血管扩张。

（三）头面部与颈部

1.头面部

（1）头发　随着年龄的增长,老年人头发变成灰白色,发丝变细,头发稀疏,并有脱发。

（2）眼睛及视力　老年人眼窝内的脂肪减少,眼球凹陷、眼睑下垂、瞳孔缩小、反应变慢及泪腺分泌减少,易出现眼干;角膜周围有类脂性浸润,随着年龄的增长,角膜上出现灰白色云翳;老年人晶状体柔韧性变差,睫状肌肌力减弱,眼睛的调节能力逐渐下降,迅速调节远、近视力的功能下降,从而出现老视;老年人因瞳孔缩小、视网膜的再生能力减弱,使其区分色彩、暗适应能力会有不同程度的衰退和障碍。老年人眼睛异常的病变有白内障、斑点退化、眼压增高或青光眼、血管压迹等。

（3）耳　老年人的听力随年龄增长逐渐减退,对高音量或噪声容易产生焦虑,常有耳鸣。外科检查可发现老年人耳郭增大,皮肤弹性差,耳垢干燥。为使用助听器的老人检查耳部时,注意取下助听器。

（4）鼻腔　老年人鼻腔黏膜变薄萎缩,且变得干燥。

（5）口腔　由于毛细血管血流减少,老年人口唇颜色变淡,口腔黏膜及牙龈显得苍白;唾液分泌减少,口腔黏膜干燥;味蕾的退化和唾液的减少使味觉减低。由于长期的损害、外伤、治疗性调整和老化的影响,老年人多有牙齿颜色发黄、变黑,以及牙齿缺失,并常有义齿。评估口腔时,应检查有无出血或肿胀的牙龈或松动和断裂的牙齿及经久不愈的黏膜白斑等。

2.颈部　颈部结构与成年人相似,无明显改变。脑膜受刺激、痴呆、脑血管病、颈椎病、颈部肌肉损伤和帕金森病的患者,可有颈项强直的体征。

（四）胸部

1.乳房　随着年龄的增长,女性乳腺组织减少,乳房变长和平坦。男性如有乳房发育,常常由于体内激素改变或是药物的副作用。

2.胸、肺部　老年人患有慢性支气管炎者,常呈桶状胸改变。由于生理性无效腔增多,肺部叩诊多为过清音。胸部检查发现老化的特征:胸腔前后径增大,胸廓横径缩小,胸腔扩张受限,呼吸音强度减轻。

3.心前区　老年人因驼背或脊柱侧弯引起心脏下移,可使心尖冲动出现在锁骨中线旁。胸廓坚硬,使得心尖冲动减小。听诊第一心音及第二心音减弱,心室顺应性降低,可闻及第四心音。静息时心率减慢。主动脉瓣、二尖瓣钙化、纤维化、脂肪堆积,导致瓣膜关闭不全,听诊时可闻及异常的舒张期杂音,并可传播到颈动脉。

（五）腹部

老年人肥胖常常会掩饰一些腹部体征;而消瘦者则因腹壁变薄松弛,腹膜炎时也不易产生腹肌紧张等症状,但肠梗阻时则很快出现腹部膨隆。另外,由于肺扩张,膈肌下降至肋缘下可触及肝。听诊可闻及肠鸣音减弱。

（六）泌尿生殖器

老年女性由于雌激素缺乏,使外阴发生变化:阴毛稀疏,呈灰色;阴唇皱褶增多,阴蒂变小;阴道变窄,阴道壁干燥苍白,皱褶不明显。子宫颈变短,子宫及卵巢缩小。

老年男性由于激素水平的降低,表现为阴毛变稀,呈灰色,阴茎、睾丸变小,双阴囊变得无皱褶。随着年龄的增长,老年男性前列腺逐渐发生组织增生,引起排尿阻力增大,导致后尿道梗阻,出现排尿困难。

（七）脊柱与四肢

老年人肌张力下降,腰脊变平,导致颈部脊柱和头部前倾。椎间盘退行性变使脊柱后凸。由于关节炎和类似的损害,致使部分关节活动受限。评估四肢时,应检查各关节及其活动范围、动脉搏动情况、注意有无疼痛、肿胀、畸形及运动障碍等。

（八）神经系统

随着年龄的增长,神经传导速度变慢,对刺激的反应时间延长,因此老年人精神活动能力下降。出现记忆力减退、易疲劳、注意力不集中、反应变慢、动作不协调及生理睡眠缩短等症状,都是老年人常有的表现。

三、功能状态评估

功能的完好状态很大程度上影响着老年人的生活质量,由于老化和长期慢性疾病的影响可导致老年人一些功能的丧失,因此,定期对老年人进行身体功能的评估,对制订综合的诊疗、康复和照护计划,尽可能减少老年残疾的发生和提高老年人的生命质量,具有积极的指导意义。老年功能状态的评估主要集中在对日常生活活动能力(activities of daily living,ADL)的评估。ADL 是指人们在每日生活中,为了照料自己的衣、食、住、行,保持个人卫生整洁和进行独立的社区活动所必需的一系列基本活动。包括三个层次:①基本的或躯体的日常生活活动能力,是指每日生活中与穿衣、进食、保持个人卫生等自理活动和坐、站、行走等身体活动有关的基本活动;②工具性日常生活活动能力(instrumental ADL,IADL),反映老年人社会适应能力,包括购物、处理金钱、做饭、做家务、旅游等内容;③高级日常生活活动能力(advanced activities of daily living,AADL),反映老年人的智能能动性和社会角色功能,包括职业、社交、家庭和娱乐活动等。

ADL 有多种评估方法。评估常用量表有 Barthel 指数、Katz 指数(又称 ADL 指数)、功能活动问卷(the functional activities questionary,FAQ)等(见附录1、附录2、附录3)。

四、辅助检查

老年人机体形态和功能的一系列进行性、退行性改变,可不同程度影响辅助检查的结果,对此护士应予以正确的解读和分析。

(一)常规检查

1. 血常规　血常规检查值异常在老年人中十分常见,以红细胞小于 $3.5\times10^{12}/L$,血红蛋白小于 110 g/L,血细胞比容小于 0.35,作为老年人贫血的标准,但贫血并非老年期正常生理变化,因而需要进行全面系统的评估和检查。多数学者认为白细胞、血小板计数无增龄性变化。白细胞的参考值为 $(3.0\sim8.9)\times10^{9}/L$。在白细胞分类中,T淋巴细胞少,B 淋巴细胞则无增龄性变化。

2. 尿常规　老年人尿蛋白、尿胆原与成年人之间无明显差异。老年人肾排糖阈值升高,可出现血糖升高而尿糖阴性的现象。老年人对泌尿系感染的防御功能随年龄增长而降低,其尿沉渣中的白细胞>20 个/HP 有病理意义。老年人中段尿培养污染率高,可靠性较低,老年男性中段尿培养菌落计数 $\geqslant10^{3}/ml$、女性 $\geqslant10^{4}/ml$ 为判断真性菌尿的界限。

3. 血沉　在健康老年人中,血沉变化范围很大。一般血沉在 $30\sim40$ mm/h 无病理意义;如血沉超过 65 mm/h,应考虑感染、肿瘤及结缔组织病。

(二)生化与功能检查

老年人生化与功能检查中常见的生理变化见表 2-1。

(三)心电图检查

心电图检查有利于技术发现老年人无症状的心肌缺血、心肌梗死等病变。随着年龄的增长,老年人的心电图常有非特异性改变,如 P 波轻度低平、PR 间期延长、T 波变平、ST 段非特异性改变等。

(四)影像学及内镜检查

影像学检查已广泛应用于老年疾病的诊治,如 CT、磁共振成像检查对急性脑血管病、颅内肿瘤的诊断有很大价值。内镜检查对老年人胃肠道肿瘤、消化性溃疡及呼吸系统、泌尿系统的诊断具有重要意义。

表 2-1　老年人生化与功能检查常见的生理变化

检查内容	成人正常值范围	老年期生理变化
空腹静脉血糖	3.9 ~ 6.1 mmol/L	轻度升高
肌酐清除率	80 ~ 100 ml/min	降低
血尿酸	120 ~ 240 μmol/L	轻度升高
乳酸脱氢酶	50 ~ 150 U/L	轻度升高
碱性磷酸酶	20 ~ 110 U/L	轻度升高
总蛋白	60 ~ 80 g/L	轻度升高
总胆固醇	2.8 ~ 6.0 mmol/L	60 ~ 70 岁达高峰,随后逐渐降低
低密度脂蛋白	<3.1 mmol/L	60 ~ 70 岁达高峰,随后逐渐降低
高密度脂蛋白	1.1 ~ 1.7 mmol/L	60 岁后稍高,70 岁后开始降低
三酰甘油(甘油三酯)	0.23 ~ 1.24 mmol/L	轻度升高
甲状腺激素 T3	1.08 ~ 3.08 mmol/L	降低
甲状腺激素 T4	63.2 ~ 157.4 mmol/L	降低
促甲状腺素	(2.21±1.1) mU/L	轻度升高或无变化

第四节　老年人常见健康问题及护理

全球老龄化不断加速,初步统计到 2050 年大于 65 岁的老年人口将达到 20 亿,到 2020 年,我国老年人口将达到 2.48 亿,老龄化水平将达到 17.17%,其中≥80 岁老年人口将达到 3 000 余万,占老年人口的 12.37%。我国老龄化速度和老年人口总数已位居世界前列。老年人群是一个庞大而有特殊生理特点的群体,随着年龄增长,身体各个器官开始慢慢衰退,老年人中普遍存在着认知障碍、跌倒、压疮、疼痛、抑郁、吞咽障碍等老年综合征(geriatric syndrome,GS)。2007 年,由 Inouye 等提出,是指老年人因多种疾病或多种原因引发的一系列健康问题的症候群。老年综合征严重影响老年人整体健康和预后,给公共卫生、医疗保健和家庭护理带来巨大挑战。这就需要医务工作者除了以疾病为主的临床治疗工作外,更亟须开展老年综合征健康管理和护理。将医疗工作的重心从疾病治疗扩大到影响生活质量的健康问题的防治,不仅能减少疾病发生和延长寿命,更能降低医疗成本,节约医疗资源,以便更好地维护老年人健康。

本节就老年人常见的健康问题(如跌倒、疼痛、吞咽障碍、便秘、尿失禁、营养缺乏、视觉障碍、老年性耳聋等)及其护理进行介绍。

一、跌倒

世界卫生组织对跌倒的定义:"不自主的、非故意的体位改变,倒在地上或更低的平面上,不包括靠在家具或者墙面上的情况。"国际疾病分类(ICD-10)将跌倒分为两类:①从一个平面至另一个平面的跌落;②同一平面的跌倒。跌倒是老人最常见、严重的健康问题之一。多发生在浴室、厨房和卧室内。可发生软组织损伤、骨折、关节脱位等,严重者可致脑组织损伤、瘫痪和意识障碍,对老人心理、社会健康带来极大的负面影响。

【讨论】
跌倒的原因有哪些?

【护理评估】

跌倒后尽早进行护理评估,需要立即了解是否出现与跌倒相关的受伤及导致跌倒的原因。

(一)健康史

1. 一般资料　收集跌倒者的年龄、性别及文化背景等信息。

2. 跌倒原因　跌倒是多种因素相互作用的结果,跌倒发生的可能性随着危险因素的增加而增加。跌倒的原因分为内在危险因素和外在危险因素两大类。

(1)内在危险因素　主要来源于患者本身的因素,通常不易察觉且不可逆转,需仔细询问方可获得。①生理因素:包括中枢神经系统,老年人智力、肌力、肌张力、感觉、反应能力、平衡能力、协同运动能力降低,使得跌倒的危险性增加。感觉系统,老年人视力、视觉分辨率、视觉的空间/深度觉及视敏度下降;老年性传导性听力损失、老年性耳聋。老年人很难听到有关跌倒危险的警告声音;老年人触觉下降,前庭功能和本体感觉退行性变,导致老年人平衡能力降低,从而增加了跌倒的危险性。骨骼肌肉系统,老年人骨骼、关节、韧带及肌肉的结构、功能损害和退化是引发跌倒的常见原因。老年人骨质疏松会增加跌倒相关的骨折发生率,尤其是跌倒导致的髋部骨折。②病理因素:包括心脑血管疾病,如椎基底动脉供血不足、高血压、直立性低血压等;神经系统疾病,脑卒中、帕金森病、小脑疾病、前庭疾病、外周神经系统病变等;骨关节疾病,如颈椎病、骨质疏松、类风湿性关节炎、足畸形等;影响视力的眼部疾病,白内障、青光眼、黄斑变性等;心理及认知因素,如痴呆、抑郁症等。③药物因素:与跌倒有关的药物包括镇静催眠药、镇痛药、抗抑郁药、抗焦虑药、抗高血压药、抗心律失常药、利尿剂、胰岛素和口服降血糖药等。这些药物可引起头晕、疲劳和视力模糊。研究发现,50%的老年人跌倒与不正确的药物应用有关。④心理因素:包括沮丧、抑郁、焦虑、情绪不佳及其导致的社会隔离均可增加跌倒的危险。沮丧可能会削弱老年人的注意力,潜在的心理状态混乱也与沮丧相关,都会导致老年人对环境危险因素的感知和反应能力下降。另外,害怕跌倒也会使行为能力降低、活动受限、影响步态和平衡能力而增加跌倒的危险。

(2)外在危险因素　与内在危险因素相比,外在危险因素更容易控制。①环境因素:包括室内环境因素,如地面积水、过滑、凹凸不平,地板松动,地毯脱落、不平整,过道上堆放有障碍物,门口设有门槛等;家具多、摆放不当、位置不固定,床、椅高度不合适或床垫过于松软,燃器具过高;卫生间地面积水,四周无扶手,坐便器过低、无扶手,浴缸过高、浴缸内无防滑垫。室外环境因素,如楼道或楼梯光线过暗或过明、雨雪天气、拥挤等都可能引起老年人跌倒。个人环境,居住环境发生改变,裤腿及裙的下摆过大,鞋的大小不合,不防滑、鞋带易脱落等。另外,轮椅或床制动不好,床档固定差,助步器不合适等也会导致老年人跌倒。②社会因素:老年人的教育和收入水平、卫生保健水平、享受社会服务和卫生服务的途径、室外环境的安全设计,以及老年人是否独居、与社会的交往程度及联系程度等都会影响其跌倒的发生。

3.跌倒方式(滑倒、绊倒、晕倒) 时间、地点,以及跌倒时所处的活动状态。有无跌倒先兆症状如头晕、心悸、胸痛、呼吸短促等,有无目击者,跌倒后有无意识状态的改变,能否站起来等。

4.既往史 询问老年人过去是否有跌倒史和最近一次跌倒的情况;有无惧怕跌倒的心理。近一周用药情况,既往疾病及诊治情况等。

(二)身心状况

1.身体状况 主要检查是否出现与跌倒相关的受伤。老年人跌倒容易并发多种损伤,如软组织损伤、骨折、关节脱位及内脏损伤等,故需要重点检查着地部位、受伤部位,详细检查外伤及骨折的严重程度,同时进行头部、胸腹部、四肢等的全面检查。观察生命体征、意识状态、面容、姿势等;检查听觉、视觉、神经功能等。

2.心理-社会状况 除了了解老年人一般心理状况和社会状况外,还要特别关注有跌倒史的老年人有无跌倒后恐惧心理,有这种恐惧心理的老年人往往会因害怕再次跌倒而减少外出及活动,导致活动能力降低、活动范围缩小、人际交往减少,既增加了跌倒的危险又对老年人的身心产生负面影响,导致其生活质量下降。

(三)辅助检查

1.根据需要做影像学检查 X 射线、CT 或 MRI 检查。

2.实验室检查 检测血糖,以排除有无低血糖。做骨密度检查以发现有无骨质疏松症等。

【讨论】
老年人跌倒在地应如何评估?

【护理诊断/问题】

1.有受伤的危险 与跌倒有关。

2.恐惧 与害怕再跌倒有关。

3.疼痛 与跌倒后的组织损伤有关。

4.移动能力障碍 与跌倒后损伤有关。

5.健康维护能力低下 与相关知识缺乏有关。

【护理目标】

1.跌倒能得到正确有效的处理和护理。

2.对跌倒的恐惧感减轻或消除。

3.疼痛减轻或消失。

【护理措施】

(一)紧急处理

老年人跌倒后不要急于扶起,要根据情况进行跌倒后的紧急处理。

1.检查确认伤情 立即观察患者意识、瞳孔及测量生命体征,检查有无受伤、受伤部位及严重程度,尤其注意有无颅脑损伤、内出血等,并做好记录。视情况将老人扶回病床或安置在安全处。①询问老年人跌倒情况及对跌倒过程是否有记忆,如不能回忆起跌倒过程,提示可能为晕厥或脑血管意外,需要进行 CT、MRI 检查等以便确认;②询问是否有剧烈头痛或手脚无力,观察有无口角歪斜、言语不清等,若有则提示可能发生了脑卒中,处理过程中注意避免加重脑出血或脑缺血;③检查有无骨折,如查看有无肢体疼痛、畸形、关节异常、肢体位置异常、感觉异常及大小便失禁等,确认骨折情形后,应适当妥善处置。

2.有外伤、出血者　立即止血包扎并进一步观察处理。

3.正确搬运　如需搬运应保证平稳,尽量保证平卧姿势。

4.对跌倒后意识不清的老年人应特别注意　有呕吐者,将头偏向一侧,并清理口腔、鼻腔呕吐物,保证呼吸通畅;有抽搐者,将老人移至平整软地面或身下垫软物,防止碰伤、擦伤,必要时使用牙垫等,防止舌咬伤,注意保护抽搐肢体,防止肌肉、骨骼损伤。如若发生心跳呼吸骤停,应立即进行胸外心脏按压、口对口人工呼吸等急救措施。

(二)一般护理

积极治疗原发病,预防再跌倒,与跌倒后的治疗和护理同等重要。

1.改善居家环境和社区环境　①保持室内环境明亮,通风良好,保持地面干燥、平坦、整洁;将经常使用的东西放在老年人伸手可触及的位置,尽量不要登高取物;保持家具边缘的钝性,防止对老年人产生伤害;对道路、厕所、灯等予以明确标识,并将具体位置告知老年人。②衣着舒适、合身,避免过于紧身或过于宽松的服饰,避免行走时绊倒,鞋子要合适,尽量避免穿拖鞋、鞋底过于柔软的鞋、过大的鞋、高跟鞋及不防滑的鞋。③设置跌倒警示牌于病室床头,提醒患者及照护人员,共同维护老年人安全。

2.预防视觉、听觉减退所致的跌倒　照明要充足,生活物品放置固定、有序。看电视、阅读要避免用眼过度,外出活动最好在白天。指导听觉障碍的老人正确使用助听器,避免用对听神经有害的药。每半年至一年检查视力、听力。

3.合理用药　指导老年人按医嘱正确服药,不要随意加药或减药,更要避免自行同时服用多种药物并且尽可能地减少用药剂量,了解药物副作用,注意用药后的反应。用药后动作宜缓慢,以预防跌倒的发生。

4.指导日常生活　①穿着合适,衣、裤不宜过宽过长,尽量不穿拖鞋;②行走时要先站稳再起步,转换体位要慢,避免过度劳累,避免从事重体力活动和危险活动,外出有人陪同;③意识障碍的老人需加床档,直立性低血压、反应迟钝者,睡前最好将便器置于床旁;④避免走过陡的楼梯或台阶,上下楼梯、如厕时尽可能使用扶手;⑤转身、转头动作一定要慢;⑥走路保持步态平稳,尽量慢走,避免携带沉重物品,避免去人多及湿滑的地方;⑦乘坐交通工具时,应等车辆停稳后再上再下;⑧放慢起身、下床的速度,避免睡前饮水过多导致夜间多次起床如厕,晚上床旁尽量放置小便器;⑨避免在他人看不到的地方单独活动。

5.合理使用辅助器　指导老年人使用长度合适、顶部面积较大的拐杖,并将拐杖、助行器及经常使用的物件等放在老年人触手可及的位置;如有视觉、听觉及其他感知障碍的老年人应佩戴助听器等补偿设施。

6.心理护理　重点针对跌倒后出现恐惧心理的老年人进行心理护理。帮助其分析产生恐惧的原因,探讨是因虚弱/身体功能下降还是自己或身边朋友有跌倒史,从而导致恐惧情绪的产生,并与老年人共同制定针对性措施,以减轻或消除其恐惧心理。

【想一想】
　发现老年人跌倒在地应该怎样处理?

指导老人克服不服老、不愿意麻烦别人的心理,正确评估自己的健康和活动能力,力所不能的事应主动求助他人。恐惧跌倒的,要帮助分析缘由,克服恐惧心理,又要帮助他们如何预防。

7.预防骨质疏松,减轻跌倒后损伤 指导老年人加强膳食营养,保持饮食均衡,适当补充维生素 D 和钙剂;绝经期老年女性必要时进行激素替代治疗,增强骨骼强度,降低跌倒后的损伤严重程度。

【护理评价】

经过理疗和护理,是否达到:①跌倒得到正确有效的处理和护理;②老年人对跌倒的恐惧心理好转或消除;③疼痛症状减轻或消失。

二、吞咽障碍

吞咽是人类赖以生存的最基本的生理活动之一。随着年龄增长,老年人口、咽、食管部位的组织结构发生退行性改变,加之疾病、药物等因素的影响,即使无明显神经性疾病,70% ~90% 的老年人均有不同程度的吞咽障碍。吞咽障碍是由于下颌、双唇、软腭、咽管、食管括约肌或食管功能受损,从而不能安全有效地把食物由口腔运送到胃内。Leopold 等在 1983 年将吞咽的过程以食块位置分为先行期(认知期)、准备期、口腔期、咽部期和食管期五个阶段。

其中任何一个过程出现异常都会导致吞咽障碍。据近年报道,高达 50% 的老年人因进食困难,导致营养不良、体重下降;继而由于体质弱,增加了跌倒的风险,对其他疾病的易感性亦增加。引起老年人吞咽障碍的相关因素:①年龄,年龄是一个重要的吞咽障碍相关因素。随着年龄的增长,老年人常常会因为包括牙齿缺失、口腔敏感性降低、味觉和嗅觉改变、视力减退、手的协调动作减退、独自进食、情绪抑郁等多种因素出现吞咽障碍。②合并其他疾病,老年人的一些常见疾病也多合并吞咽障碍,如脑卒中、帕金森病、阿尔茨海默病和其他痴呆性疾病、运动障碍性疾病、头颈部肿瘤、脑外伤、慢性阻塞性肺炎、食道反流性疾病、风湿病等,其中脑卒中最为常见。③药物,药物也是老年吞咽障碍的相关因素,如镇静、安眠药物,吩噻嗪、抗组胺类药物、抗抑郁等精神药物都有抑制中枢神经系统,其副作用中可引起有锥体外系反应,出现肌张力障碍而导致说话和吞咽功能失调,服用药物的时间越长,剂量越大,其症状出现越早越严重。④其他因素,食物的性状、饮食的体位、精神心理因素等都会影响吞咽功能,而导致老年人吞咽障碍的发生率增高。

【想一想】
引起老年人吞咽障碍的原因有哪些?

【护理评估】

(一)健康史

1.一般资料 收集患者的性别、年龄、文化程度、身高、体重、饮食种类与习惯等基本信息,询问详细疾病史、药物史。

2.摄食-吞咽功能

(1)吞咽功能评估 临床上较常使用洼田饮水试验和反复唾液吞咽测试两种方法进行测试。①洼田饮水试验:要求患者端坐,喝下 30 ml 温开水,观察所需时间喝水呛咳情况。1 级(优)能顺利地 1 次将水咽下;2 级(良)分 2 次以上,咽下能不呛咳地咽下;3 级(中)能 1 次咽下,但有呛咳;4 级(可)分 2 次以上咽下,但有呛咳;5 级(差)

频繁呛咳,不能全部咽下。正常:1级,5 s之内;可疑:1级,5 s以上或2级;异常:3~5级。判断标准:治愈:吞咽障碍消失,饮水试验评定1级;有效:吞咽障碍明显改善,饮水试验评定2级;无效:吞咽障碍改善不显著,饮水试验评定3级以上。②反复唾液吞咽测试:这是临床上评估老年人吞咽能力简单易行的方法。被检查者取坐位,卧床时取放松舒适体位。首先,用人工唾液或1 ml水让患者口腔湿润,检查者将手指放在被检查者的喉结及舌骨处,让其尽量快速反复吞咽唾液,观察30 s内喉结及舌骨随着吞咽越过手指,向前上方移动再复位的次数。判断标准:30 s内吞咽3次属于正常;30 s内吞咽2次或小于2次则有呛咳的风险。

(2)摄食过程评估　①先行期:意识状态、有无高级脑功能障碍影响食速、食欲。②准备期:开口、闭唇、摄食、食物从口中洒落、舌部运动(前后、上下、左右)、下颌(上下、旋转)、咀嚼运动、进食方式变化。③口腔期:吞送(量、方式、所需时间)、口腔内残留。④咽部期:喉部运动、噎食、咽部不适感、咽部残留感、声音变化、痰量有无增加。⑤食管期:胸口憋闷、吞入食物逆流。此外,有必要留意食物内容、吞咽困难的食物性状、所需时间、一次摄食量、体位、帮助方法、残留物去除法的有效性、疲劳、环境、帮助者的问题等。

3.其他功能状态　注意有无体力、呼吸状态、疾病稳定性、脱水、营养等方面的问题;确认患者的意识水平是否可以清醒进食,是否随着时间发生变化;观察语言、认知、行为、注意力、情感、智力水平等高级脑功能有无问题。

(二)身心状况

1.身体状况　患者典型的症状表现为进食过程中发生呛咳、声音变化、咽部不适感、食物残留感及进食后咳嗽或呕吐,痰中混有食物等。如果患者出现肺炎,咳嗽无力或无咳嗽,进食后出现发热,进食后出现声音湿润嘶哑等表现应注意有无隐性误吸的可能。严重者可出现反复发作性肺炎、营养不良、消瘦、脱水等并发症。

体征是在吞咽过程中,客观检查时显示出的吞咽障碍。症状和体征有时可以重叠。常见的体征包括流涎、反流、声音嘶哑、痰液增多、吞咽反射减弱或消失;进食易疲劳;口颜面、舌、咽喉肌肉无力萎缩和体重减轻。

2.心理-社会状况　吞咽障碍的患者多数伴有肢体功能障碍和语言障碍,生活不能自理,因此感到康复无望,且受呛咳误吸的影响,使患者产生焦虑、抑郁、悲观、厌食等情绪。

(三)辅助检查

为了正确评价吞咽功能,了解是否有误咽的可能及误咽发生的时期,必须采用录像吞咽造影、内窥镜、超声波、吞咽压检查等手段动态观察。

【常见护理诊断/问题】

1.吞咽障碍　与老化、进食过快、食物过硬或过黏、疾病等原因有关。

2.有窒息的危险　与摄食-吞咽功能减弱有关。

3.有急性意识障碍的危险　与窒息的危险有关。

【护理目标】

1.发生吞咽障碍时能得到及时处理,不发生窒息和急性意识障碍等危险。

2.患者焦虑、恐惧程度减轻,配合治疗及护理。

3.不发生相关并发症。

【护理措施】

(一)心理护理

当老年人有吞咽障碍出现时,应及时稳定老年人情绪,安慰老年人,缓解其紧张情绪。引导老年人接受由于吞咽障碍导致的进食困难的现实,并告知老年人可以通过有效的预防措施来延缓老年人吞咽困难的发生或缓解吞咽困难带来的饮食不便,以减轻或消除其焦虑恐惧心理。

(二)一般护理

1.饮食护理

(1)食物要求 ①避免食物过冷或过热、过量饮酒;②对脑卒中等有吞咽困难的患者,给予半流质饮食,对偶尔有呛咳的患者,合理调整饮食种类,以细、碎、软为宜,且温度应适宜。

(2)进食指导 ①尽量取坐位,上身前倾15°,卧床患者进餐后,不要过早放低床头;②对于进食慢的患者,不要催促,可将餐盘留下;③避免一次进食过多,鼓励少食多餐、细嚼慢咽;④对于发生呛咳的患者,间隙时可用汤匙将少量食物放入舌根处,让患者吞咽,待患者完全咽下,张口确认无误后再送入第二口食物。

2.预防并发症 教会老年人正确的进食方法,为其提供合理的营养膳食,防止老年人发生吞咽困难后出现呛咳、呼吸困难、窒息等并发症。

(三)吞咽功能康复训练

1.面部肌肉锻炼 包括皱眉、鼓腮、露齿、吹哨、龇牙、张口、咂唇等。

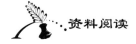
资料阅读

中文版爱丁堡痴呆进食评估量表

(The Edinburgh Feeding Evaluation in Dementia scale,EdFED)

该量表是一种简单易用的评估痴呆患者进食困难的工具,是由Waston等于1994年编制而成。山东大学刘文等引进该量表并检验其适用性,认为中文版EdFED的信度和效度符合测量要求,可作为国内评估痴呆患者进食困难的一种有效工具。该量表的条目不仅源自对阿尔茨海默患者进食行为的观察及文献回顾,并且包括对脑血管病、多发性硬化、帕金森综合征等其他病因所引起的痴呆患者的进食行为的研究,适用范围广泛。量表共有11个条目,包括护理干预、进食行为和进食困难指征3个因子。量表的Cronbach's α 系数为0.90,评定者间一致性系数为0.81,重测系数为0.89。

2.舌肌运动锻炼 先进行舌肌按摩,将舌头向前伸出,然后做左右运动摆向口角,再用舌尖舔下唇后转向舔上唇,并按压硬腭部、上下牙龈。每次运动20次。然后将舌缩回,若患者不能自动进行舌运动时,护士可用压舌板或汤匙在舌部按摩,或嘱患者将舌伸出时用纱布轻轻把舌向外牵拉,然后进行上下左右运动。分别于早、中、晚饭前进行,每次 5 min。

3. 软腭的训练　张口后用压舌板压舌,用冰棉签于软腭上做快速摩擦,以刺激软腭,患者发出"啊、喔"声音,使软腭上抬,利于吞咽。

通过上述方法,促进吞咽功能的康复或延缓吞咽功能障碍的恶化,预防呛咳的发生。

(四)健康指导

教会患者或其照护者正确处理呛咳的发生。①当患者出现呛咳时,立即协助低头弯腰,身体前倾,下颌朝向前胸。②如果食物残渣堵在咽喉部危及呼吸时,患者应再次弯腰低头,照护者可在其肩胛下沿快速连续拍击,使残渣排除。如果仍然不能取出,取头低足高侧卧位,以利于引流。争取在第一时间尽可能去除堵塞气道异物的同时,尽早呼唤医务人员救治。

【护理评价】

经过理疗和护理,是否达到:①及时发现吞咽困难,未发生呛咳、窒息和急性意识障碍等危险。②患者焦虑、恐惧程度减轻,配合治疗及护理。③未发生相关并发症。

三、疼痛

疼痛(pain)是伤害性刺激作用于机体引起的不愉快的主观体验,伴有感觉、知觉和情绪反应。1995 年美国疼痛协会把疼痛定义为继体温、脉搏、呼吸、血压四大生命体征之后的第五生命体征。随着年龄的增长,老年人机体出现疼痛的发病率也越来越高。

其中,风湿病、关节炎、骨折、糖尿病、心绞痛和癌症等许多疾病都会诱发老年人的疼痛,老年人疼痛特点常为持续性慢性疼痛,可导致功能障碍与生活行为受限,多伴有抑郁、焦虑、疲劳、睡眠障碍。随着年龄的增长对疼痛的敏感性下降,有时会掩盖病情,贻误疾病的抢救和治疗,严重地影响了老年人的生活质量。根据起病缓急和持续时间可分为急性疼痛和慢性疼痛。①急性疼痛:突然发生,多在 1 个月内,甚至数分钟、数小时或数天。有明确的原因,如骨折、手术。急性疼痛常伴有自主神经系统症状,用常规的镇痛方法可以控制。②慢性疼痛:起病较慢,疼痛持续 3 个月以上。具有持续性、顽固性和反复发作的特点。多与慢性病有关,如糖尿病周围神经病变骨质疏松症等。一般无自主神经症状,但常伴有抑郁等心理问题的发生。根据发病机制分类:①躯体疼痛,肌肉、肌腱、筋膜和关节等疼痛。如骨关节退行性变、手术后疼痛或转移性骨肿瘤的疼痛。通常定位较明确,表现为钝痛或剧痛。②内脏性疼痛,内脏受机械性牵拉、扩张、炎症和化学刺激所致。如心绞痛、消化性溃疡。定位常不明确,表现为烧灼痛、钝痛和绞痛,可牵涉到皮肤痛。③神经性疼痛,疱疹后神经痛、糖尿病性周围神经病变、三叉神经痛等。其疼痛性质为放射样烧灼痛,常伴有局部感觉异常。

【讨论】

引起疼痛的原因是什么?

【护理评估】

（一）健康史

应详细询问疼痛部位、性质、开始出现的时间和持续时间、强度、诱发和缓解因素、目前的用药情况。疼痛对食欲、睡眠和日常生活的影响。

（二）身心状况

1. 身体状况　疼痛时机体表现为心率增快、血压升高、呼吸加快、出汗、恶心、呕吐、肌紧张，严重时出现疼痛性休克。同时应评估患者是否有高血压、高血脂及重要脏器功能改变。老年人常因短期记忆力下降、认知障碍或语言、文化相关差异产生沟通问题，而无法正常评估疼痛情形，可借助各种疼痛量表，量化评价老年人的疼痛情况。使护士对疼痛状况有较为准确的了解。

（1）视觉模拟评分法（visual analogue scale，VAS）　VAS 用于疼痛的评估在我国临床使用较为广泛，基本的方法是使用一条长约 10 cm 的游动标尺，一面标有 10 个刻度，两端分别为"0"分端和"10"分端，"0"分表示无痛，"10"分代表难以忍受的最剧烈的疼痛，临床使用时将有刻度的一面背向患者，让患者在直尺上标出能代表自己疼痛程度的相应位置，评估者根据患者标出的位置为其评出分数，临床评定以 0 ~ 2 分为优，3 ~ 5 分为良，6 ~ 8 分为可，大于 8 分为差。临床治疗前后使用同样的方法即可较为客观的做出评分，并对疼痛治疗的效果进行较为客观的评价。此方法简单，易于理解。

（2）口述描绘评分法（verbal rating scales，VRS）　根据患者的诉说，将老年人的疼痛程度分为 4 个等级：0 级、Ⅰ 级、Ⅱ 级、Ⅲ 级。所谓 0 级就是没有任何的疼痛；Ⅰ 级指轻度疼痛，即该疼痛是可以忍受的，可以正常生活，同时对睡眠没有任何的干扰；Ⅱ 级指中度疼痛，即该疼痛明显，已经不能忍受，需服用镇痛的药物，同时，该疼痛程度下睡眠会受到干扰；Ⅲ 级指重度疼痛，该疼痛已经是非常剧烈，无法忍受，需要服用镇痛药物，该疼痛已经对睡眠开始受到严重的干扰，并且有自主神经紊乱或被动体位等现象。该方法评分简单，不受患者教育水平和风俗习惯的影响。

（3）Wong-Banker 面部表情量表（faces rating scale，FRS）（图 2-1）　是一种采用人脸来进行识别，以此来判断疼痛感受程度的办法。患者根据自己的疼痛程度从 6 个具有不同疼痛表情的脸谱（即从快乐到悲伤及哭泣）中选择一张最能表达其疼痛的脸谱。不能简单地用快乐和悲伤表示，而是要患者根据自己的感受来选择不同的表情。这种评估方法简单、直观、形象、易于掌握，不需要任何附加设备，尤其适用于文化程度较低、表达能力丧失者及认知障碍的老年人。

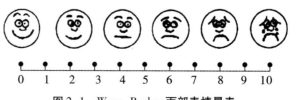

图 2-1　Wong-Banker 面部表情量表

（4）疼痛问卷调查表法　常用的有麦-吉疼痛问卷（McGill pain questionnaire，

MPQ)或简式的 McGill 疼痛问卷表(short-from of McGill pain questionnaire,SF-MPQ),调查表设计较为精密,表内有 78 个描述疼痛性质的形容词,以强度递增的方式排列,分别为对身体疼痛的感受、主观的感受、对疼痛程度的评价、对多方面因素的评定。由于它从不同的角度进行疼痛评估,所以在疼痛的鉴别诊断中也起着一定的作用,已成为广泛使用的临床工具和研究工具。MPQ 的优点是可测定患者疼痛的多种因素和复杂信息,而局限性是文字比较抽象,理解相对复杂,要求患者具备一定文化水平。精简版 McGill 疼痛问卷表即已被广泛应用(见附录4)。

2.心理-社会状况　包括目前的精神心理症状(如焦虑、抑郁或愤怒)、精神紊乱、人格特征或状态;是否有社会适应能力下降,影响老年人的日常工作和社会生活。

(三)辅助检查

【分析】
疼痛评估的方法有哪些?

根据疼痛原因及部位选择辅助检查,如影像学(X 射线、CT 扫描、MRI、造影等)及实验室检查等。

【常见护理诊断/问题】

1.急/慢性疼痛　与各种有害刺激作用于机体引起的不适有关。

2.睡眠形态紊乱　与疼痛有关。

3.焦虑或抑郁　与疼痛迁延不愈、治疗信心降低有关。

【护理目标】

1.老年人能说出缓解疼痛的方法,诉疼痛减轻,发作频率减少。

2.老年人睡眠状态得到改善,白天精神振作。

3.老年人对治疗充满信心,焦虑情绪减轻或消除。

【护理措施】

(一)消除病因

骨关节疾病引起的疼痛可通过饮食调节、服用钙剂、理疗、针灸等措施。外伤可采取清创、止血、固定、包扎等方法减轻疼痛。

(二)用药护理

1.药物止痛

(1)非甾体类抗炎药　作用部位主要在外周,强度中等。适用于短期治疗炎性关节疾病和急性风湿性疾病,也用于肿瘤早期止痛。短期用副作用较少,长期大量用可致胃肠道出血、凝血障碍、肾损害及视力和听力下降等。同时要注意"天花板效应",即单独使用时其镇痛作用有一个最高极限。

(2)阿片类药　能提高患者的痛阈,从而减轻或消除疼痛。老人用效果比年轻人好,适用于急性疼痛和恶性肿瘤,但对神经病变引起的慢性疼痛几乎无效。副作用:恶心、呕吐、便秘、镇静和呼吸抑制。呕吐和便秘并不随用药时间的延长而减轻,应根据具体情况分别选用适当的镇吐剂和导泻药。

(3)抗抑郁药　对神经性疼痛效果较好。阿米替林应用最广,但因有明显的抗胆碱作用,不宜用于严重心脏病、青光眼和前列腺肥大患者。

(4)其他药物　曲马多对呼吸抑制作用弱,适用于老年人的镇痛,常用于中等程度的各种急性疼痛和手术后疼痛。

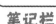

（5）外用药　临床上常用多瑞吉止痛贴等外用止痛。安全有效,可以缓解疼痛症状。

2.非药物止痛　非药物止痛的方法为药物治疗的辅助措施是非常有价值的,常用的方法有冷热疗法、放松疗法、音乐疗法、针灸、按摩等,均有较好的止痛作用。可减少止痛药的用量,改善患者的健康状况。

（三）运动锻炼

运动锻炼可以增强骨骼承受负荷及肌肉牵张的能力,帮助恢复身体的协调和平衡,还可改善心血管功能,调节情绪,缓解抑郁症状,提高生活质量,对于缓解慢性疼痛非常有效。

（四）心理护理

护士应重视、关心患者的疼痛,耐心倾听患者诉说。指导老年患者、家属及照顾者正确应用止痛药和其他止痛方法,减轻患者疼痛及其引起的焦虑和抑郁。

（五）健康指导

加强社区健康教育,让老年人、家属及照顾者了解常用止痛药物的不良反应,止痛药物与心血管药、降血糖药、利尿药及中枢神经系统药等老年人常用药物之间的相互作用。教会他们使用常用的疼痛评价方法和工具,以及在家中治疗疼痛的简单措施。

【护理评价】

经过治疗和护理,是否达到:①疼痛得到正确评估,患者疼痛减轻或消失;②表现为睡眠良好,饮食、活动均正常;③患者情绪稳定,焦虑症状明显减轻或消除。

四、便秘

便秘(constipation)是指排便困难或排便次数减少,且粪便干结,便后无舒畅感。便秘是老年人的常见症状,约占老年人群的1/3,以功能性多见。老年人随着年龄的增长,对一些内脏的感觉有减退的趋势,难以觉察每天结肠发出数次的蠕动信号,错过了排便的最佳时机。而各部分的肌群,包括横膈、腹壁、盆底横纹肌和结肠平滑肌的收缩力均减弱,更增加了排便的难度。此外,心理、社会因素均会影响正常的排便。便秘可导致腹部不适,食欲降低及恶心。长期便秘还可导致大肠癌、痔、乳腺癌、高血压等疾病,甚至可诱发心绞痛、脑血管意外,直接威胁老年人的身心健康。

【护理评估】

（一）健康史

1.一般情况　收集患者的年龄、性别、饮食习惯、生活方式等。如最近一次排便的时间、排便次数、性状、有无伴随症状;日常饮食量、种类、饮水量、活动、运动情况。

2.既往史　了解患者是否患可能致便秘的疾病,如肠道疾病、神经性疾病、内分泌疾病等;是否正在服用易致便秘的药,如止痛剂、麻醉药、抗胆碱能药等。

（二）身心状况

1.身体状况　便秘可引起左下腹胀痛,排便不畅。严重慢性便秘患者可发生头晕、乏力、食欲缺乏、恶心、口臭、精神淡漠等症状。便秘时排便用力摒气,直肠颈压力增高,阻断静脉回流,使正常肛垫充血性肥大并反复向远侧移位,其中的纤维间隔逐渐松弛,直至断裂并伴有静脉丛瘀血、扩张、融合,甚至夹杂细小的动、静脉瘘,最后形成痔疮。便秘伴有心脑血管疾病的高龄患者,排便时用力过大,会使血压升高,机体耗氧量增加,很容易诱发脑出血、心绞痛、心肌梗死,甚至危及生命。便秘时,因排便用力过大,腹内压突然增高,腹内脏器(如小肠等)经腹壁薄弱处向身体表面突出,可形成腹疝。

2. 心理-社会状况　长期便秘,可产生焦虑、不安、精神紧张、恐惧,干扰自主神经的功能,进一步加重便秘的发生。进而影响老年人的社会活动,使老年人生活满意度降低。另外,便秘易诱发各种疾病和心脑血管意外,需要家庭投入人力、物力、财力,进而增加了家庭和社会的负担。

(三)辅助检查

为了排除结肠、直肠病变及肛门狭窄等情况,可视情况选择以下辅助检查:结直肠镜、钡剂灌肠、直肠肛门压力测定和球囊排出试验等。

【常见护理诊断/问题】

1. 便秘　与老化、活动减少、不合理饮食、药物的副作用等有关。

2. 焦虑　与长期便秘有关。

3. 知识缺乏　缺乏合理饮食、健康生活方式及缓解便秘方法等相关知识。

【护理目标】

1. 老年人便秘症状减轻并缓解。

2. 老年人焦虑减轻以至消失。

3. 老年人能说出便秘的因素、危害性及相关知识。

【护理措施】

(一)饮食护理

指导老年人保持一定的饮食量,过少不足以刺激肠蠕动。应多吃富含纤维素的蔬菜水果,如韭菜、芹菜、香蕉等,有利于预防便秘。一般鼓励老年人每日至少饮用6～8杯水,保证每天的饮水量在2 000～2 500 ml。饮食要有规律,以利于形成有规律的胃结肠反射及胃肠蠕动,防止便秘发生。

(二)行为指导

指导老年人定时排便和改变静止的生活方式,俗话说:“活动活动,大便自通”,进行散步、跑步、太极拳、广播操、八段锦等体育锻炼以及适当的家务劳动,不仅可以促进肠蠕动,也强壮了身体,改善了情绪。卧床患者可在床上做一些肢体活动以及有意识地进行腹式呼吸,可以增加腹肌肌力,增强排便功能。腹部按摩在清晨和晚间排尿后取屈膝仰卧位,放松腹肌,以双手示、中、无名指重叠沿结肠走向(自右下腹向上至右上腹,横行至左上腹再向下至左下腹,沿耻骨上回到右下腹)环形按摩推揉,促进肠蠕动,以利排便。每日数次,每次按摩10 min左右。开塞露通便、灌肠通便和人工取便法详见《护理学基础》。

(三)用药护理

由原发病引起的便秘应积极治疗原发病。对于饮食与行为调整无效的慢性便秘,

笔记栏

应该用药物治疗。尽量避免使用各种泻药,必须使用时,用量要尽可能小,次数要少,以免老年人对药物产生依赖性。常用药物有容积性泻药,如甲基纤维素、乳果糖、山梨醇等,通过阻止肠腔水分吸收,使肠中容积增大,促进肠蠕动。容积性泻药如甲基纤维素适用于饮食过于精细者,在通便的同时还起到控制血糖、血脂、降低结直肠癌和乳腺癌发生的作用;刺激性泻药,如番泻叶、酚酞;润滑性泻药如甘油、液状石蜡等。液状石蜡又称大便软化剂,主要起润滑作用,适宜于心肌梗死或肛周手术后的患者。

（四）心理护理

房间内居住 2 人以上者,可在床单位间设置屏风或隔帘,便于满足老年人的排泄等需要。照顾老年人排泄时,只协助其无力完成部分,不要一直在旁守候,以免老年人紧张而影响排便;老年人排便时不要催促,以免引起并加重其焦虑和紧张情绪。

【练一练】
　　为便秘的老年人如何进行健康指导。

（五）健康指导

1. **饮食指导**　注意饮食要荤素搭配,粗细搭配,指导老年人选食小米、玉米、燕麦等多渣饮食;水量要充足,易便秘者晨起可服一杯淡盐水,上午和傍晚各饮一杯温热的蜂蜜水,以助通便,但少饮浓茶或含咖啡因的饮料;注意多吃蔬菜水果,水果中香蕉、梨、西瓜的润肠通便效果良好,可根据季节适量食用。

2. **重建良好的排便习惯**　首先要养成定时排便的习惯,制定时间表,即使无便意,也要在晨起或早饭后定时去厕所。安排有足够的时间排便,避免他人干扰,但要精神集中,不看书、不读报;其次,有便意时就要及时排便,防止意识性地抑制便意,以免导致习惯性便秘的发生。

3. **保证有良好的排便环境和姿势**　进行必要的遮挡,尊重老年人的隐私。体质虚弱的老年人可使用便器椅,或在老年人面前放置椅背,提供排便坐姿的依托,减轻排便不适感,保证安全。指导老年人在座位时把脚踩在小凳子上,身体前倾,心情放松,先深呼吸,后闭住声门,向肛门部位用力解便。

4. **通便药物使用指导**　老年人要在医生的指导下使用通便药物,切不可自行用药。应尽量避免口服硫酸镁、蓖麻油、番泻叶等强刺激性泻药,以免导致腹泻,造成水电解质紊乱。容积性泻药服的同时应饮水 250 ml。温和的口服泻药多在服后 6～10 h 发挥作用,晨起后排便,故宜在睡前 1 h 服用。润滑性泻药不宜长期服用,以免影响脂溶性维生素的吸收。通便药物对人体有一定的副作用,不宜长期服用。个体对药物的敏感程度不同,不要因短时间内未排便而追加剂量,引起腹泻,危害健康。

【护理评价】

通过治疗和护理干预,是否达到:①老年人便秘的伴随症状减轻或消失;②焦虑情绪未发生或得到缓解;③老年人能说出便秘的危害性,并自觉选择饮食的品种、恰当的饮水量,重建良好的排便习惯。

五、尿失禁

尿失禁(urinary incontinence,UI)是指排尿失去控制,尿液不自主的流出。尿失禁是老年人常见的一种病症。女性的发病率高于男性,这与女性尿道短,盆底肌肉较薄,雌激素水平下降有关。许多老年人错误地认为尿失禁是人体正常生理老化现象而忽视治疗,因此就诊率远低于发病率。尿失禁对大多数老年人的生命无直接影响,但可造成皮肤糜烂,反复尿路感染,导致老年人孤僻、抑郁。由于身体异味和自尊心降低而影响老年人的社会交往,困扰老年人的生活。

依据发生的原因可将尿失禁分为压力性尿失禁、中枢性尿失禁、继发性尿失禁、功能性尿失禁4种类型。①压力性尿失禁:常发生于生育过多、妇女子宫脱垂、妊娠分娩引起的产伤,绝经期后,由于盆底肌群薄弱,尿道平滑肌松弛,不能将尿道口闭合,腹内压力增加时,如大笑、打喷嚏、咳嗽时尿液不随意排出。②中枢性尿失禁:因脑占位性病变、脑动脉硬化、脑卒中等疾病导致排尿的高级皮质中枢受损。使患者排尿失去控制。当患者有排尿感时却不能控制,来不及上厕所,就已经排尿了。也可由于控制膀胱牵张感受器的骶神经受损,膀胱松弛,缺少张力,导致尿液存留在膀胱内,过度充盈时从膀胱中溢出。③继发性尿失禁:继发于其他疾病和药物副作用。如泌尿系感染、阴道炎、前列腺肥大、膀胱结石、长效安眠药、平滑肌松弛剂、利尿剂等都可引起尿失禁。④功能性尿失禁:因环境因素(如卫生间距离较远)、身体虚弱、行动不便、活动受限(如髋部骨折)、患者智力障碍、精神抑郁、解裤困难等均可引起尿失禁。

【想一想】
尿失禁的分类?

依据尿失禁的临床表现可将尿失禁分为充溢性尿失禁、无阻力性尿失禁、反射性尿失禁、急迫性尿失禁及压力性尿失禁5种类型。①充溢性尿失禁:是由于下尿路有较严重的机械性(如前列腺增生)或功能性梗阻引起尿潴留,当膀胱内压上升到一定程度并超过尿道阻力时,尿液不自主溢出。这类患者的膀胱呈膨胀状态。②无阻力性尿失禁:是由于尿道阻力完全丧失,膀胱内不能储存尿液,患者在站立时尿液全部由尿道流出。③反射性尿失禁:是由完全的上运动神经元病变引起,排尿依靠脊髓反射,患者不自主地间歇排尿(间歇性尿失禁),排尿没有感觉。④急迫性尿失禁:可由部分性上运动神经元病变或急性膀胱炎等强烈的局部刺激引起,在膀胱充盈量较少的情况下,即出现尿意。患者有十分严重的尿频、尿急症状,多数是由于非自主的膀胱收缩或膀胱逼尿肌不稳定引起。⑤压力性尿失禁:主要发生在咳嗽、大笑、提重物、打喷嚏等腹压增高时出现不自主的尿液流出。主要与盆底肌肉松弛、雌激素减少和尿道括约肌退行性变等有关。

【护理评估】

(一)健康史

1. 一般资料　了解尿失禁患者的年龄、性别、家庭结构、社会参与和饮酒等情况。

2. 尿失禁的原因　①观察是否有尿频、尿急,咳嗽,打喷嚏或大笑时有尿液滴出情况;②是否有泌尿系统感染、前列腺增生、尿道狭窄、脑动脉硬化、脑卒中等疾病;③是否存在身体虚弱,使起、坐、行等活动障碍;④是否使用某些易致尿失禁的药物;⑤对女性老年人还要询问既往分娩史、有无阴道手术史。

(二)身心状况

1. 身体状况　尿道周围皮肤潮湿不适、瘙痒,影响老年患者的睡眠;会阴部皮肤可有红肿、发炎、溃破现象,易发生压疮。

2. 心理-社会状况　尿失禁老年人,怕因异味而遭到嫌弃、厌恶,所以不愿与他人交往,进而感到自卑、孤独、苦闷、害羞、自我厌恶,担心拖累家人,甚至会出现自杀行为。由于患者需要家人精心照顾,需支付大量卫生用品、衣物、药物的费用,从而影响了工作、生活、娱乐,给家庭和社会带来了负担。

（三）辅助检查

根据情况选择相应的辅助检查,包括尿常规、尿培养和生化检查,了解有无泌尿系统感染。必要时行膀胱镜、膀胱造影、B 型超声、尿液动力学检查,进一步明确原因。

【常见护理诊断/问题】

1. 压力性尿失禁　与盆底肌群功能减弱、雌激素水平下降有关。
2. 有皮肤完整性受损的危险　与尿液长期刺激局部皮肤有关。
3. 知识缺乏　缺乏尿失禁有关的病因、防治知识。
4. 社交障碍　与异味引起的窘迫、尿频、不适有关。

【护理目标】

1. 老年人尿失禁得到改善和控制。
2. 老年人皮肤保持完整性。
3. 老年人能说出尿失禁相关知识,能积极参加社交活动。

【护理措施】

（一）心理护理

大部分尿失禁患者存在自尊感差、明显的心理障碍及抑郁等心理问题。由于担心在公共场合会有尿液的漏出,部分尿失禁患者会尽量减少外出,避免社交活动,这在一定程度上限制了患者正常的日常交往。护理人员应理解、尊重、关心老年人,注意保护其隐私。加强沟通,帮助尿失禁患者消除精神心理上的困扰,增强其自信心,勇敢地恢复社会交往。护理人员还应加强与患者家属的沟通和联系,取得家庭的支持,以利于更好地康复。

（二）皮肤护理

尿失禁最大的危害就是导致皮肤溃烂,压疮发生,继发感染,应引起护理人员高度重视。尿液弄脏的衣裤、床单要勤换,老年人排便后要用温水清洗、擦干局部,必要时局部涂凡士林或鞣酸软膏以防皮肤损伤。对部分不能控制的尿失禁患者,可采取外引流法。女性患者可用吸乳器连接胶管接尿,男性患者可直接用尿壶接尿,神志不清的男性患者可用带胶管的阴茎套接尿,注意固定牢固,保持引流通畅。密切观察会阴部和受压部位皮肤变化,并注意勤翻身、勤按摩。长期尿失禁患者应实施无菌留置导尿术,避免尿液浸渍皮肤。

（三）饮食护理

饮食要清淡,多食含纤维素丰富的食物,防止因便秘而引起的腹压增高。提供高蛋白、高维生素易消化饮食。为了预防尿路感染和结石的形成,应指导老年人适量饮水,一般每天摄入水 2 000 ~ 2 500 ml。晚 7 时后应减少饮水,少用咖啡和茶,以免因夜尿增多而影响患者的睡眠。

（四）膀胱训练

鼓励老年人有规律地定时排尿,为老年人设计排尿时间表。开始可每隔 0.5 ~ 1.0 h 排尿 1 次,以后可逐渐延长间隔时间,直至每隔 2 ~ 3 h 排尿 1 次,促进正常排尿功能恢复。在非规定排尿时间内,让患者尽可能憋住尿液,到预定时刻再排尿。排尿时可用手掌轻柔,自膀胱底部持续向后向下压迫,使膀胱尿液被动排出。

（五）药物治疗

护士要了解治疗尿失禁的药物,常用的药物有托特罗定、曲司氯铵和索利那新等。对于女性压力性尿失禁者,多采用雌激素与α-受体拮抗剂两者联用。指导老年人遵医嘱正确用药,详细讲解药物的作用及注意事项,并告知患者不要依赖药物治疗,应配合功能锻炼,效果会更好。

（六）手术治疗

非手术治疗无效的患者可采用手术治疗。如老年压力性尿失禁患者,可采用耻骨后膀胱阴道吊带术、人工尿道括约肌植入术等,可取的较好的治疗效果。

（七）健康指导

1. 盆底肌肉运动　指导患者进行骨盆底部肌肉的训练,以提高控制排尿的能力。站立:双脚分开与肩同宽,尽量收缩骨盆肌肉并保持 10 s,然后放松 10 s,重复此动作 15 次以上。仰卧位:平躺、双膝弯曲;收缩臀部的肌群向上提肛;紧闭尿道、阴道及肛门,此感觉如尿急,但无法如厕需做闭尿的动作;保持骨盆底肌群收缩 5 s,然后缓慢放松,5～10 s 后。重复收缩与放松 15 次。

进行盆底肌肉运动的注意事项:①先排空膀胱;②饭后 1 h 内应避免进行此运动;③尽量避免双腿、腹部与臀部的肌肉协同收缩;④如有阴道或泌尿道感染的情形,应暂停练习;⑤进行运动训练时,如有发生头晕、胸闷、心悸或呼吸急促的症状,应立即停止练习;⑥每次训练须重视运动的质量。

2. 提供良好的如厕环境　指导家属为老年人提供良好的如厕环境。老年人的卧室尽量安排在靠近卫生间的位置,夜间应有适宜的照明灯。

【护理评价】

经治疗和护理干预,是否达到:①老年人主诉尿失禁次数减少。②局部皮肤未发生感染和压疮。③老年人能说出尿失禁的相关知识,愿意并主动参加各种社交活动。

> 【想一想】
> 老年人出现尿失禁时,应如何指导盆底肌肉运动?

六、营养缺乏——消瘦

消瘦(emaciation)是指人体内蛋白质与脂肪减少速度过快,体重下降超过正常标准体重20%的状况。由于社会、经济因素影响及衰老而导致的生理变化,使老年人容易发生各类营养缺乏性疾病。其中较为突出的是蛋白质-能量营养缺乏症。消瘦使老年人的免疫力低下,而且加速衰老进程,危害很大。

常见引起消瘦的危险因素有药物、疾病和社会、心理因素。如:①使食欲缺乏的药物(排钾类利尿药、地高辛、肼苯达嗪等),引起恶心的药物(抗生素、阿司匹林等),增加能量代谢致患者体重下降的药物(甲状腺素、茶碱等);②代谢亢进性疾病(如甲状腺功能亢进等)、消耗增多性疾病(如结核、肿瘤等)或吸收不良性疾病(如躁狂症、神经性厌、痴呆症等);③人际交往减少,造成孤独、失落感,贫困、丧偶,缺少精神安慰,生活兴趣减少,这些均可使食欲减退,进食减少,体重减轻,同时老人自理能力减低、酗酒、营养知识缺乏等也是影响进食和体重变化的因素。在临床上可表现为食欲缺乏、低体重、显著的肌肉消耗。皮肤干燥,弹性差,毛发纤细、干燥、无光泽,可有轻度贫血等。

治疗主要是以饮食调节为主,必要时应用药物治疗,有原发疾病的,要积极治疗原发病,以增进食欲、阻止恶性循环、增强患者的免疫力。

【护理评估】

(一)健康史

询问患者近期的饮食情况,咀嚼功能、食欲、味觉、嗅觉等有无变化。评估有无营养不良史及影响进食的因素存在,了解患者是否有体重减轻及减轻的程度;是否存在原发病(如肿瘤、糖尿病、甲状腺功能亢进等)的症状和体征及服用药物史等。

(二)身心状况

1.身体状况　患者可出现疲倦、体重减轻、抵抗力降低、伤口难以愈合,严重者会出现水肿、低蛋白血症、水电解质失衡等并发症。营养缺乏-消瘦的状况测定主要通过患者的体重指数(body mass index,BMI)和血清蛋白质含量来评估。

(1)体重指数(BMI)　体重指数是目前国际上常用的衡量人体胖瘦程度的标准。公式为:BMI=体重(kg)/身高(m^2)。BMI 在 17.0～18.4 为轻度消瘦,BMI 在 16.0～16.9 为中度消瘦,BMI<16.0 为重度消瘦。

(2)血清蛋白质含量测定　清蛋白质(g/L)2.9～3.5 为轻度营养不良,2.1～2.8 为中度营养不良,<2.1 为重度营养不良。

2.心理-社会状况　了解患者的经济条件、心理状态、是否存在影响心理情绪的因素等,以及家属对老年人的关心、照顾情况。

【练一练】
　请计算自己的BMI。

(三)辅助检查

消化道的检查胃镜、肠镜、胃液等检查,确定是否存在器质性病变。

【常见护理诊断/问题】

1.营养失调:低于机体需要量　与获取食物能力减弱、味嗅觉减退、服药所致的食欲减退、进食障碍、机体吸收障碍或消耗过多有关。

2.活动无耐力　与营养不良有关。

【护理目标】

1.患者摄入量增加,体重指数、血清蛋白质含量处于正常范围内。

2.原发病得到积极控制。

【护理措施】

(一)饮食护理

根据老年人的特点,提供有足够营养的饮食,以保证机体蛋白质和热量的需求。食物种类要多样化,富含多种维生素和充足的微量元素;根据营养食谱制作饭菜,注意菜肴的色、香、味及营养的搭配。选择新鲜、清洁、口感好的食品,经常更换食品的类型和烹调方法,以增进食欲。老年人胃肠功能差,要保证食物易于消化。老年人一次进食量不要太多,需少量多餐。

(二)用药指导

定期测体重,积极治疗原发病,在医生的指导下用药,注意观察药物的作用与副作用。

（三）提供就餐帮助

对不能自行采购、烹饪的老年人给予必要的帮助。为老年人提供良好的就餐环境,保持餐厅空气新鲜,根据老年人习惯,最好安排家人与其一起进餐。重视老年人的心理因素的影响,有针对性的做好心理疏导,保持老年人心情愉快,增进食欲。

（四）健康指导

1. 注意卫生　嘱患者晨起、睡前、进食前后刷牙漱口,保持口腔卫生。同时注意饮食卫生,餐具卫生;不吃腌制、烟熏、烧焦、发霉的食物。适当多食富含纤维素的食物,预防便秘的发生。

2. 运动与活动　根据老年人的体力、年龄、爱好,选择适度的运动与活动,以改善情绪,增进食欲。

3. 控制原发病　嘱老年人注意消瘦以外的机体特征,如消瘦同时出现咳嗽、咯血、盗汗、潮热等应警惕是否患有结核病;有多饮、多食、多尿、体重减轻、疲乏无力等症状时应检查是否患有糖尿病;有不明原因的进行性消瘦应做全面检查,以排除恶性肿瘤因机体消耗过大而出现消瘦的可能性。老年人如出现上述情况,嘱其及时就医。

【护理评价】

经治疗和护理干预,是否达到:①食欲良好、摄入量增加,体重指数、血清蛋白质含量处于正常范围内。②原发病得到积极控制。

七、视觉障碍

视觉障碍(visual impairment)是指由于先天或后天原因导致视觉器官的构造或功能发生部分或全部障碍,经治疗仍无法对外界事物做出视觉辨识。有研究显示,60岁以上的老年人中80%患有一种或几种眼病,其中白内障的发病率为60%。感觉器官接收到的外界信息,85%以上是依靠眼睛获得,所以,老年人发生视觉障碍,使其出现应对调节困难,影响了老年人日常生活及外界信息获取、信息交流等的进行。

【分析】
老年人视觉障碍的概念?

【护理评估】

（一）健康史

1. 视力情况　询问老年人近半年内有无视力改变或视力减弱,有无头痛、眼睛疲劳及此类症状发作的程度、部位、时间与特点等。

2. 眼镜情况　对经常佩戴眼镜的老年人应询问其最近的眼睛检查及验光后重新配镜的时间。

3. 全身性疾病情况　了解老年人有无全身性疾病,如糖尿病、高血压等慢性病。了解老年人有无青光眼、黄斑变性等家族病史。

（二）身心状况

1. 视觉功能情况　与老化有关的视觉功能的变化主要有老视、视敏度和对比视敏感度开始下降,表现为视物的精细感下降,暗适应能力下降和视野缩小。

2. 眼科疾病情况　如白内障、青光眼、糖尿病性视网膜病变等,使老年人的视力明显减退甚至失明。

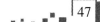

笔记栏

3. 心理-社会状况　常见的眼科疾病引起的视力减退,影响老年人看书、读报、看电视甚至会影响他们的饮食起居及外出、社会交往等。严重的视力障碍疾病会妨碍老年人日常生活,导致其自信心降低,容易产生消极悲观情绪。另外,还要评估老年人是否有孤独、抑郁、自信心降低和自我保护能力受损等问题。

（三）辅助检查

主要通过检眼镜等检查判断老年人视力障碍的类型及程度。检查方法及其注意事项详见《眼科护理学》。

【常见护理诊断/问题】

1. 视觉紊乱　与白内障、青光眼、糖尿病性视网膜病变、老年性黄斑变性等有关。

2. 自我防护能力低下　与视觉障碍有关。

3. 社会交往障碍　与视力减退有关。

【护理目标】

1. 采取有效措施,减轻视力减退对老年人日常生活的影响。

2. 积极治疗眼科常见疾病和相关慢性疾病。

3. 能采取有助于保持眼睛健康的生活方式。

【护理措施】

（一）积极治疗原发病

1. 白内障、闭角型青光眼　常采用手术治疗,做好手术前后护理,特别是术后,嘱患者睡前佩戴硬质的眼罩,近期内避免从事弯腰搬重物类体力活动,注意保持大便通畅。注意维持血糖、血压值在合适范围内,防止或缓解部分白内障、糖尿病视网膜病变的发生。

2. 开角型青光眼　遵医嘱正确使用滴眼剂降低眼压;避免增高眼压的活动。嘱患者在夜间及暗处活动要小心等。

（二）一般护理

1. 室内光线　提高照明度能弥补老年人视力下降造成的困难。老年人的居室阳光要充足,晚间用夜视灯调节室内光线,应避免用单个强光灯泡和刺眼的阳光直接照射到老年人的眼睛,当室外强光照射进户时,可用纱质窗帘遮挡。

2. 指导阅读　避免用眼过度疲劳,尤其是精细的用眼活动最好安排在上午进行,看书报、电视的时间不宜过长。老年人对光亮对比度要求较高,因此,为老年人提供的阅读材料要印刷清晰、字体较大,最好用淡黄色的纸张,避免反光。

3. 妥善放置物品　帮助老年人熟悉日常用品放置的位置,使用的用品应简单,特征性强。为老年人创造一个物品放置固定、有序的生活环境。

4. 外出活动　外出活动安排在白天进行。在光线强烈的户外活动时,宜佩戴抗紫外线的太阳镜。从暗处转到亮处时,要停留片刻,待适应后再行走。

5. 水分的摄入　每日的饮水量包括食物中所含的水达到 2 500 ml,相当于 8 杯水,在满足机体需求的同时也帮助稀释血液,有助于眼的血液供应。对于青光眼的老年人,每次饮水量为 200 ml,间隔时间为 1～2 h,不致使眼压升高。

（三）健康饮食与生活方式

低脂饮食,戒烟、控制饮酒量、减少含咖啡因等食物的摄入,保持一定运动量,充足的睡眠等均有助于眼的保健。

（四）滴眼剂的正确使用和保存

1.用滴眼剂前清洁双手,用示指和拇指分开眼睑,眼睛向上看,将滴眼剂滴在下穹窿内,闭眼,再用示指和拇指提起上眼睑,使滴眼剂均匀分布在整个结膜腔内。

2.注意事项　检查有无混浊、沉淀、超过有效期。滴药时注意滴管不可触及角膜。滴药后须按住内眼角数分钟,防止滴眼剂进入泪小管,吸收后影响循环和呼吸。平时多备一瓶滴眼剂以备遗失时使用。使用周期较长的滴眼剂应放入冰箱冷藏室保存,切不可放入贴身口袋。

【护理评价】

经治疗和护理干预,是否达到:①视力减退对老年人日常生活的影响减少;②眼科常见疾病和相关的慢性疾病得到改善;③老年人能够保持规律、健康的生活方式。

八、老年性耳聋

老年性耳聋(presbycusis)是指随着年龄增长逐渐发生的进行性听力减弱,重者可致全聋的一种老年性疾病。通常情况下65~75岁的老年人中,发病率可高达60%左右。老年性耳聋是老年人最常见的听力障碍,部分老年人在耳聋刚开始可伴有耳鸣,常为高频声,其出现频率随年龄增长而增加。往往还伴有眩晕、嗜睡、脾气较偏执等症状,影响老年人与他人的沟通交流。老年性耳聋是由多种因素共同作用而引起的。遗传、长期的高脂饮食、接触噪声和吸烟、使用有听力损伤的药物、精神压力、代谢异常等均与老年性耳聋有密切关系。老年性疾病,如高血压、糖尿病、高脂血症、冠心病等是加速老年性耳聋的重要因素。

【讨论】

老年人出现老年性耳聋的原因有哪些?

【护理评估】

（一）健康史

1.一般情况　患者年龄、性别及一般身体状况等。

2.老年性耳聋的原因

（1）疾病因素　询问老年人是否患有与血管病变关系密切的疾病。高血压、糖尿病等均对人体血供造成影响,从而影响耳的供血。此外,还要询问老年人有无中耳炎病史等。

（2）用药情况　耳毒性药物,如链霉素、卡那霉素、庆大霉素、万古霉素、阿司匹林等药物,均对听神经有毒性作用。伴随老化的发生,肝解毒和肾排泄功能的下降,使之更容易受到药物的影响。

（3）不良生活习惯　长期吸烟可引起或加重心脑血管疾病,使耳内供血不足;不正确的挖耳习惯可能损伤鼓膜,从而影响听力。

（4）接触噪声史　是否长期受到噪声刺激,有无长期使用耳塞听音乐或广播的习惯。因为长期受噪声刺激不仅会使听觉器官经常处于兴奋状态,产生疲劳,而且还可使脑血管处于痉挛状态,导致听觉器官供血不足。此外,长期的噪声刺激还使人情绪烦躁,进而导致血压升高及神经衰弱等,进而影响听力。

(二)身心状况

老年人的听力下降是缓慢进行的,起初不被患者注意,随着高频率的听力下降,语言分辨力也会随之下降,可伴有耳鸣,常为高频声。随着听力的逐步下降,老年人与外界的沟通和联系产生障碍而造成生理性隔离等,此时应评估听力障碍老年人是否产生焦虑、孤独、抑郁和社交障碍等一系列心理问题。

(三)辅助检查

主要进行听力学测试。听力学测试强调在专门的医疗机构由专业人员进行,测得数值可为佩戴助听器提供参考。按照我国标准,听力在 26 ~ 40 dB 为二级重听;听力在 41 ~ 55 dB 为一级重听;听力在 56 ~ 70 dB 为二级聋;听力在 71 ~ 90 dB 为一级聋。如果双侧听力均在 56 ~ 70 dB,沟通就会出现明显的障碍。

【常见护理诊断/问题】

1. 听力紊乱　与血供减少、听神经退行性变有关。
2. 社交障碍　与听力下降有关。
3. 自我防护能力低下　与听力下降有关。

【护理目标】

1. 采取积极有效措施,减少听力障碍对老年人日常生活的影响。
2. 老年人的相关慢性病得到改善。
3. 老年人和家属能说出影响听力的相关因素及危害性,能用语言表达积极的自我概念,积极面对生活。

【护理措施】

(一)一般护理

1. 避免噪声刺激　较长时间接触噪声,会使老年人已开始衰退的听觉更容易疲劳,内耳的微细血管常处在痉挛状态,使内耳供血不足,听力就会迅速减退,甚至发生噪声性耳聋。老年人应尽量减少噪声对听力的干扰。当内耳受到诸如开山放炮、喷气式飞机、鞭炮、雷鸣等巨大的声浪冲击时,可将鼓膜震坏,导致双耳失聪。遇到上述情况时可戴上护耳塞,以避免强声的刺激。

2. 谨防耳道损伤、感染　由于老年人的生理性血液循环减弱,耳道内分泌物减少,产生干裂感,有时感到奇痒,不堪忍受,通过掏耳刺激后,可以得到暂时缓解。但是这样做容易碰伤耳道引起感染、发炎,甚至弄坏鼓膜。正确的方法是耳道奇痒难忍时,用棉签浸入少许乙醇或甘油,轻拭耳道。也可口服维生素 E、维生素 C 和鱼肝油,内耳发痒就可得到缓解。此外,平时还应防止耳内进水。老年人感觉不够灵敏,洗脸时可能会把污水带进耳朵里,而自己又没有不舒服的感觉,容易引起外耳道感染发炎,波及鼓膜,使听力受到影响。

3. 慎用耳毒药物　人到老年,疾病较多,老年人常常使用抗生素,但需要注意的是,使用链霉素、庆大霉素、卡那霉素等耳毒性的抗生素,不要一次过量或者使用时间过长,可与其他药物交替使用,也可换用中药治疗。适当应用复合维生素 B 及抗过敏药物,有可能预防听力受损。

笔记栏

（二）心理护理

听力障碍的老年人可能会产生自卑、烦躁等负面情绪,故除了帮助患者树立起克服听力障碍的信心,还应鼓励老年人使用正确的调试方法,如指导其佩戴助听器等并保持心情的愉快。

（三）建立良好的生活方式

清淡饮食,减少摄入过量的高脂肪类食物,如动物内脏、肥肉、奶油、鱼卵等;增加户外活动,避免过多劳累;指导戒烟等。

（四）健康指导

1. 老年人要定期监测血压、血糖、血脂,发现耳聋应及早到耳鼻喉科就诊,检测听力。

2. 指导佩戴合适的助听器　经专业人员测试后,根据老年人的要求和经济情况选戴合适的助听器。护士可为患者提供恰当的建议,如:①盒式助听器操作方便,开关和音量调节灵活,电池耐用,使用经济,但外露明显,会给佩戴者带来压力,且声音识别率较低,适合高龄和居家使用为主。②眼镜式助听器外观易被接受,没有低频干扰问题,但价格昂贵,易损坏,鼻梁、耳郭受压明显,不宜长期使用。③耳背式助听器没有前两者的缺点,又具备上述助听器的优良性能,价格适中,但也有影响外耳道固有共振频率的缺点。④最新型的动态语言编码助听器对以高频率下降型耳聋为主的老年人用残存听力最大限度听清和理解语言信息带来的较为理想的听觉效果,但费用较为昂贵。

3. 积极治疗相关慢性病　指导老年人早期、积极治疗慢性疾病,如高血压、糖尿病、冠心病等,减缓对耳部血管的损伤。

【护理评价】

经治疗和护理干预,是否达到:①减少或消除听力障碍对老年人日常生活的影响;②老年人相关的慢性疾病得到改善;③老年人和家属能够说出影响听力的相关因素及危害性,能用语言表达自己积极的自我概念,积极面对生活。

【想一想】

怎样对老年性耳聋的老年人进行健康宣教?

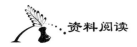　资料阅读

老年综合征(geriatric syndrome,GS)

"老年综合征"一词在老年医学领域的使用,起源于1957年一篇在Journal of the American Geriatric Society 上刊登的、以"geriatric syndrome"为题目的论文。在老年医学中,老年综合征根据问题或症状出现的时期分为3个阶段,问题工作共有50余种,其定义尚未完全明确。Lnouye 等提议将"老年综合征定义为不能进行明确的疾病分类,老年人共有的虚弱、跌倒、谵妄、头晕、晕厥等健康问题症候群"。国内有学者提出"老年综合征是指老年人由多种疾病或多种病因造成的一组临床表现或问题症候群,包括跌倒、痴呆、尿失禁、谵妄、晕厥、抑郁症、疼痛、失眠、药物乱用和老年帕金森综合征等"。老年综合征严重影响老年人的身心健康、

笔记栏

其相关护理内容已列入 2006 年美国危重症护理及危重症急救护理的核心课程。

第五节 老年人常见疾病及护理

案例

> 患者,男性,68 岁,有吸烟史 30 余年,出现慢性咳嗽、咳痰已 20 余年,近 5 年明显加剧,已长年不断,伴有喘息和呼吸困难,且在冬春季加重,3 d 来因受凉感冒,而致发热、剧咳、咯多量黄痰、气急、发绀,今晨出现神志模糊,躁动不安,急诊来院。体检:体温 39.2 ℃,呼吸 30 次/min,血压 160/90 mmHg,半卧位,唇颊发绀,球结膜充血,皮肤湿暖,杵状指,桶状胸,双侧语颤减弱,叩诊过清音,双肺闻及哮鸣音及湿啰音,肝右肋下 2 cm。实验室检查:红细胞 5.5×10^{12}/L,血红蛋白 160 g/L,白细胞 13×10^9/L,其中中性粒细胞占 92%,动脉血气分析:PaO_2:50 mmHg,$PaCO_2$:60 mmHg。请思考:
>
> 1. 该病例完整的医疗诊断是什么?
> 2. 列出 3 个主要的护理诊断。
> 3. 应如何合理用氧?为什么?

一、老年慢性阻塞性肺部疾病患者的护理

慢性阻塞性肺疾病(chronic obstructive pulmonary diseases,COPD)是一组以气流受阻为特征的肺部疾病。因肺功能进行性下降,严重影响患者的生存质量,给个人、家庭和社会造成巨大的经济负担和压力,尤其在年龄大的 COPD 患者中营养不良发生率更高,也更为严重。

COPD 是呼吸系统疾病中的常见病和多发病,发病率随年龄增大而增高,慢性阻塞性肺疾病病因较复杂,往往是多种因素相互作用的结果。外因包括吸烟、感染、理化因素、气候和过敏因素等。内因是呼吸道局部防御功能及免疫功能降低、肾上腺皮质功能减退、免疫球蛋白减少、单核巨噬细胞功能低下、自主神经功能失调等。上述因素使呼吸道防御功能减弱,支气管平滑肌收缩和分泌增加。此外呼吸道黏膜的血液循环障碍和分泌物排出困难,易导致继发感染,从而促进气道慢性炎症的形成,炎症反复发作致使气道狭窄或阻塞,最终导致肺气肿及肺源性心脏病。

【议一议】
老年人慢性阻塞性肺疾病的常见原因是什么?

【护理评估】

(一)健康史

重点评估与慢性阻塞性肺部疾病相关的内、外因,反复发病与季节、气候的关系及症状持续时间等。评估患者的呼吸功能老化的程度。

（二）身心状况

1.身体状况　主要表现为咳嗽、咳痰或伴喘息，逐渐加重的呼吸困难，急性发作期可有发热，体格检查典型肺气肿的体征，并可闻及干、湿啰音。老年COPD患者还具有不同于一般成人的特点，主要表现如下：

（1）呼吸困难　老年人随着气道阻力的增加，呼吸功能发展为失代偿，轻度活动，甚至静态时即有胸闷、喘息发作。

（2）机体反应差，症状、体征不典型　如急性发作期体温不升，白细胞不增高，咳嗽、喘息不明显，而表现为厌食、胸闷、少尿等，体格检查见一般状态差，精神萎靡、颜面发绀、呼吸音低或肺内干、湿啰音等。

（3）反复感染，并发症多　老年人气道屏障功能和免疫功能减退，体质下降，故易反复感染，且肺心病、休克、电解质紊乱、呼吸性酸中毒、肺性脑病等并发症的发生率增高。

2.心理-社会状况　由于病程长，反复发作，治疗效果不佳，且逐年加重，老年患者可出现抑郁及失眠等，社会交往减少。

（三）辅助检查

1.肺功能测定指标是诊断COPD的"金标准"　肺功能检查对诊断COPD，评价严重程度、疾病进展、预后及治疗效果等有重要意义：①吸入支气管舒张剂后FEV1<80%预计值，且FEV1/FVC<70%者，可确定为不能完全可逆的气流受限。②深吸气量（IG）/肺总量（TC）是反映肺过度膨胀的指标，在反映COPD呼吸困难程度及COPD生存率方面具有意义。慢性咳嗽、咳痰和（或）呼吸困难，存在不完全可逆性气流受限，是诊断COPD的必备条件。

2.其他检查　急性发作期可通过血液检查、血气分析、痰液检查及X射线检查等分析判断病情。

【常见护理诊断/问题】

1.气体交换受损　与呼吸道阻塞及肺组织弹性降低，通气功能和换气功能障碍有关。

2.清理呼吸道无效　与呼吸道炎症、阻塞，痰液过多而黏稠有关。

3.营养失调:低于机体需要量　与呼吸困难、疲乏等引起的食欲减退、能量消耗增加有关。

4.睡眠形态紊乱　与咳嗽、呼吸困难、焦虑有关。

5.潜在并发症　自发性气胸、肺源性心脏病等。

【护理目标】

1.患者呼吸困难缓解。

2.患者呼吸平稳，咳嗽、咳痰减轻。

3.患者食欲增强，食量逐渐增加。

4.患者睡眠情况改善。

5.患者未发生并发症，或并发症被及时发现并得到及时处理。

笔记栏

【护理措施】

（一）保持呼吸道通畅

1. 观察病情　观察咳嗽、咳痰的情况及诱发因素，准确记录痰量和性质，及时、正确地采取痰标本送实验室检查以提供可靠的诊断指标。

2. 指导患者有效咳嗽　协助患者翻身、拍背，酌情采用胸部叩击、体位引流、超声雾化、机械吸引等，保持气道通畅。鼓励患者多饮水，使痰液稀释易于排出，畅通气道。

（二）氧疗护理

呼吸困难伴低氧血症者，给予氧疗。一般采用鼻导管持续低流量吸氧，其流量为 1~2 L/min（氧浓度 25%~29%），10~15 h/d，以提高氧分压，维持 PaO_2 在 60 mmHg 以上，既能改善组织缺氧，也可防止因缺氧状态解除而抑制呼吸中枢。

（三）饮食护理

根据患者病情、饮食习惯及经济状况等，制订患者易于接受的高热量、高蛋白、高维生素的饮食计划，补充适宜的水分和纤维素，鼓励患者进食；提供整洁、安静的进食环境，咳嗽后及进餐前后漱口，保持口腔清洁。经常变换食谱，提供色、香、味、形俱全的饮食。

（四）休息与活动

1. 提供安静环境　避免光线刺激，取舒适的体位，如患者不能平卧可让患者趴在跨床小桌上，或取半坐卧位，双肘关节下垫软枕或棉垫，保证其舒适、安全。背部按摩、温水洗脚、温水浴、睡前饮一杯热牛奶，以促进睡眠。

2. 根据病情制订运动计划　如散步、太极拳、体操、上下楼等。对病情较重者，鼓励患者在床边活动，并做好防护工作。

（五）用药护理

根据病原菌药敏试验选用抗生素，常用青霉素 G、红霉素、氨基糖苷类、头孢类等抗生素。轻者可口服，重者肌内注射或静脉滴注。使用抗生素时注意观察药物疗效及副作用。

（六）呼吸功能锻炼

指导患者进行腹式呼吸和缩唇呼吸，能有效加强腹肌运动，提高通气量，减少氧耗量，改善呼吸功能，减轻呼吸困难，增加活动耐力。

（七）心理护理

急性发作期患者会出现坐立不安、悲观失望等情绪，要耐心倾听患者的诉说、抱怨，帮助患者了解、适应医院生活和环境特点，了解目前的病情、程度及与疾病相关的知识，与患者共同制订和实施康复计划，使患者通过消除诱因、定期呼吸肌功能锻炼、合理用药等，减轻症状，增强患者战胜疾病的信心。指导患者家属了解康复治疗的重要性，给予患者心理、经济支持。

（八）健康指导

指导患者及家属了解本病的相关知识，正确对待疾病，树立治疗信心，积极配合康复治疗。指导患者适当休息，避免过劳，与患者及家属共同制订休息和饮食计划；改善环境卫生,消除烟雾、粉尘和刺激性气体吸入。注意防寒保暖,预防感冒。鼓励缓解期患者坚持耐寒锻炼,提高机体抵抗力。

【护理评价】

通过护理干预后,患者的呼吸功能得到改善,并能最大限度地保持日常生活自理能力,食欲增强,睡眠改善,生活质量有所提高。

二、老年肺炎患者的护理

肺炎是急性肺实质感染,可根据多种方式进行分类。老年人常见肺炎可以是原发性、继发性及吸入性肺炎等。感染为最常见的病因,如细菌、病毒、真菌感染等,另有理化因素、免疫损伤、过敏及药物因素影响。老年患者随年龄增加,抵抗力明显下降,多伴有 COPD、肺气肿等慢性呼吸道疾病,导致抗病和防病能力下降;老年人咽喉部位反射衰退,在吞咽口水、进食、饮水时易将口咽部的常存菌、分泌物或食物吸到肺部并发感染,以及感冒治疗不及时、彻底导致肺炎,也表现多种病原体所致的混合感染,如细菌合并病毒、真菌,需氧菌合并厌氧菌等。常见类型如下:

(一)社区获得性肺炎

社区获得性肺炎(community acquired pneumonia,CAP)指在医院外罹患的感染性肺实质炎症,随着社会老龄化进程及慢病患者的增加,老年护理院及长期护理机构大量建立,伴随而来的护理院获得性肺炎(nursing home aquired pneumonia,NHAP)作为肺炎的一种类型被提出。CAP 病原菌以肺炎链球菌、流感嗜血杆菌、金黄色葡萄球菌多见。

(二)医院获得性肺炎

医院获得性肺炎(hospital acquired pneumonia,HAP)亦称为医疗相关肺炎(health care associated pneumonia,HAP),是指患者入院时不存在,也不处于潜伏期,而于入院 48 h 后在医院内发生的肺炎。老年人发病率明显高于年轻人,发病率达 0.5% ~15.0%,为医院内各种感染的 1 ~3 倍,主要病原菌以革兰氏阴性杆菌多见,占 50% ~70%,如铜绿假单胞菌、肺炎克雷伯杆菌、肠杆菌等;革兰氏阳性球菌,如金黄色葡萄球菌占 15% ~30%。近年来,多重耐药菌引起 HAP 的比例逐年上升。

(三)细菌性肺炎

细菌性肺炎(bacterial pneumonia)是感染性肺炎最常见的类型。近年来,由于大量广谱或超广谱抗生素的使用,细菌耐药逐年增高,临床常见"难治性肺炎",尤其在建立人工气道患者、老年患者以及免疫抑制剂使用的患者中病死率极高。细菌性肺炎的病原体类型因年龄、合并疾病、免疫功能状态及获得方式而不同,抗菌治疗是细菌性肺炎预后的关键,老年患者多伴有严重基础疾病,免疫功能低下,预后较差。

(四)支原体肺炎

支原体肺炎(mycoplasma pneumonia,MP)是 CAP 的重要病原体,引起的呼吸道和肺部急性炎症病变,占所有 CAP 病原体的 5% ~30%。起病缓慢,数天到 1 周可无症状,继而出现乏力、头痛、咽痛、肌肉酸痛、刺激性干咳、夜间加重、不规则发热、头痛、胸闷、恶心等,胸部 X 射线检查显示炎症斑片或点状阴影,右肺多于左肺,可并有少量胸腔积液。临床上不易与病毒或轻度细菌感染性肺炎区别,易误诊,常需进一步做血清支原体抗体检查、血清特异性补体结合试验等。

(五)病毒性肺炎

病毒性肺炎(viral pneumonia,VP)由病毒侵犯肺实质而引起的肺部炎症;常由于上呼吸道病毒感染向下蔓延发展引起,亦可由体内潜伏病毒或各种原因如输血、器官移植等引发病毒血症进而导致肺部病毒感染。常见病毒为流感病毒、副流感病毒、腺病毒、呼吸道合胞病毒等。年龄大于 65 岁的老年人、原有心肺疾病以及慢性消耗性疾病患者多见,一般起病缓慢,先有较轻的上感症状,老年患者可急性起病或合并细菌感染。

(六)呼吸机相关性肺炎

呼吸机相关性肺炎(ventilator associated pneumonia,VAP)是指经气管插管或气管切开建立人工气道同时接受机械通气 24 h 后,停用机械通气或拔除人工气道 48 h 内发生的肺炎,是 HAP 的一种常见类型。建立人工气道与机械通气使呼吸系统的防御和廓清功能减弱或消失,加之老年患者高龄体弱、基础疾病多、应用广谱抗生素和抑酸药,增加了致病菌在患者口咽部或胃内寄生繁殖的机会,误吸与反流发生率高,以及人工气道气囊上分泌物的隐匿性吸入,均可增加呼吸机相关肺炎发生的危险。

(七)吸入性肺炎

吸入性肺炎(aspiration pneumonia,AP)指吸入食物、胃内容物及其他刺激性液体引起的化学性肺炎,常并发细菌感染,严重者可导致低氧血症和急性呼吸衰竭。常见原因是老年患者咽喉部黏膜萎缩、变薄、感觉减退,会厌、声门的保护性反射及吞咽协同作用减弱或丧失,易产生吞咽障碍、呕吐或隐匿性吸入,使寄生于咽喉部的病菌、异物或胃内容物反流进入下呼吸道,从而引发吸入性肺炎。

【护理评估】

(一)健康史

1.疾病史 评估患者近期有无呼吸道感染,有无慢性疾病史,如心肺疾病、脑血管疾病、结缔组织疾病、免疫抑制性疾病、糖尿病等;有无久居重症监护病房,有无长期应用抗生素糖皮质激素及免疫抑制剂治疗史;有无接受侵入性治疗史,如气管插管、气管切开、胸腹部手术等。

2.家族史 老年人肺炎的发生主要与呼吸系统的免疫防御功能降低有关,而一些有家族史的患者进入老年期后,一旦发病,容易并发肺炎并增加死亡率,如心脑血管疾病、免疫性肺间质疾病、恶性肿瘤、糖尿病等。

3.生活史 评估患者是否长期卧床,有无过度疲乏、误吸、受凉、感冒、醉酒等生活史;是否吸烟,工作或生活中是否经常接触粉尘、化学物质或生物燃料及燃烧释放的烟尘等。

(二)身心状况

1.身体状况 老年肺炎常缺乏明显的呼吸系统症状、体征,易漏诊误诊,且由于老年患者基础疾病多,易发生多脏器功能衰竭,并发症多而重,如电解质及酸碱平衡紊乱、低蛋白血症、心律失常、呼吸衰竭及休克等严重并发症,病死率高。老年肺炎主要有以下临床特点：

（1）临床表现不典型　老年肺炎常无典型症状与体征,如发热、胸痛、咳铁锈色痰等症状,极少出现语颤增强、支气管呼吸音等肺实变体征,有症状者仅占35%左右,高热仅占34%。

（2）首发症状一般以非呼吸道症状突出　35%以上患者以消化道症状为主,可首发表现为腹痛、腹泻、恶心、呕吐及食欲减退等,或心悸、气促等心血管症状,或表情淡漠、嗜睡、谵妄、躁动及意识障碍等神经精神症状。高龄者常表现为尿失禁、精神恍惚、跌倒、丧失活动及生活能力。

（3）可出现脉速、呼吸急促、呼吸音减弱、肺底部可闻及湿啰音,但极易与慢性支气管炎、心力衰竭等基础疾病混淆,部分患者可出现低氧血症。

2.心理-社会状况　老年人多数伴有基础疾病,而肺炎不仅引起呼吸系统症状,而且加重基础疾病,使老年人产生焦虑、烦躁等不良情绪。应评估患者的心理状态,评估家庭成员及周边医疗卫生设施等社会支持状况。

（三）辅助检查

动脉血气检查结果因肺炎严重程度和肺功能基础状况而不同,经支气管镜或经气管吸引获取标本培养。细菌性肺炎查血象,白细胞计数升高,而病毒或支原体肺炎白细胞计数可正常或降低。X射线胸片检查可见斑片状阴影,痰标本涂片或细菌培养根据不同类型肺炎可有不同,对治疗与鉴别诊断具有重要意义。

【常见护理诊断/问题】

1.体温过高　与细菌或病毒感染有关。

2.清理呼吸道无效　与肺部炎症、大量脓痰、咳嗽无力有关。

3.气体交换受损　与气道内黏液堆积、肺部感染等因素致呼吸面积减少有关。

4.潜在并发症　呼吸衰竭、心力衰竭、感染性休克等。

【护理目标】

1.患者体温逐渐下降至恢复正常。

2.患者能进行有效咳嗽,呼吸道通畅。

3.患者呼吸频率、节律恢复正常。

4.患者未出现休克,或休克被及时发现并得到及时处理。

【护理措施】

（一）病情观察和护理

老年患者如有烦躁不安、神志恍惚等精神症状,体温不升或过高,发绀、四肢厥冷、心动过速、尿量减少、血压降低等休克征象,应做好抢救准备。注意观察体温变化、发热热型及有无寒战等伴随症状。注意观察患者咳嗽、咳痰情况以及痰液的色、量、性状及咳痰能力等。教会患者有效的咳嗽方法,使呼吸道保持通畅。

（二）急性期护理

1.绝对卧床休息　以减少氧耗量,缓解头痛、肌肉酸痛等症状。胸痛剧烈者,取患侧卧位,以减轻疼痛。

2.提供高热量、高维生素、易消化流质或半流质饮食,鼓励患者多饮水。

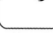

3.密切观察病情变化,预防并发症　观察体温、脉搏、呼吸、血压变化,如遇休克等危急情况,及时配合医生抢救。高热患者给予物理降温,并观察记录其疗效。呼吸困难患者取坐位或半坐位,给予氧气吸入,但要防止二氧化碳潴留,根据血气分析结果调整吸氧浓度。抗生素现用现配,并观察用药后反应。鼓励患者咳痰,如病情危重无力咳痰,可给予吸痰,保持呼吸道通畅。保持室内空气清新,定时开窗通风,避免着凉。加强安全护理,对高热出现谵妄、意识不清者应用床栏,防止坠床。

【说一说】
　　发热患者的常用护理措施有哪些?

(三)发热期护理

体温上升期给予保暖,加被子或热水袋保暖。高热持续期,应卧床休息,以减少能量消耗,密切观察病情变化;必要时吸氧;体温在39 ℃以上,每4 h测体温1次,38 ℃以上每日测4次体温,体温超过39 ℃给予物理或药物降温;高热量半流质饮食,鼓励多进食、多吃水果、多饮水,保持大便通畅。体温下降期大量出汗,体液大量丧失,易出现血压下降、虚脱或休克现象,应及时补充水分以防虚脱。

(四)感染性休克抢救配合及护理

1.一般护理　①应用心电监护仪监测呼吸、心率、氧饱和度的变化,并观察患者尿量、中心静脉压、面色、神志和精神状态的变化,注意保暖和安全。②取仰卧中凹位,抬高床头及下肢20°~30°,有利于呼吸和静脉血回流。③持续高流量吸氧,维持氧饱和度90%以上,必要时给予面罩吸氧,改善缺氧状态。

2.保持静脉输液通畅　尽快建立2条静脉通道,分别用于补充血容量和血管活性药物(升压药物,如多巴胺),并采用留置针或大静脉输液,避免外渗引起局部组织坏死,影响抢救疗效;输液速度不能过快,以免加重患者心脏负荷而致心力衰竭。

3.心理调适　患者往往恐惧或焦虑,应用暗示疗法让患者看到希望,增强信心。

(五)心理护理

给予患者安慰,消除思想压力和紧张焦虑情绪,针对性地进行心理护理。鼓励患者积极配合治疗及护理,树立战胜疾病的信心。

(六)安全护理

老年患者血管脆性高,对于长期输液患者宜建立外周中心静脉,保证治疗持续进行。对有精神症状患者,应用约束带,加床档。慎用镇静药,防止高碳酸血症患者呼吸抑制。老年患者基础疾病多,用药时注意观察药物副作用,控制液体速度,防止并发症的发生。

(七)吸入性肺炎的护理

1.保持呼吸道通畅,正确安置患者体位　患侧卧位时进行湿化气道、叩背;健侧卧位时吸痰,便于痰液引流;可采取雾化吸入、叩背、体位引流等,指导患者有效咳嗽、咳痰。对不能自主咳嗽、咳痰的患者,要加强吸痰。

2.减少并发症　吞咽障碍者,应早期进行吞咽功能训练。根据血气分析结果指导吸氧。

3.掌握正确的进餐方法　听诊肺呼吸音,有痰鸣音者先排痰或吸痰后,再进餐;鼻饲前,床头抬高45°~60°或右侧卧位,回抽胃液,确认鼻胃管在胃内;注入过程中必须吸痰时应停止注入;注入速度宜慢;进餐1 h后方可进行吸痰或辅助咳痰。

4.人工气道患者气囊管理　及时吸出气囊上方分泌物,可经鼻置入气囊上方引流管,降低气道或支气管肺部感染的风险。保持口腔卫生。有针对性地选择漱口液。

(八)健康指导

指导患者了解肺炎病因和诱因,加强身体锻炼,避免受凉、淋雨及过度疲劳;合并呼吸道疾病的老年人,应积极治疗,避免接触有感冒症状者。指导患者高热量、高维生素、高蛋白易消化饮食;患有慢性肺疾病的老年患者,多进食优质蛋白质、清淡易消化食物,少量多餐,保持每日液体摄入量2 500~3 000 ml。保持室内温度22~26 ℃,湿度50%~70%,尽量避免居住铺有地毯的房间,阳台避免用泥土养花等。指导患者遵医嘱服药,了解药物用法、不良反应等,防止自行停药或减量。指导老年人保持情绪乐观、精神愉快,避免忧郁、焦虑等。向患者讲解呼吸功能锻炼的意义和方法,并掌握锻炼方法持之以恒。教会患者家属及照顾者掌握正确卧位及喂饭方法,防止食物吸入,定时翻身、叩背,以及保持口腔清洁,防止口腔细菌吸入气管。

【护理评价】

经积极的治疗和护理,患者是否达到:①体温逐渐下降至恢复正常;②能进行有效咳嗽,呼吸道保持通畅;③呼吸频率、节律恢复正常;④未出现休克,或休克被及时发现并得到及时处理。

三、老年冠心病患者的护理

冠心病是冠状动脉性心脏病(coronary heart disease,CHD)的简称,是指冠状动脉粥样硬化,使血管腔狭窄或阻塞,和(或)因冠状动脉功能性改变(痉挛)导致心肌缺血缺氧或坏死而引起的心脏病。其患病率随增龄而增多,70岁以上的老年人几乎都患有不同程度的冠心病。除年龄因素,老年冠心病与高血压、糖尿病有关,老年女性还与雌激素水平下降有关。

老年冠心病患者的临床特点表现:①病史长、病变累及多支血管,常有陈旧性心肌梗死,且伴有不同程度的心功能不全;②可表现为慢性稳定型心绞痛,也可以急性冠状动脉综合征(包括不稳定型心绞痛、急性心肌梗死及冠心病猝死)为首发症状;③常伴有高血压、糖尿病、阻塞性肺气肿等慢性疾病;④多存在器官功能退行性病变,如心脏瓣膜退行性变、心功能减退等。由于上述原因,老年冠心病患者发生急性冠状动脉综合征的危险性相对较大。1979年世界卫生组织将冠心病分为无症状性心肌缺血、心绞痛、心肌梗死、缺血性心肌病、猝死5型,因心绞痛是最常见类型,而急性心肌梗死在老年人中的发病率较一般成人高,且高龄急性心肌梗死患者的病死率较高,故本节重点介绍老年心绞痛和老年心肌梗死的护理。

【议一议】
世界卫生组织将冠心病分为哪几种类型?

老年心绞痛

老年心绞痛是冠状动脉机械性或动力性狭窄致冠状动脉供血不足,心肌急剧、暂时地缺血、缺氧所引起的以短暂胸痛为主要表现的临床综合征。90%的老年心绞痛是因冠状动脉粥样硬化引起,也可由冠状动脉狭窄或两者并存引起。

笔记栏

【护理评估】

（一）健康史

老年心绞痛的诱因与一般成人有所不同,应注意评估。

1.非疾病因素 除一般诱因,如饱餐、受寒、酷热外,体力活动和情绪激动是老年人心绞痛的常见诱因。老年人躯体承受能力降低,易受外部环境的影响;老年人易遭受地位改变、丧偶、孤独等心理应激,且脾气大、固执等易造成情绪激动。

2.疾病因素 高血压、肺部感染、血糖控制不良等各种并发症是老年心绞痛的常见诱因。

（二）身心状况

1.身体状况 老年人心绞痛表现多不典型,以不稳定型心绞痛多见。①疼痛部位不典型:疼痛可以在上颌部与上腹部之间的任何部位。其特点是每次发作多在同一部位,同样原因诱发。②疼痛性质不典型:由于痛觉减退,其疼痛程度往往较轻,而疼痛以外的症状,如气促、疲倦、喉部发紧、左上肢酸胀、胃灼热等表现较多,且会有无症状心肌缺血的发生。③体征少:大多数老年心绞痛患者可无阳性体征。

2.心理-社会状况 评估老人有无因心肌缺血所引起的恐惧、抑郁,有无因对病情及预后不了解而产生焦虑反应。老人的家庭成员能否支持配合医护方案的实施。

（三）辅助检查

1.心电图 老年心绞痛患者最常见的心电图异常是非特异性 ST-T 改变,即心绞痛发作时一过性的完全性左束支传导阻滞,常提示有多支冠状动脉病变或左心功能不全。

2.活动平板运动试验 阳性结果虽然对冠心病诊断有一定价值,但老年人可因肺功能差或体力不支而影响结果判断。

3.核素心肌显像检查 可早期显示缺血区的部位和范围,结合其他临床资料,对老年心绞痛诊断有较大价值。

4.冠状动脉造影 老年人做冠状动脉造影是安全可靠的。此检查不但可以确诊或排除冠心病,而且对患者是否需行冠状动脉血运重建也是必不可少的检查手段。

【常见护理诊断/问题】

1.急性/慢性疼痛 与心肌缺血、缺氧有关。

2.活动无耐力 与心肌供血、供氧不足有关。

3.恐惧 与心绞痛反复发作、濒死感、监护室环境及担心预后等有关。

4.知识缺乏 与缺乏控制诱发因素及药物应用的知识有关。

5.潜在并发症:心肌梗死。

【护理目标】

1.患者胸痛逐渐减轻或消失。

2.患者活动能力和耐力逐渐增强。

3.患者情绪逐渐稳定,能够配合治疗。

4.患者能够复述疾病相关知识,主动参与制订康复计划。

5.患者未发生并发症,或并发症被及时发现并得到及时处理。

【护理措施】

(一)疼痛护理

心绞痛发作时,立即停止原有活动,协助老人取舒适体位休息。有条件者及时给予间歇氧气吸入,流量为 4~6 l/min。严密观察胸痛的特点及伴随症状,随时监测生命体征、心电图的变化,注意有无急性心肌梗死的可能。

(二)用药护理

硝酸酯类对缓解心绞痛最为有效。口服硝酸甘油前应先湿润口腔,再将药物嚼碎置于舌下,有利于药物快速溶化生效;有条件者最好使用硝酸甘油喷雾剂;首次使用宜平卧,以防减压反射致老年人血容量降低。应用 β 受体阻滞剂应从小剂量开始,使心率维持在 55 次/min 以上;伴有慢阻塞、心力衰竭或心脏传导病变的老人服用此类药物易出现副作用,故应逐渐减量、停药。钙拮抗剂可引起老年人低血压,应从小剂量开始;长效制剂氨氯地平血药浓度与肾功能损害无关,故可适用于老年心绞痛合并高血压的患者;维拉帕米有明显的负性肌力和负性传导作用,用于老年心绞痛治疗时应密切观察其副作用。除了常用的阿司匹林、噻氯匹定、氯吡格雷外,糖蛋白Ⅱb/Ⅲa(GPⅡb/Ⅲa)被认为是抗血小板治疗最有希望的一类药,不会增加颅内出血的危险性,用药期间应密切观察有无出血倾向,定期监测出、凝血时间及血小板计数。对于伴有高脂血症的老人,应坚持使用他汀类降脂药,此类药物具有降脂、抗炎、稳定动脉粥样硬化斑块和保护心肌的作用。

(三)心理护理

老人的负性情绪往往来自对疾病的不合理认知,如冠心病等于不治之症等,可通过对疾病本质和预后的讲解改善其不合理认知。也可以指导患者通过自我暗示改变消极心态,如告诫自己沉着、冷静、暗示自己"心绞痛是可以战胜的"等。

(四)健康指导

指导患者及家属了解心绞痛的发生机制、常见危险因素和诱因、治疗和康复的方法。指导患者养成良好的生活习惯。少食多餐,饮食宜清淡,戒烟限酒;保持乐观、稳定的情绪;天气转冷时注意防寒保暖。对稳定型心绞痛患者全面评估病情,结合其运动习惯制订运动处方。一般分 3 个阶段:第一阶段为适应期,经过一段时间适应性锻炼逐渐达到运动处方规定的条件,此阶段所需时间为 6~8 周;第二阶段为增强期,按运动处方坚持锻炼,通常为 24 周;第三阶段为维持期,增强阶段结束后,长期保持运动疗法的阶段,此期要对运动效果做出全面评估,制订适合自己的运动计划。传统中医药对心绞痛的康复有一定效果,如在心绞痛康复早期练静气功,每次练 10 min,每日 2~3 次,逐渐增加至每次 20~30 min;病情稳定后可改练动气功。

【护理评价】

患者是否:①胸痛减轻或消失;②活动能力和耐力逐渐增强;③情绪逐渐稳定,配合治疗;④能复述疾病相关知识,主动参与制订康复计划;⑤未发生并发症,或并发症被及时发现并得到及时处理。

老年急性心肌梗死

老年急性心肌梗死是在冠状动脉粥样硬化的基础上,冠状动脉内斑块破裂出血、血栓形成或冠状动脉严重持久地痉挛,发生冠状动脉急性阻塞,冠状动脉血供急剧减少或中断,相应心肌发生持续而严重的缺血,引起部分心肌缺血性坏死。老年急性心肌梗死的发生率明显高于中青年。年龄是影响急性心肌梗死(acute myocardial infarction,AMI)预后的重要因素,美国致死性心肌梗死患者中,85% 年龄>65 岁,60% 年龄>75 岁。

【护理评估】

（一）健康史

1. 外部因素　与年轻人不同,缺乏体育锻炼及社交活动是老年人 AMI 的主要危险因素。老年 AMI 发作的诱因少于中青年,常可在休息或睡眠过程中发生。另外,发热和感染(大多为呼吸道感染)也是老年人,尤其是高龄老人的常见诱因。

2. 内在因素　大部分老年 AMI 患者存在多支血管严重病变,粥样斑块有破溃出血,继发血栓形成。另外,老年患者因神经体液调节障碍,导致代谢产物血栓素增多,可诱发冠状动脉强烈痉挛。

3. 发病特点　老年 AMI 患者发病表现差异较大,1/3 的患者发病急骤,约 1/2 症状轻微,应仔细评估,防止延误病情。

（二）身心状况

1. 身体状况　老年 AMI 患者的临床特征如下:

(1)症状不典型　有典型临床症状的老年 AMI 患者不到 1/3,高龄老人更少。胸痛轻微,伴有糖尿病的高龄老人可无胸痛,有的老人表现为牙、肩、腹等部位的疼痛或出现胸闷、恶心、休克、意识障碍等表现。AMI 首发症状中,胸痛随增龄而减少,气促、意识障碍随增龄而增多。

(2)并发症多　老年 AMI 患者各种并发症的发生率明显高于中青年,其中室壁瘤的发生率是中青年的 2 倍,70 岁以上的心肌梗死患者心脏破裂的发生率较中青年高 3 倍,水、电解质失衡发生率为 56.7%(中青年为 31.3%),院内感染发生率为 20.4%(中青年为 5.7%)。

(3)其他　老年 AMI 病程长,长期慢性缺血有助于侧支循环的建立,因此老年 AMI 患者非 Q 波性心肌梗死较多。且再梗死及梗死后心绞痛发生率高,易发生心肌梗死扩展。

2. 心理-社会状况　老年 AMI 因病变急骤和病情严重会造成患者及家属强烈的恐慌。患者可表现为语调低沉、不敢活动,担心死亡降临;家属情绪紧张,有的患者或家属外表看似平静,但实际内心恐惧非常强烈。

（三）辅助检查

1. 心电图　除特征性、动态心电图的改变外,老年 AMI 患者的心电图可仅有 ST-T 改变,且无病理性 Q 波检出率较高。

2. 心肌酶　老年 AMI 患者的心肌酶可显示不同于中青年的特点:肌酸激酶、天门冬酸氨基转移酶及乳酸脱氢酶峰值延迟出现,肌酸激酶和天门冬酸氨基转移酶峰值持续时间长,肌酸激酶峰值低。

3.其他　血常规、血沉检查可反映组织坏死和炎症反应情况。冠状动脉造影对判断病变部位、病变程度、侧支循环建立情况及选择治疗方案具有重要价值。

【常见护理诊断/问题】

1.急性疼痛　与心肌缺血、坏死有关。

2.活动无耐力　与心排血量减少有关。

3.恐惧　与病情危重有关。

4.潜在并发症　心源性休克、心力衰竭、心律失常。

【护理目标】

1.患者胸痛逐渐减轻或消失。

2.患者活动能力和耐力逐渐增强。

3.患者情绪逐渐稳定,能够配合治疗。

4.患者未发生并发症,或并发症被及时发现并得到及时处理。

【护理措施】

(一)一般护理

老年 AMI 的饮食、给氧等一般护理与中青年相似,但对有严重并发症及高龄、体弱者应适当延长卧床时间,下床活动需有人照顾。

(二)用药护理

1.常规药物治疗　老年患者对吗啡的耐受性降低,使用时应密切观察有无呼吸抑制等不良反应,对伴有阻塞性肺气肿等肺部疾病患者忌用;应用阿司匹林时,要注意观察胃肠道反应及有无出血;早期应用 β 受体阻断剂时,可选用对心脏有选择性的比索洛尔或美托洛尔,从小剂量开始逐渐增量,以静止心率控制在 60 次/min 为宜;应用 ACEI 可有头晕、乏力、肾功能损害等副作用,从小剂量开始,几天内逐渐加至耐受剂量,且要严密监测血压、血清钾浓度和肾功能。

2.并发症治疗　老年 AMI 窦性心动过缓发生率高于中青年,而老年人多患有前列腺增生或青光眼,用阿托品治疗时易发生尿潴留和青光眼急性发作;用异丙肾上腺素治疗可导致室性心律失常甚至扩大梗死面积,故应慎重并密切观察。AMI 伴中度心力衰竭对利尿剂有较好疗效,但老年人过度利尿可引起头晕、心慌等不良反应,故应尽量口服给药;老年人易发生洋地黄中毒,故在选用快速制剂和控制剂量的基础上,还应动态监测肾功能和电解质;老年患者对多巴胺易产生依赖性,不宜长期使用。

(三)心理护理

老人入住监护室时要及时给予心理安慰,告知医护人员会随时监测其病情变化并及时治疗处理。医护人员工作应紧张有序,避免因忙乱带给老人及其家属的不信任和不安全感。

(四)健康指导

心肌梗死是心脏性猝死的高危因素,应教会老年 AMI 照顾者心肺复苏的技术,以便紧急情况下在家庭实施抢救。美国学者 Wenger 提出心肌梗死后急性期的康复模式可适用于老年 AMI 患者。Wenger 将心脏康复分为 4 个阶段：第一阶段为急性期，即患者从入院至出院阶段；第二阶段为恢复期，即患者在家延续第一阶段的训练直至心肌梗死瘢痕成熟；第三阶段为训练期，即心肌梗死愈合后的安全有氧训练阶段；第四阶段为维持期，即终生有规律的运动。从第二阶段正规康复训练开始，运动处方要求基本同心绞痛。关键是第一阶段要按照下面表中描述的七步康复程序安排运动（表 2-2）。

表 2-2　急性心肌梗死住院阶段七步康复程序

步骤	康复运动	自理活动	健康教育
第一步	床上做四肢关节的主动、被动运动，非睡眠时间每小时 1 次	部分活动自理。自己进食，垂腿于床边，使用床边便盆。每日坐椅子 1～2 次，每次 15 min	介绍病房环境、个人急救和社会支援
第二步	坐于床边做四肢关节的主动运动	床上活动完全自理。每日坐椅子 2～3 次，每次 15～30 min	帮助戒烟，介绍康复程序，需要时给予教育材料
第三步	做 2MET 的伸展运动；慢速行走 5 m 并返回	在病房里走动；随时坐椅子；坐轮椅在病房邻近区域活动	介绍心脏解剖和功能，讲解动脉硬化、心肌梗死的发病机制
第四步	做 2.5MET 的体操；中速行走 23 m 并返回	监护下在病房邻近区域走动	介绍心肌梗死的危险因素及其控制方法，教会自测脉搏
第五步	做 3MET 的体操；走 92 m 每天 2 次；试着下几级台阶	随时在病房、走廊走动；走到距病房较远的区域	介绍健康饮食和节省体力的方法
第六步	继续以上活动；走 153 m 每天 2 次；下楼（乘电梯返回）；介绍家庭运动	监护下温水淋浴	介绍医护方法：药物、手术、运动、家庭及社区调节
第七步	继续以上活动；上楼；继续介绍家庭运动	继续以前所有活动	出院计划：提供教育资料和药物卡；指导院外药物使用、活动、饮食、娱乐、随诊等

注：MET，代谢当量（metabolic equivalent），常用于评价有氧训练的强度和热量消耗，1MET 被定义为每千克体重每分钟消耗 3.5 ml 氧气，相当于一个人在安静状态下坐着，没有任何活动时的每分氧气消耗量

【护理评价】

患者是否：①胸痛减轻或消失；②活动能力和耐力逐渐增强；③情绪逐渐稳定，能遵医嘱科学合理用药；④未发生并发症，或并发症被及时发现并得到及时处理。

四、老年高血压患者的护理

【想一想】
生理学上，影响血压的因素有哪些？

老年高血压（elderly hypertension）是指老年人在未使用抗高血压药物的情况下，血压持续或非同日 3 次以上收缩压≥140 mmHg（18.7 kPa）和（或）舒张压≥90 mmHg

(12.0 kPa)。其中单纯收缩期高血压(isolated systolic hypertension)者超过半数。老年高血压是指除了血压升高,还伴有心、脑、肾的损害,且排除假性或继发性高血压的全身性疾病。它是导致老年人脑卒中、冠心病、充血性心力衰竭、肾衰竭和主动脉瘤发病率和死亡率升高的主要危险因素之一。截至 2016 年 10 月,我国高血压患者达 2.66 亿,其中主要为老年人,其患病率随年龄的增长逐年增加,在小于 60 岁的人群中,有 20% 的人患有高血压,而在 80 岁及以上人群中,高血压患病率高达 75% ~ 90%。是老年人最常见疾病和致残致死的主要原因。

【护理评估】

(一)健康史

1.内在因素　包括与血压有关的各种老化因素,如血管粥样与纤维性硬化的程度、激素反应性减低的情况及压力感受器敏感性的变化等。

2.外在因素　指各种不良的生活方式,如缺乏体育锻炼、超重、中度以上饮酒、高盐饮食等。

(二)身心状况

1.身体状况　老年高血压的表现与中青年有所不同,具体见于以下几方面:

(1)以单纯收缩期高血压多见　65 岁以上高血压患者中,单纯收缩期高血压为混合型的 2 倍。收缩压随着年龄增长而增高,舒张压降低或不变,由此导致脉压增大,是老年单纯收缩期高血压的另一个重要特征,也是反映动脉损害程度的重要标志,它比收缩压或舒张压更能预测心血管事件的发生。

(2)血压波动性大　老年人的收缩压、舒张压和脉压的波动均明显增大。尤其是收缩压,1 d 内波动达 40 mmHg(5.3 kPa),且 80 岁以上高龄老人血压的昼夜节律常消失;约 1/3 的患者表现为冬季高、夏季低。血压大的波动性使老年人易发生直立性低血压,且恢复的时间长。

(3)症状少而并发症多　在靶器官明显损害前,半数以上老年高血压患者无症状,因而缺乏足够重视,导致并发症的发生和病情进展。而脏器老化、长期高血压加重了对靶器官的损害,所以老年高血压患者的并发症发生率高达 40% ,其中冠心病、脑卒中为常见且严重的并发症,其发生与血压密切相关;收缩压升高 10 ~ 12 mmHg 或舒张压升高 5 ~6 mmHg,脑卒中的危险就增加 35% ~40% ,冠心病意外增加 20% ~25% 。

(4)多种疾病并存　老年高血压常与糖尿病、高脂血症、动脉粥样硬化、前列腺增生、肾功能不全等疾病共存并相互影响,使其治疗变得更为复杂,致残、致死率增高。

2.心理-社会状况　老人有无对疾病发展、治疗方面的焦虑和猜疑;有无对终生用药的担心和忧虑;靶器官受损的程度是否影响到老人的生活及活动能力;老人的家庭和社区支持度如何。

(三)辅助检查

老年高血压患者在心电图、胸部 X 射线、眼底检查等方面表现与一般成人高血压没有区别。不同点:①24 h 动态血压检测,老年患者血压波动性较大,有些高龄老人血压昼夜节律消失;②血脂、血糖检测,老年高血压患者常合并高血脂、高血糖;③内分泌检测,老年高血压多为低肾素型,表现为血浆肾素活性、醛固酮水平、β 受体数目及反应性均低。

【常见护理诊断/问题】

1. 慢性疼痛　与血压升高所致的脑供血不足有关。
2. 活动无耐力　与血压升高所致的心循环、脑循环、肾循环障碍有关。
3. 有受伤的危险　与视物模糊、低血压反应、意识障碍有关。

【护理目标】

1. 患者能遵医嘱服药,在医护指导下将血压维持正常水平。
2. 患者能适度活动,不感到疲劳。
3. 患者能配合饮食、运动治疗及护理,没有意外受伤的发生。

【护理措施】

(一)休息与活动

应保持良好的生活环境,如干净整洁、温湿度适宜、光线柔和等,以利于老人充分休息;护理操作应相对集中,动作轻巧,尽量避免影响老人休息。根据老年高血压患者危险性分层(同内科护理学)确定活动量。极高危组患者需绝对卧床休息;高危组以休息为主,可根据身体耐受情况,指导其做适量的运动;中危及低危组患者应选择适合自己的运动方式,坚持运动,运动量及运动方式的选择以运动后自我感觉良好、体重保持理想为标准。

(二)用药护理

老年高血压的治疗指南遵循以下的顺序:①治疗前检查有无直立性低血压;②选择对并发症有益的药物,具体选择的原则,无并发症者选用噻嗪类利尿剂与保钾利尿剂,如需第二种药,则用钙拮抗剂,除非有强适应证,不宜应用β受体阻滞剂;③从小剂量开始,逐渐递增;④应用长效剂型,每日1次;⑤避免药物间的相互作用,尤其是诸如非甾体抗炎药等非处方药;⑥观察不明显的药物副作用,如虚弱、眩晕、抑郁等;⑦为了防止血压过低,应随时监测血压。

1. 药物使用及副作用观察　目前用于降压治疗的一线药物主要有6类,老年高血压患者选药受很多因素影响,如危险分层、并发症等,在考虑到药物作用及老年人自身情况的前提下,表2-3列出了老年高血压患者对不同药物的适应性及可能出现的副反应。

表2-3　老年高血压患者降压药物的选用及副反应观察

降压药名称	老年高血压患者适应性	副反应
利尿剂	低剂量利尿剂,特别是噻嗪类是治疗老年高血压的首选药物,特别适用于单纯收缩期高血压患者	低钾血症、胃肠道反应、高血糖、高尿酸血症等
钙拮抗剂	对老年高血压尤其有效,可作为一线降压药物	下肢水肿、头晕、头痛、心动过速等。心脏传导阻滞和心力衰竭者禁用非二氢吡啶类钙拮抗剂

【议一议】

临床一线常用的降压药物?

续表2-3

降压药名称	老年高血压患者适应性	副反应
血管紧张素转换酶抑制剂	用于老年高血压可降低心脏前后负荷、不增加心率不降低心脑肾血流、不引起直立性低血压、无停药反跳现象	皮疹、咳嗽、血管性水肿、味觉异常等。肾动脉狭窄者禁用,同时用保钾利尿剂应谨慎
血管紧张素Ⅱ受体拮抗剂	具有强效、长效、平稳降压的特点,对老年单纯收缩期高血压有效	副作用少,极少发生咳嗽
β受体阻滞剂	对老年高血压疗效差。但适用于老年高血压合并心绞痛且心率偏快者尤其是心肌梗死的二级预防	疲乏、耐力降低。心脏传导阻滞、周围血管病、呼吸道阻塞性疾病慎用或禁用
α受体阻滞剂	适用于老年高血压合并血脂异常、糖耐量异常及周围血管病,尤其是前列腺增生、排尿障碍者	直立性低血压、晕厥、心悸等

2. 药物治疗并发症的因素　老年人因为各系统老化和多种疾病并存的现象,在使用降压药时,需要考虑到可能影响药物治疗并发症的因素,护理人员应该在治疗过程中仔细观察病情变化,防止并发症的出现(表2-4)。

表2-4　老年高血压药物治疗潜在并发症及其影响因素

影响因素	潜在并发症
压力感受器活动减弱	直立性低血压
脑自主调节受损	收缩压轻度下降即可诱发脑缺血
血容量减少	直立性低血压、低钠血症
对低钾血症敏感	心律失常、肌无力
中枢神经系统改变	抑郁、精神错乱
肝肾功能减退	药物蓄积所致的毒性反应
服用多种药物	药物间相互作用所致副反应

(三)心理护理

老年高血压患者的情绪波动会进一步加重病情,故应鼓励老人使用正向的调适方法,如通过与家人、朋友间建立良好的关系得到情感支持,从而获得愉悦的感受。

(四)病情监测

老年人血压波动较大,所以应每日定时、多次测量血压。又因为老年人易发生直立性低血压,测血压时必须强调测量立位血压。同时注意观察有无靶器官损伤的征象。

(五)健康指导

指导老年人了解有关高血压的知识、技能,养成定时定量服药、定时、定体位、定部位测量血压的习惯。可通过减少总热量摄入和增加体力锻炼的方法减重,减重速度因人而异。减少膳食脂肪及食物用盐,补充优质蛋白,增加含钾多、含钙高的食物;多食蔬菜和水果;提倡戒酒。保持精神愉悦,劳逸结合,保证充足睡眠,避免过度劳累。指导老人适当运动,有氧运动为宜,强调中小强度、较长时间、大肌群的动力性运动,如步行、慢节奏的交谊舞、太极拳等。传统中药、针灸、推拿、气功等有一定疗效,如"轻揉腹部":患者取仰卧位,术者用掌根轻揉、按摩整个腹部,顺时针转动,期间患者自然呼吸,每次持续约 5 min。定时测量记录血压,高于正常应及时补充药物或到医院就诊;另外,还需定期检查尿常规、血液生化、心电图及眼底等。

【护理评价】

患者是否:①头痛减轻或消失;②活动能力和耐力逐渐增强;③血压控制平稳,并发症发生率少或无;④未发生并发症,或并发症被及时发现并得到及时处理。

五、老年胃食管反流病患者的护理

胃食管反流病(gastroesophageal reflux disease,GERD)是指由于防御机制减弱或受损,使胃、十二指肠内容物通过松弛的食管下括约肌反流的强度、频率和时间超过组织的抵抗力,从而进入食管下端,引起一系列症状。根据有无组织学改变分为两类:①反流性食管炎,食管有炎症组织学改变;②症状性反流,客观方法证实有反流,但未见组织学改变。发生原因有食管裂孔疝、胃酸分泌增多、胃排空延迟及消化功能紊乱等。老年人因膈肌、韧带松弛,食管裂孔疝的发生率较高,所以 GERD 的发生率明显增高,欧洲和北美报道患病率为 15% ~ 20% ,我国北京地区老年人的发病率为 8.6% 。

【护理评估】

(一)健康史

1. 消化性疾病病史　食管裂孔疝可导致压力性反流增多,少数高酸性疾病,如胃泌素瘤、十二指肠溃疡常有胃酸分泌过多,幽门梗阻使一过性食管下括约肌松弛增多,各种非器质性病变,如非溃疡性消化不良、肠易激综合征常有食管异常运动,以上原因均可引起 GERD。

2. 全身性疾病病史　糖尿病并发神经病变致胃肠自主神经受累,进行性系统硬化症使食管平滑肌受累,均可引起食管、胃肠道蠕动减弱,导致 GERD 的发生。

3. 其他　吸烟、浓茶及有些饮料可降低食管下括约肌的压力,高脂肪可延缓胃排空,有些药物可松弛食管下括约肌等,均与 GERD 的发生有关。

(二)身心状况

1. 身体状况

(1)反流症状　表现为反酸、反食、反胃、嗳气等,餐后明显或加重,平卧或弯腰时易出现;反酸常伴胃灼热,是胃食管反流病最常见的症状。

(2)反流物刺激食管的症状　表现为胃灼热、胸痛、吞咽困难等。胃灼热多在餐后 1 h 出现,卧位、前倾或腹压增高时加重。胸痛为胸骨后或剑突下疼痛,严重时可放射至胸部、后背、肩部、颈部、耳后。吞咽困难呈间歇性,进食固体或液体食物均可发生。严重食管炎或食管溃疡者可有吞咽疼痛。

笔记栏

(3)食管以外刺激症状 表现为咳嗽、哮喘及声嘶。咳嗽多在夜间,呈阵发性,伴有气喘。

2.心理-社会状况 饮食在生活中呈现的意义不只是营养供给,更是一种享受,而老年 GERD 患者由于进食及餐后的不适,会对进餐产生恐惧。同时会因在食物选择方面的有限性而减少与家人、朋友共同进餐的机会,减少正常的社交活动。

(三)辅助检查

1.X 射线钡餐检查 可见钡剂频繁地反流入食管下段,食管蠕动有所减弱,食管下段痉挛及运动异常;有时见食管黏膜不光滑,有龛影、狭窄及食管裂孔疝的表现。

2.内镜检查 食管黏膜可有损伤、炎症或狭窄,同时结合病理活检,可确定是否为 Barrett 食管。Barrett 食管是指距食管与胃交界的齿状线 2 cm 以上部位的鳞状上皮被柱状上皮取代。内镜下反流性食管炎多采用洛杉矶分级法:正常,食管黏膜无缺损;A级,一个或一个以上食管黏膜缺损,长径<5 mm;B 级,一个或一个以上黏膜缺损,长径>5 mm,但无融合性病变;C 级,黏膜缺损有融合,但<75% 的食管周径;D 级,黏膜缺损融合,至少达到 75% 的食管周径。

3.其他检查 24 h 食管 pH 值监测可确定胃食管反流的程度、食管清除反流物的时间及胸痛与反流之间的关系。食管酸灌注试验可区分胸痛为食管源性还是心源性。食管测压试验可确定食管下括约肌的基础压力及动态变化,了解食管蠕动波幅、持续时限及食管清除功能。

【常见护理诊断/问题】

1.慢性疼痛 与反酸引起的烧灼及反流物刺激食管痉挛有关。
2.营养失调:低于机体需要量 与厌食和吞咽困难导致进食减少有关。
3.有孤独的危险 与进餐不适引起的情绪恶化及参加集体活动次数减少有关。
4.潜在并发症:食管出血、穿孔 与反流引起食管炎加重有关。

【护理目标】

1.患者疼痛缓解或消失。
2.患者食欲增加,体重恢复正常。
3.患者生活质量提高。
4.患者未发生并发症:食管出血、穿孔。

【护理措施】

(一)一般护理

1.休息与活动 每餐后散步或采取直立位,平卧位时抬高床头 20 cm 或将枕头垫在背部以抬高胸部,借助重力作用,促进睡眠时食管的排空和饱餐后胃的排空。避免右侧卧位、反复弯腰及抬举动作。

2.饮食护理 ①协助老人采取高坐卧位,进食速度要慢,注意力要集中,以少量多餐。②为防止呛咳,食物加工宜软而烂,多采用煮、炖、熬、蒸等方法,将食物加工成糊状或肉泥、菜泥、果泥等;还可根据个体的饮食习惯,注意食物的色、香、味、形等感观性状,食物搭配宜多样化,主副食合理,粗细兼顾。③避免进食过饱,并尽量减少脂肪、柑橘汁等高酸性食物及酒、茶、咖啡等刺激性饮品的摄入量。

（二）用药护理

治疗 GERD 最常用的药物：①抑制胃酸分泌药，包括 H2 受体拮抗剂（如雷尼替丁、西咪替丁）和质子泵抑制剂（如奥美拉唑和兰索拉唑）；②促动力药（如西沙必利）；③黏膜保护剂（如硫糖铝）。在用药过程中注意观察药物的副作用，如使用西沙必利时注意观察有无腹泻及严重心律失常的发生；使用硫糖铝时应警惕老年人便秘的危险。避免应用降低食管下括约肌压力的药物，如抗胆碱能药、肾上腺能抑制剂、地西泮、前列腺素 E 等；对合并心血管疾病的老人应适当避免服用硝酸甘油制剂及钙拮抗剂；合并支气管哮喘则应尽量避免应用茶碱及多巴胺受体激动剂，以免加重反流；慎用损伤黏膜的药物，如阿司匹林、非激素类抗炎药等。提醒老人服药时需保持直立位，至少饮水 150 ml，以防止因服药所致的食管炎及其并发症。

（三）围手术期护理

应于术前为手术老人做好心理疏导，减轻心理负担；保证老人的营养摄入，维持水、电解质平衡；保持口腔卫生，积极防治口腔疾病；练习有效咳痰和腹式深呼吸；术前 1 周口服抗生素；术前 1 d 经鼻胃管冲洗食管和胃。手术后严密监测生命体征；持续胃肠减压 1 周，保持胃肠减压管通畅；避免给予吗啡，以防老人术后早期呕吐；胃肠减压停止 24 h 后，如无不适，可进食清流质，1 周后，逐步过渡到软食；避免进食生、冷、硬及易产气食物。

（四）心理护理

耐心细致地向老人解释引起胃部不适的原因，教会患者减轻胃部不适的方法和技巧，减轻其恐惧心理。与家人协商，为老人创造参加各种集体活动的机会，如家庭娱乐、朋友聚会等，增强老人的归属感。

（五）健康指导

告知老人胃食管反流病的原因、主要临床表现及并发症、实验室检查结果及意义，使老人明确自己的疾病类型及严重程度。指导老人休息、运动、饮食等各方面的注意事项，避免一切增加腹压的因素，如裤带不要束得过紧、避免便秘等。指导老人掌握促胃肠动力药、抑酸药的种类、剂量、用法及用药注意事项。

【护理评价】

老人学会了日常生活中避免不适加重的方法；能按医嘱正确服药；能选择符合饮食计划的食物，保证每日摄入足够的营养成分，体重有所增加；老人情绪稳定，无社交障碍发生。

六、老年良性前列腺增生患者的护理

良性前列腺增生（benign prostatic hyperplasia，BPH）是引起中老年男性排尿障碍原因中最常见的一种良性疾病，主要表现为下尿路症状（lower urinary tract symptoms，LUTS）。BPH 的发病率随着老年男性年龄的增长而增加。高龄及有功能的睾丸存在是 BPH 发病的主要因素，雄激素以及其他从饮食、环境中摄入并经体内转化的相关物质统称为导致 BPH 的外在因素，而前列腺本身产生的各种肽类生长因子、间质-上皮相互作用、细胞增殖与凋亡属于 BPH 发病的内在因素，外在因素通过内在因素导致

BPH 的发生。增生多发生于前列腺体的移行带。

【护理评估】

(一)健康史

了解患者的健康史及吸烟、饮食、饮酒和性生活等情况;了解患者平时饮水习惯、液体摄入及尿量,评估患者排尿困难程度和夜尿次数,有无尿潴留、血尿及尿路刺激症状;有无并发痔、疝、脱肛等情况;既往健康状况,有无高血压、糖尿病、脑梗死及心脏疾病等老年病常见并发症,初步判断其手术耐受性。

(二)身心状况

1. 身体状况　BPH 的临床表现是随着下路梗阻引起的病理生理改变的进展而逐渐出现的。主要表现为梗阻症状及梗阻引起膀胱功能改变(逼尿肌不稳定及逼尿肌收缩功能受损)。BPH 临床上主要有三组症状,即膀胱刺激征、梗阻症状及梗阻并发症。

(1)膀胱刺激征　尿频是 BPH 最常见的症状,开始多为夜尿次数增多,随后白天也出现尿频。当夜尿次数 3 次以上时,表示膀胱出口梗阻已达到一定程度。

(2)梗阻症状　进行性排尿困难是前列腺增生最主要的症状,但发展缓慢。轻度梗阻时排尿迟缓、断续、尿后滴沥;严重梗阻时排尿费力、射程缩短、尿线细而无力,终成滴沥状。膀胱出口梗阻(bladder outlet obstruction,BOO)的程度,并不完全取决于增生腺体的大小,而决定于增生的部位及前列腺包膜、平滑肌的张力。前列腺的体积即使不大,但中叶增生或纤维增生型 BPH 也可以出现明显的排尿困难症状。当膀胱功能受损,逼尿肌收缩无力时排尿困难更为严重。BPH 患者排尿时不能排空膀胱内尿液,膀胱内出现残余尿。

(3)梗阻并发症　①血尿:前列腺腺体表面黏膜上的毛细血管、小血管,由于受到增生腺体的牵拉,尤其在膀胱强力收缩排尿时,可出现血管破裂,或增生腺体压迫前列腺静脉丛、小静脉瘀血,均可出现镜下血尿或肉眼血尿。②尿路、生殖道感染:BPH 引起下尿路梗阻时,可导致尿路感染,尤其在有残余尿时,更易诱发感染。膀胱炎症时,尿频、尿急、尿痛等症状将加重。如继发上行性尿路感染,往往出现腰痛和畏寒、发热等全身症状。伴发急性附睾炎时,患侧附睾肿大、疼痛,严重者伴发热。③上尿路扩张、肾功能损害:膀胱大量残余尿和膀胱内压 ≥ 40 cmH$_2$O,是导致上尿路扩张的主要原因。④膀胱结石:下尿路梗阻导致膀胱残余尿长期存在,尿液中的晶体将沉淀形成结石。若合并膀胱内感染,则促进结石形成。⑤腹压增高所引起的症状:BPH 引起BOO 情况下,出现排尿困难,长期增加腹压排尿,将促使发生腹股沟疝、脱肛、内痔等。

2. 心理-社会状况　评估患者是否有焦虑及生活不便;患者及家属是否了解治疗及护理方法。

(三)辅助检查

1. 直肠指诊(digital rectal examination,DRE)　是 BPH 诊断必须检查的项目,肛检前应先做血清前列腺特异抗原测定,在膀胱排空后进行。典型 BPH,腺体增大,边缘清楚,表面光滑、中沟变浅或消失,质地柔韧而有弹性。

2. B 型超声检查　可测量前列腺体积、内部组织结构是否突入膀胱。经直肠超声检查更为精确,经腹壁超声可测量膀胱残余尿量。

3.尿流率测定 尿流率指单位时间内排出的尿量,通常用 ml/s 作计量单位。50 岁以上男性≥15 ml/s 属于正常,15~10 ml/s 提示可能有梗阻,<10 ml/s 提示梗阻严重。

4.血清前列腺特异抗原测定 前列腺体积较大、有结节或较硬时,应测定血清前列腺特异抗原以排除合并前列腺癌的可能。血清前列腺特异抗原≥1.6 ng/ml 的患者发生临床进展的可能性更大。

【常见护理诊断/问题】

1.排尿障碍 与膀胱出口梗阻有关。

2.急性疼痛 与逼尿肌功能不稳定、导尿管刺激、膀胱痉挛有关。

3.潜在并发症:出血、尿失禁。

【护理目标】

1.患者恢复正常排尿。

2.患者诉疼痛减轻或消失。

3.患者未发生并发症,若发生能够被及时发现和处理。

【护理措施】

(一)术前护理

利用图片、录像等形式进行术前宣教,介绍手术室环境、麻醉后反应、留置引流管目的和意义等。做好血型和交叉配血检验,同时加强病情观察和生命体征监测,及时发现异常并积极地对症处理。对带有引流管或留置尿管患者,应保持引流通畅,定期行膀胱冲洗。术前 2 周戒烟,防止呼吸道分泌物过多,指导患者练习并掌握深呼吸运动、有效咳嗽和排痰等方法。术前 12 h 开始禁食、术前 8 h 开始禁水。指导患者练习床上使用便盆、调整卧位和床上翻身的方法,以适应术后体位的变化。手术日早晨指导患者服用降压药和心血管药物,避免术中及术后意外;帮助患者取下活动的义齿、手表等。

(二)术后护理

1.严密监测生命体征,注意观察切口出血、周围皮肤有无发红等情况,保持切口敷料清洁干燥。

2.持续膀胱冲洗的护理 控制冲洗速度,可根据尿色而定,色深则快、色浅则慢;保持冲洗及引流管道通畅,定时挤压管道,若引流不畅,及时处理;准确记录尿量、冲洗量和排出量;定时膀胱冲洗及更换引流管。

3.行尿道前列腺术的患者 因术中大量的冲洗液被吸收致稀释性低钠血症,可在几小时内出现烦躁、恶心、呕吐、抽搐、昏迷,严重者出现脑水肿、肺水肿、心力衰竭等 TUR 综合征。应加强观察,一旦出现,立即报告医生,遵医嘱给予利尿药、脱水药,减慢输液速度,对症处理。

4.导管的护理 有效固定气囊尿管,防止患者活动时气囊移位而失去压迫膀胱颈口的作用,导致出血;观察尿道口有无红肿、阴茎及阴囊有无肿胀,每日清洗并消毒会阴 2 次,避免包皮嵌顿;及时拔除各种引流管及导尿管。

(三)健康指导

1.多饮水,保证每日足够的尿量,有效预防尿路感染。

2. 清淡、易消化饮食,多吃蔬菜瓜果,少食辛辣刺激食物,戒烟戒酒以减少前列腺充血的机会。

3. 性生活可根据年龄和健康状况而定,但有尿潴留病史者应小心谨慎。

4. 切忌长时间憋尿,以免损害逼尿肌功能,避免会阴部摩擦以防加重前列腺的症状。

5. 及时治疗泌尿生殖系统感染,积极预防尿潴留的发生。

6. 适度活动,可改善前列腺局部的血液循环状况。

7. 洗温水澡或温水坐浴可缓解肌肉与前列腺的紧张,但应避免着凉。

8. 掌握盆底肌肉收缩锻炼的方法:深吸一口气,同时收缩上提肛门肌肉,坚持6~10 s,然后呼气。重复进行,每次 5~10 min,每日 2~3 次。循序渐进,根据个人身体状况而定。

9. 生活中保持心情舒畅,切忌过度劳累,遵医嘱用药,定期复查。

【护理评价】

通过治疗与护理,患者是否:①恢复正常排尿,排尿通畅;②疼痛减轻;③未发生并发症,若发生得到及时发现和处理。

七、老年泌尿系统感染患者的护理

泌尿系统感染又称尿路感染(urinary tract infection,UTI),是指从尿道口到肾脏的泌尿道任何部位发生的细菌感染的总称。泌尿系感染习惯上按解剖部位分类,包括尿道炎、膀胱炎和肾盂肾炎,以及与其密切相关的肾周感染和前列腺炎、附睾睾丸炎。

泌尿系统感染可见于任何年龄阶段,女性多见,在老年人中更是常见病,发生率随年龄增长而明显增加。在感染性疾病中,其发病率仅次于呼吸道感染。泌尿系统感染可分为有症状尿感和无症状细菌尿。无症状细菌尿是指患者有真性细菌尿而无尿感的临床症状。既有症状又有真性细菌尿为真性尿感。文献报道,年龄>65 岁 UTI 发病率为 15%~20%,年轻女性无症状细菌尿发病率为 1%~2%,年轻男性无症状细菌尿发病率很低,而>65 岁的无症状细菌尿发病率为 15%~21%。生活不能自理的残疾老人发病率更高。UTI 尚不影响患者寿命,但严重影响生活质量。

【护理评估】

(一)健康史

老年人 UTI 的致病菌中革兰阴性菌占 85%,主要菌株为大肠杆菌;5%~15% 为革兰氏阳性菌,主要为肠球菌和抗甲氧西林金黄色葡萄球菌。无症状细菌尿的致病菌多源于肠道、尿道、阴道周围菌株的移植,其中,大肠杆菌为最主要致病菌。在长期卧床留置导尿管的患者中,铜绿假单胞菌感染率较高。泌尿系感染的途径可依次分为上行性、血行性、淋巴管感染和直接感染。其中以上行途径最为常见。

1. 全身性因素 老年人的免疫功能较年轻人明显减退,其次由于老年患者糖尿病、肿瘤、高血压、冠心病、痴呆、脑血管意外等患病率明显增高,导致患者长期卧床或者使用激素和免疫抑制剂等使体力活动减少,生活自理能力下降,从而降低机体对外来感染的抵抗能力。

2. 局部因素 老年人常可因为前列腺增生、尿路结石、泌尿系统肿瘤、女性子宫脱垂等因素使膀胱输尿管排尿不畅,残余尿增多、尿液潴留、局部抗菌能力减弱。老年男性前列腺液的分泌量减少、女性雌激素水平下降也是造成泌尿系局部抗菌能力减弱的重要原因。

3.医源性因素　老年患者因多种疾病需进行导尿、膀胱镜手术、尿道手术等操作,易造成泌尿系局部损伤及细菌入侵,而且多为耐药菌株,治疗困难。

（二）身心状况

1.身体状况

（1）膀胱炎　膀胱炎的主要表现是膀胱刺激征,即尿频、尿急、尿痛、白细胞尿,偶可有血尿,甚至肉眼血尿,膀胱区可有不适。一般无明显的全身感染症状,但少数患者可有腰痛、低热（一般不超过38 ℃）、血白细胞计数常不增高。

【比较】
急性膀胱炎和急性肾盂肾炎的区别是什么?

（2）急性肾盂肾炎　①泌尿系统症状,包括尿频、尿急、尿痛等膀胱刺激征,腰痛和（或）下腹部痛、肋脊角及输尿管点压痛,肾区压痛和叩痛;②全身感染症状,如寒战、发热、头痛、恶心、呕吐、食欲缺乏等,常伴有白细胞计数升高和红细胞沉降率增快,一般无高血压和氮质血症。

（3）不典型尿感的临床表现　部分老年患者有症状性尿感,可无明显膀胱刺激征,而出现以下不典型表现:①以发热为主要表现,而无肺炎等感染表现;②不明原因的意识障碍;③以血尿、轻度发热和腰痛为主要表现;④急性肾衰竭。

（4）无症状性菌尿　无任何尿路感染相关症状,而尿细菌定量培养显示细菌菌落计数$\geq 10^5$/ml。

2.心理-社会状况　评估老人有无因疾病所引起的恐惧、抑郁等,有无因对病情及预后不了解而产生焦虑反应。家庭成员能否支持配合医护方案的实施。老年泌尿系统感染常常反复发作,应对患者给予特别的关注。

（三）辅助检查

1.尿常规检查　尿中白细胞计数增多、脓尿。

2.尿试纸检测　白细胞酶酯和亚硝酸盐。

3.尿细菌培养　尿细菌培养可以明确泌尿系感染的诊断,并可根据细菌培养结果及药物敏感试验结果选择治疗方案。对于怀疑泌尿系感染的老年人均须行尿细菌培养检查。

4.影像学检查　对反复发生上尿路感染者应根据情况考虑做泌尿系统B型超声,必要时行腹部CT检查,排除泌尿系结石和泌尿系解剖异常。

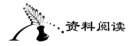
资料阅读

我国尿路感染诊断标准

（1）正规清洁中段尿（要求尿停留在膀胱中4 h以上）细菌定量培养,菌落数$\geq 10^5$/ml。

（2）清洁离心中段尿沉渣白细胞数>10/HP,有尿路感染症状。

具备以上（1）（2）两项可以确诊。如无（2）项,则应再做尿菌计数复查,如仍≥10^5/ml,且两次的细菌相同者,可以确诊。

(3)膀胱穿刺尿培养,细菌阳性(不论菌数多少),亦可确诊。

(4)尿菌培养计数有困难者,可用治疗前清晨清洁中段尿(尿停留于膀胱4~6 h)正规方法的离心尿沉渣革兰氏染色找细菌,如细菌>1/油镜视野,结合临床尿感症状,亦可确诊。

(5)细菌数在10^4~10^5/ml者,应复查,如仍为10^4~10^5/ml,需结合临床表现来诊断或做膀胱穿刺尿培养来确诊。

【常见护理诊断/问题】

1.排尿障碍 与泌尿系统感染引起的尿频、尿急、尿痛有关。

2.体温过高 与细菌感染有关。

3.焦虑 与缺乏诊断及治疗的相关知识或对治疗及预后不可知有关。

4.潜在并发症 肾乳头坏死、肾周围脓肿、中毒性休克。

【护理目标】

1.患者尿路刺激症状逐步改善。

2.患者体温逐渐恢复正常。

3.患者情绪缓解,能够复述疾病相关知识并积极配合治疗。

4.患者未发生并发症,或并发症被及时发现并得到及时处理。

【护理措施】

(一)一般护理

1.休息与饮食 保持病室环境清洁、安静、光线柔和,维持适宜的温度和湿度,使患者能充分休息,急性发作期嘱患者尽量卧床休息。在无禁忌证的情形下,嘱患者尽量多饮水,摄入清淡、易消化、营养丰富的食物。

2.保持清洁卫生 及时换洗衣物和更换床单,内衣裤应为吸汗且透气性好的棉质,宽松、干净,定期做好会阴部的清洁。

(二)用药护理

对于老年急性感染患者,在没有尿培养结果的情况下可以经验性单一应用三代头孢菌素,直到尿培养结果出来后根据培养结果用药,除非有特殊的革兰氏阳性菌易感因素存在,万古霉素不推荐经验性应用。对于门诊患者,可以选择口服喹诺酮类药物进行单一用药。因为对老年人无症状细菌尿患者,长期使用抗生素治疗没有必要,因其并不能使复发率或者病死率降低。

(三)病情监测

监测生命体征尤其是体温的变化,对高热患者做好降温和生活护理,同时注意观察腰痛的性质、部位、程度及变化。如患者经治疗后仍高热不退、腰痛加剧,应考虑是否出现肾脓肿、肾乳头坏死等并发症。如患者出现血压降低、脉搏速弱、皮肤湿冷、瞻望或昏迷的表现,应警惕中毒性休克的发生。

(四)心理护理

鼓励患者表达内心的感受。向患者解释此病的起因和预后,缓解其紧张、恐惧等不良心理反应。

(五)健康指导

1. 指导老年人预防泌尿系统感染 预防措施主要有加强护理,多饮水,勤排尿,注意会阴部的清洁,尽量避免尿路器械检查、留置导尿管等;合并糖尿病患者,积极控制血糖;但若半年内有 2 次或以上,一年内 3 次或以上再发泌尿系统感染的患者可以长期使用抗生素预防;老年男性患者,如果患有严重的良性前列腺增生性疾病,切除后可以降低 UTI 的复发。

2. 清淡饮食,发热者给予流质或半流质饮食。

3. 按医嘱使用抗菌药物,向患者解释药物的作用、用法、疗程及注意事项,嘱患者服药期间多饮水,每日 2 000 ml 以上。

4. 定期门诊随访,了解尿液检查的内容和注意事项。

【护理评价】

经过治疗和护理,患者是否达到:①体温降至正常。②尿频、尿急、尿痛症状得到缓解。③焦虑情绪减轻。④患者未发生并发症,或得到及时处理。

八、老年糖尿病患者的护理

案例

> 患者,刘某,66 岁。1 个月前出现视物模糊,无头痛头晕,查空腹血糖为 16.64 mmol/L,糖化血红蛋白为 10.7%,入住医院。患者 10 年前无明显诱因出现了多饮、多食、多尿,伴体重下降 10 kg,至当地医院查空腹血糖为 11.3 mmol/L,诊断为"2 型糖尿病",给予二甲双胍口服片和达美康治疗(具体剂量不详)。治疗 1 个月后,测空腹血糖 6.3 mmol/L,刘先生觉得糖尿病治疗很简单,并不像别人所说的那么可怕。因此,对治疗不积极,也不正规,1 年前出现下肢麻木,未予重视。请思考:
>
> 1. 该患者目前存在哪些护理问题?
> 2. 针对患者目前的情况,你将采取哪些护理措施?

老年糖尿病(elderly diabetes mellitus,DM)是指老年人由于体内胰岛素分泌不足或胰岛素作用障碍,引起内分泌失调,从而导致物质代谢紊乱,出现高血糖、高血脂,蛋白质、水与电解质等紊乱的代谢病。老年糖尿病 95% 以上是 2 型糖尿病,且老年糖耐量降低者发生 2 型糖尿病的危险比正常糖耐量者增加 5 ~ 8 倍。老年糖尿病患病率和糖耐量减低比率均随年龄增加明显上升。

2015 年 12 月国际糖尿病联合会的数据显示,全球糖尿病患者数已达 4.15 亿,2009 年时将近一半为 60 岁以上人群。老年糖尿病的高发病率严重影响老年人的生活质量和寿命,其并发症是致残致死的主要原因。

【护理评估】

（一）健康史

老年糖尿病的发病与遗传、免疫、生活方式及生理性老化有关。尤其具有老年特性的是生活方式和生理老化。

1. 生活方式　老年人因基础代谢率低，葡萄糖代谢及在周围组织的利用能力都明显下降，故进食过多和运动不足容易发胖，肥胖使细胞膜上的胰岛素受体减少，加重胰岛素抵抗。

2. 生理老化　国内外研究显示，空腹和餐后血糖均随增龄而有不同程度升高，平均每增 10 岁，空腹血糖上升 0.05 ~ 0.11 mmol/L，餐后 2 h 血糖上升 1.67 ~ 2.78 mmol/L。另外，衰老所致体内胰岛素作用活性下降，也可导致老年人血糖升高。

（二）身心状况

1. 身体状况　老年糖尿病的临床特点表现为以下几方面：

（1）起病隐匿且症状不典型　仅有 1/4 或 1/5 的老年患者有多饮、多尿、多食及体重减轻的症状，多数患者是在查体或治疗其他疾病时发现有糖尿病。

（2）并发症多　常并发皮肤及呼吸、消化、泌尿、生殖系统等的感染，且感染可作为首发症状出现。此外，老年糖尿病患者更易发生高渗性非酮症糖尿病昏迷和乳酸性酸中毒，其中乳酸性酸中毒的常见诱因是急性感染，苯乙双胍的过量使用可导致乳酸堆积，引起酸中毒。老年糖尿病患者还易并发各种大血管或微血管症状，如高血压、冠心病、脑卒中、糖尿病肾病变、糖尿病视网膜病变、皮肤瘙痒等。

（3）多种老年病并存　易并存各种慢性非感染性疾病，如心脑血管病、缺血性肾病、白内障等。

（4）易发生低血糖　自身保健能力及依从性差，可使血糖控制不良或用药不当，引起低血糖的发生。

2. 心理-社会状况　在诊断初期，老年人会表现为精神高度紧张；在治疗阶段，会因为症状较轻而对诊断持怀疑态度，拒绝配合治疗和护理；随着各种严重并发症的出现，有些老人会自暴自弃，甚至悲观厌世。另外，老年糖尿病患者的注意力、对新知识的回忆能力和想象力均较同年龄组非糖尿病患者差，因此，需要家属耐心细致地予以帮助和支持。

（三）辅助检查

1. 葡萄糖测定　老年人血糖诊断标准与一般成人相同，但对老年人必须重视餐后 2 h 血糖测定，因为其餐后 2 h 血糖增高明显多于空腹血糖。

2. 尿糖测定　老年人因为肾动脉硬化，使肾小球滤过率降低，尿糖阳性率低，表现为血糖与尿糖阳性程度不符。

3. 胰岛素和胰岛素释放试验　老年人多存在胰岛素功能低下和胰岛素抵抗。

4. 糖化血红蛋白　此指标可反映较长时间内血糖的变化情况，其特异度高，但敏感性差。

【常见护理诊断/问题】

1. 营养失调：低于机体需要量　与胰岛素抵抗或活性下降所致的三大物质代谢紊

乱有关。

2.有感染的危险　与高血糖、血脂代谢紊乱、微循环障碍等有关。

3.潜在并发症:低血糖、高渗性昏迷、乳酸性酸中毒、大血管或微血管病变。

【护理目标】

1.患者体重恢复正常并保持稳定,血糖、血脂维持理想水平。

2.患者能够采取有效措施预防感染的发生。

3.患者未发生并发症,或并发症被及时发现并得到及时处理。

【护理措施】

(一)一般护理

饮食和运动饮食治疗同样是老年糖尿病的基本疗法,方法、原则与其他年龄组无异,需要注意的是,低血糖对老年人可能是一种致命的并发症,为了预防低血糖的发生,老人的饮食最好按一日五餐或六餐分配。运动应量力而行,持之以恒很关键,餐后散步20~30 min 是改善餐后血糖的有效方法。

(二)用药护理

1.磺脲类　第一代药物氯磺丙脲因不良反应多、作用时间持久,不宜用于老年患者;第二代药物格列吡嗪适用于老年糖尿病并发轻度肾功能不全者;新一代药物格列本脲在减少心血管反应方面有优势。

2.双胍类　适用于肥胖的老年2型糖尿病患者,对非肥胖患者伴有肌酐清除率异常、肝脏病变时易导致肝肾功能不全。用药过程中注意观察有无胃肠道反应,尤其是腹泻的发生率可达30%。

3.噻唑烷二酮类　此类药物没有发生低血糖的危险,还可同时降低血脂、糖化血红蛋白。可单用或与双胍类、磺脲类、胰岛素联合应用,与胰岛素合用可减少胰岛素的剂量。

4.α-葡萄糖苷酶抑制剂　该药适用于老年糖尿病患者,单独使用不会发生低血糖,且通过降低餐后高血糖使胰岛素的需要量降低。主要副反应为肠胀气,伴有肠道感染者不宜使用。

5.胰岛素　对老年糖尿病患者主张积极、尽早应用胰岛素,推荐白天给予口服药降糖,睡前注射胰岛素。由于老年人自己配制混合胰岛素容易出错,适合选择单一剂型。考虑到老年人易发生低血糖,加用胰岛素时,应从小剂量开始逐步增加。血糖控制不可过分严格,空腹血糖宜控制在9 mmol/L以下,餐后2 h血糖在12.2 mmoL/L以下即可。

(三)心理护理

对诊断早期精神紧张的老人可鼓励多参加户外活动,以转移其对疾病的高度关注;对拒绝治疗者可通过真诚交流,了解其顾虑,逐步引导老人正确认识疾病;自暴自弃者应多提供积极的信息使其看到希望,增强战胜疾病的信心。

(四)健康指导

1.向老人讲解糖尿病的病因、临床表现、检查和治疗方法等。

2.教会老人饮食与运动治疗实施的原则和方法及足部护理的方法和技巧;指导老

人正确处理精神压力,保持平和的心态。

3.向老人及家属详细讲解口服降糖药的种类、剂量、给药时间和方法,教会观察药物的不良反应。使用胰岛素者,教会老人及家属正确的注射方法。指导老人掌握血糖、血压、体重指数的监测方法。

4.康复指导:感觉功能的康复可通过经皮神经点刺激疗法、电刺激疗法、磁疗、红外线治疗等物理方法缓解疼痛和促进保护性感觉的恢复;运动功能康复包括平衡训练和耐力训练,平衡训练通过刺激足底触觉感和本体感觉达到改善平衡障碍的目的,中等强度的耐力训练可改善周围神经病变。

【护理评价】

经过治疗和护理,患者是否达到:①学会了饮食及运动控制血糖的方法;②能按照要求口服或注射降糖药;③血糖控制平稳,并发症发生率少或无;对疾病有正确的认知。

九、老年骨质疏松症患者的护理

骨质疏松症(osteoporosis,OP)是一种以低骨量和骨组织微结构破坏为特征,导致骨质脆性增加和易于骨折的代谢性疾病。骨质疏松症可分为原发性 OP 和继发性 OP 两类。老年骨质疏松症(elderly osteoporosis)属于原发性骨质疏松症Ⅱ型,是机体衰老在骨骼方面的一种特殊表现,也是使骨质脆性增加导致骨折危险性增大的一种常见病。2011 年中国骨质疏松症患者约 9 000 万,且女性的发病率为男性的 3 倍,是世界上拥有骨质疏松症者最多的国家。骨质疏松症患病率随增龄明显增高,女性一般在绝经后 20 年以上,60 ~ 69 岁男女患病率分别为 33.0% 和 73.8%,70 ~ 79 岁分别为 55.6% 和 89.7%,80 岁以上分别为 65.4% 和 100.0%。患骨质疏松症的老人极易发生股骨颈骨折、脊椎骨折,尤其老年女性患者,发生髋部骨折 1 年内可有 15.0% 死亡,其余 50.0% 残疾,因此骨质疏松症是引起老年人卧床率和伤残率增高的主要因素。

【护理评估】

(一)健康史

老年人随着年龄的增长,骨代谢中骨重建处于负平衡状态。这是因为:一方面破骨细胞的吸收增加,另一方面成骨细胞的功能衰减。此外,老年骨质疏松的发生还与多种因素有关。

1.遗传因素   多种基因(如维生素 D 受体、雌激素受体、β_3 肾上腺素能受体的基因)的表达水平和基因多态性可影响骨代谢,另外,基质胶原和其他结构成分的遗传差异与骨质疏松性骨折的发生有关。

2.性激素   性激素在骨生成和维持骨量方面起着重要的作用。老年人随着年龄的增长,性激素功能减退,激素水平下降,骨的形成减慢,吸收加快,导致骨量下降。

3.甲状旁腺素和细胞因子   甲状旁腺素作用于成骨细胞,通过其分泌的细胞因子促进破骨细胞的作用。随着年龄的增加,血甲状旁腺素逐年增高,骨髓细胞的护骨素(osteoprotegerin,OPG)表达能力下降,导致骨质丢失加速。

4.营养成分   钙是骨矿物中最主要的成分,维生素 D 可促进骨细胞的活性作用,磷、蛋白质及微量元素可维持钙、磷比例,有利于钙的吸收。这些物质的缺乏都可使骨的形成减少。

5.生活方式 体力活动是刺激骨形成的基本方式,故长期卧床及活动过少易发生骨质疏松,此外,吸烟、酗酒、高蛋白、高盐饮食,大量饮用咖啡,光照减少均是骨质疏松的易发因素。

(二)身心状况

1.身体状况

(1)身高缩短和驼背 正常人每人24节椎体,每个椎体高度约2 cm,老年性骨质疏松症每个椎体缩短2 mm,身长平均缩短3~6 cm。

(2)腰背疼痛 在老年骨质疏松症中占70%~80%,疼痛由脊柱向两侧扩散,久坐久立疼痛加重,仰卧或坐位疼痛减轻,新鲜胸腰压缩性骨折,亦可产生急性疼痛,在相应部位脊柱棘突有强烈压缩痛,一般2~3周后可逐渐减轻,产生慢性腰痛。

(3)呼吸功能下降 脊柱压缩性骨折、脊柱后弯、胸廓畸形,可使肺活量和组织换气量显著减少。患者往往可出现胸闷、气短、呼吸困难等症状。

(4)骨折 是骨质疏松的最常见和最严重的并发症。常因轻微活动或创伤诱发,如打喷嚏、弯腰、负重、挤压或摔倒等。多发部位在老年前期,以桡骨远端最为多见,老年期以后以腰椎和股骨上端多见。髋骨骨折、腕骨骨折及椎体骨折这三种骨折在65岁以上妇女中占6%。髋部骨折随年龄增加发病率明显增高。

2.心理-社会状况 除了身体的不适,身体外形的改变会进一步加重老人的心理负担,严重挫伤老人的自尊心。老人可能因为外形改变而不愿进入公共场合,也会因身体活动不便或担心骨折而拒绝锻炼,从而不利于身体功能的改善。

(三)辅助检查

1.骨转换的生化测定 包括骨形成指标和骨吸收指标。老年人发生改变时主要有以下检查:①骨钙素,是骨更新的敏感指标,可有轻度升高;②尿羟赖氨酸糖苷,是骨吸收的敏感指标,可升高;③血清镁、尿镁,均有所下降。

2.X射线检查 当骨量丢失超过30%时才能在X射线片上显示出骨质疏松,表现为皮质变薄、骨小梁减少变细、骨密度减低、透明度加大,晚期出现骨变形及骨折,其中锁骨皮质厚度下降至3.5~4.0 mm时易伴有椎体压缩性骨折。

3.骨密度检查 按照世界卫生组织1994年的诊断标准,采用单光子骨密度吸收仪、双能X射线吸收仪、定量CT检查,骨密度低于同性别峰值骨量的2.5SD以上可诊断为骨质疏松。

【常见护理诊断/问题】

1.慢性疼痛 与骨质疏松、骨折及肌肉疲劳、痉挛有关。

2.躯体活动障碍 与骨痛、骨折引起的活动受限有关。

3.情境性自尊低下 与椎体骨折引起的身长缩短或驼背有关。

4.潜在并发症:骨折 与骨质疏松有关。

【护理目标】

1.患者能正确使用药物或非药物的方法减轻或解除疼痛。

2.患者能合理进餐和活动,维持躯体的功能。

3.患者能正视自身形象的改变,情绪稳定。

4.患者未发生骨折并发症,或并发症被及时发现并得到及时处理。

【护理措施】

（一）一般护理

1.**休息与活动**　①注意保暖,避免寒冷刺激。冷热交替时,注意保暖,睡觉时盖好衣被,避免着凉和使用冷水;多走平地,勿持重物。睡硬床板,鼓励患者多进行户外活动,多晒太阳,应注意减少和避免受伤的可能性。②根据每个人的身体状况,制订不同的活动计划。对能运动的老人,每天进行适当的体育活动以增加和保持骨量;对因为疼痛活动受限的老人,指导老人维持关节的功能位,每天进行关节的活动训练,同时进行肌肉的等长等张收缩训练,以保持肌肉的张力;对因为骨折而固定或牵引的老人,要求每小时尽可能活动身体数分钟,如上下甩动臂膀、扭动足趾,做足背屈和跖屈等。

2.**饮食护理**　与骨营养有关的每日营养素的供应量:60～70 g 蛋白质,胆固醇小于 300 mg,350～500 g 蔬菜,800 μg 维生素 A,10 μg(400 IU)维生素 D,15 mg 维生素 E,60 mg 维生素 C,800 mg 钙(钙与磷的比例为 1∶1.5),食盐小于 5 g,12 mg 铁,15 mg 锌。特别要鼓励老人多摄入含钙和维生素 D 丰富的食物。

（二）疼痛护理

通过卧床休息,使腰部软组织和脊柱肌群得到松弛可显著减轻疼痛。休息时应卧于加薄垫的木板或硬棕床上,仰卧时头不可过高,在腰下垫一薄枕。必要时可使用背架、紧身衣等限制脊柱的活动度。也可通过洗热水浴、按摩、擦背以促进肌肉放松。同时,应用音乐治疗、暗示疏导等方法对缓解疼痛也是很有效的。对疼痛严重者可遵医嘱使用止痛剂、肌肉松弛剂等药物,对骨折者应通过牵引或手术方法最终缓解疼痛。

（三）预防并发症

尽量避免弯腰、负重等行为,同时为老人提供安全的生活环境或装束,防止跌倒和损伤。对已发生骨折的老人,应每 2 h 翻身一次,保护和按摩受压部位,指导老人进行呼吸和咳嗽训练,做被动和主动的关节活动训练,定期检查防止并发症的出现。

（四）用药护理

1.**钙制剂**　碳酸钙、葡萄糖酸钙等不可与绿叶蔬菜一起服用,防止因钙螯合物形成降低钙的吸收,使用过程中要增加饮水量,减少泌尿系统结石形成的概率,并防止便秘。

2.**钙调节剂**　包括降钙素、维生素 D 和雌激素,使用降钙素时要观察有无低血钙和甲状腺功能亢进的表现,在服用维生素 D 的过程中要监测血清钙和肌酐的变化,对使用雌激素的老年女性患者,应详细了解家族中有关肿瘤和心血管疾病方面的病史,严密监测子宫内膜的变化、阴道出血情况,定期做乳房检查,防止肿瘤和心血管疾病的发生。

3.**二磷酸盐**　依替磷酸二钠、帕米磷酸二钠、阿仑磷酸钠等,消化道反应较多见,故应晨起空腹服用,同时饮清水 200～300 ml,至少半小时内不能进食或喝饮料,也不能平卧,以减轻对消化道的刺激。静脉注射要注意血栓性疾病的发生,同时应监测血钙、磷和骨吸收生化标志物。

（五）心理护理

与老人倾心交谈,鼓励其表达内心的感受,明确老人忧虑的根源。指导老人穿宽松的上衣掩盖形体的改变,也可穿背部有条纹或其他修饰的衣服改变人的视觉效果。强调老人在资历、学识或人格方面的优势,使其认识到个人的力量,增强信心,逐渐适应形象的改变。

(六)健康指导

向老人讲解骨质疏松发生的原因、表现、辅助检查结果及治疗方法。指导老人每日适当运动和进行户外日光照晒。在活动中防止跌倒,避免过度用力,也可通过辅助工具协助完成各种活动。指导老人及其家属学会各种营养素的合理搭配,尤其多摄入含钙及维生素 D 丰富的食物。指导老人正确服药及观察药物不良反应,可咀嚼的片状钙剂应在饭前 1 h 及睡前服用,钙剂应与维生素 D 同时服用。康复训练应尽早实施,在急性期应注意卧、坐、立姿势,卧位时应平卧、低枕、背部尽量伸直,坚持睡硬板床;坐位或立位时应伸直腰背,收缩腰肌和臀肌,增加腹压。在慢性期应选择性地对骨质疏松症好发部位的相关肌群进行运动训练,如采取仰卧位抬腿动作做腹肌训练,采用膝手卧位做背肌训练等。同时可配合有氧运动增强体质。可配合使用以补肾为主、健脾为辅的中医疗法。

【护理评价】

经过治疗和护理,患者是否达到:①老人的疼痛减轻或消失;②每日能够合理地进食和用药,躯体功能有所改善;③情绪稳定,能正确应对疾病造成的影响;④无骨折发生或骨折后未出现并发症。

十、老年脑血管疾病患者的护理

脑血管意外,又称脑卒中,是指脑血管疾病的患者,因各种诱发因素引起脑内动脉狭窄、闭塞或破裂,而造成急性脑血液循环障碍,临床上表现为一过性或永久性脑功能障碍的症状和体征。在我国,脑血管意外已成为严重危害老年人生命与健康的主要公共卫生问题,在城市居民死因中脑血管意外居首位,农村居于第二位。脑血管意外还是老年人致残的主要原因,幸存者中 75% 丧失劳动能力,其中 40% 重度致残。脑血管意外分为缺血性和出血性两大类,缺血性包括短暂性脑缺血发作(transient ischemic attack,TIA)和脑梗死,出血性包括脑出血和蛛网膜下腔出血。由于老年人脑卒中以脑梗死和脑出血为主,以下重点介绍以上两种疾病的护理。

老年脑梗死

脑梗死(cerebral infarction)是局部脑组织因血液灌注障碍而发生的变性坏死,常表现为急性起病的局灶性神经功能障碍。其发生率占脑血管病的 60% ~70%,且发生率随着年龄的增大而增加,是导致老年人致死致残的主要疾病之一。主要包括脑血栓形成和脑栓塞两大类,其中脑血栓形成占脑卒中的 60%,脑栓塞占脑卒中的 5% ~20%。

【护理评估】

(一)健康史

动脉粥样硬化是脑血栓形成与脑栓塞的共同病因,因此,高血压、糖尿病、高脂血症、高黏血症、吸烟、冠心病及精神状态异常等导致或加重动脉粥样硬化的因素都与老年脑梗死的发生有关,应评估老人有无此方面的基础病变。由于脑血栓形成与脑栓塞的机制不同,其病因也有所区别。

1.脑血栓形成　动脉炎、血管痉挛、血液成分和血流动力学改变可促进血栓形成。

2.脑栓塞　造成老年脑栓塞的栓子最多见于心源性,即心脏附壁血栓脱落,其次为非心源性。老年人最常见的是主动脉弓及其发出的大血管的动脉粥样硬化斑块脱落或肺静脉血栓栓塞,另有脂肪栓子、气体栓子等。

(二)身心状况

1.身体状况　成年人脑梗死的临床特点表现为以下几方面:

(1)脑血栓形成的表现　约25%的老人发病前有 TIA 发作史,多在睡眠或安静状态下起病。发病时一般神志清楚,局灶性神经系统损伤的表现多在数小时或 2 ~ 3 d 达高峰,且不同动脉阻塞表现各异,其中大脑中动脉闭塞最为常见,可出现典型的"三偏"症状:对侧偏瘫、偏身感觉障碍、同向偏盲;若主干急性闭塞,可发生脑水肿和意识障碍;若病变在优势半球常伴失语。

【请回答】
何为"对三偏"?

(2)脑栓塞表现　老年脑栓塞发作急骤,多在活动中发病,无前驱症状,意识障碍和癫痫的发生率高,且神经系统的体征不典型。部分患者有脑外多处栓塞证据,如肺栓塞、肾栓塞或下肢动脉栓塞等。

(3)无症状性脑梗死　多见在 65 岁以上的人群中,无症状性脑梗死的发生率可达28%。

(4)并发症多　老年人由于多病并存,心功能、肺功能、肾功能较差,常易出现各种并发症,如肺部感染、心力衰竭、肾衰竭、应激性溃疡等,使病情进一步加重。

2.心理-社会状况　老年脑梗死因病情危重,不但会造成患者及家属的恐惧和忧虑,而且因功能障碍会加重患者的悲观、无能为力感。另外,脑梗死较高的致残率对家庭成员的照顾能力也提出了更高的要求。

(三)辅助检查

1.头颅 CT　可显示梗死的部位、大小及数量等,梗死区为低密度影。

2.磁共振成像　比 CT 更早发现梗死灶,尤其对脑干及小脑梗死的诊断率高。

3.数字减影血管造影　可显示动脉闭塞或狭窄的部位和程度,还可显示颅内动脉瘤和血管畸形。因其无创性尤其适合老年人脑梗死的辅助检查。

4.经颅血管多普勒　可测定颅底动脉闭塞或狭窄的部位和程度,对血管狭窄引起的 TIA 诊断有帮助。

5.单光子发射 CT　是放射性核素与 CT 相结合的一种新技术,可更早发现脑梗死、定量检测脑血流量和反映脑组织的病理生理变化。

【常见护理诊断/问题】

1.躯体活动障碍　与偏瘫或肌张力增高有关。

2.语言沟通障碍　与意识障碍或病变累及语言中枢有关。

3.有受伤的危险　与癫痫发作、偏瘫、平衡能力降低有关。

4.潜在并发症　肺炎、泌尿系统感染、消化道出血、压疮、失用综合征。

笔记栏

【护理目标】

1.患者日常生活自理能力逐渐恢复。

2.患者能采取有效沟通方式表达自己的需要和情感。

3.患者排除了危险伤害的因素。

4.患者未发生并发症,或并发症被及时发现并得到及时处理。

【护理措施】

（一）一般护理

1.休息 患者取平卧位,如昏迷者尽量减少搬动。同时为老人提供安静舒适的环境,这样既有利于老人的身心健康,又便于护理人员与老人之间的有效沟通。

2.氧疗护理 间歇给氧,呼吸不畅者及早采用气管插管或气管切开术。

3.病情监测 急性脑梗死的老人应进入脑卒中单元重点监护,密切观察意识、瞳孔、生命体征、肌力、肌张力的变化,加强血气分析、心电图、血压的监测,防止低氧血症、心律失常及高血压的发生。

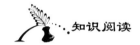
知识阅读

脑卒中单元

脑卒中单元(strokeunit)是由多科医务人员参与,将脑卒中的急救、治疗和康复等结合为一体的管理模式。其建立使患者发病后能够得到及时、规范的诊断、治疗、护理和康复,可有效降低病死率和致残率,提高生活质量,缩短住院时间,减少经济和社会负担。具体包括:①急性脑卒中单元,紧急收入治疗数天,一般不超过1周;②急性与康复混合性脑卒中单元,紧急收入,根据病情需要康复数周或数月;③康复脑卒中单元,延迟1~2周收入,根据病情需要康复数周或数月;④脑卒中小组,在各类病房为脑卒中患者提供医疗服务。其中混合性和康复脑卒中单元已被证实能有效降低死亡率和残障率。

4.预防并发症 为了预防坠积性肺炎、泌尿系统感染、失用综合征等并发症的发生,应指导老人在急性期生命体征平稳时就进行被动运动,鼓励早期下床活动,日常生活活动尽量自己动手,必要时予以协助,尤其做好个人卫生。尽量避免导尿以免尿路感染。

（二）用药护理

老年脑梗死的治疗主要包括溶栓、抗凝、抗血小板聚集、降颅压。①尿激酶、重组型纤溶酶原激活剂等溶栓剂在起病3~6 h使用可使脑组织获得再灌注,但最严重的副作用是颅内出血,在使用期间应严密观察生命体征、瞳孔、意识状态的变化,以及有无其他部位出血倾向。②肝素等抗凝剂可减少短暂性脑缺血发作和防止血栓形成。

用药期间严密监测凝血时间和凝血酶原时间。肝素皮下注射拔针时应延长按压时间,以免出血。③抗血小板聚集药在急性期使用可降低死亡率和复发率,注意不能在溶栓或抗凝治疗期间使用,常用药物为阿司匹林、噻氯匹定和氯吡格雷。除了观察有无出血倾向外,长期使用阿司匹林可引起胃肠道溃疡,因此消化性溃疡患者应慎用。④大面积梗死可出现脑水肿和颅内压增高,需要应用脱水剂降颅压,常用药物有甘露醇、呋塞米、人血白蛋白。使用过程中应记录 24 h 出入量;严密监测心、肾功能;使用甘露醇降颅压时,应选择较粗血管,以保证药物的快速输入。

(三)心理护理

同情并理解老人的感受,鼓励老人表达内心的情感,指导并帮助老人正确处理面临的困难,对任何一点进步都要予以肯定,通过问题的解决证实老人的能力与价值;增强战胜疾病的信心。教会家属照顾老人的方法和技巧,引导家属为老人提供宽松和适于交流的氛围。

(四)健康指导

向患者及其家属讲解脑梗死的病因、表现、就诊时机及治疗和预后的关系。解释药物的使用方法及副作用。应适当限制脂肪、糖及盐的摄入,少喝咖啡,每餐进食七八分饱。同时保证营养摄入充分。指导患者穿宽松、柔软、棉质、穿脱方便的衣服,穿衣时先穿患侧后穿健侧,脱衣时顺序相反。不宜穿系带的鞋子。训练患者养成定时排便的习惯,如活动障碍,可利用便器在床上排便。可自行如厕者,要有人陪护,以便帮助患者穿脱裤子和观察病情。康复训练包括语言、运动及协调能力的训练。为患者提供述说熟悉的人或事的机会,创造良好的语言环境;运动功能的训练幅度由小到大,由大关节到小关节,尽早协助患者下床活动;协调能力训练主要是训练肢体活动的协调性,先集中训练近端肌肉的控制力,后训练远端肌肉的控制力,训练时要注意保证患者的安全。

【护理评价】

经过治疗和护理,患者是否达到:①日常生活自理能力逐渐恢复;②采取适当的交流方式表达自己;③没有意外伤害的发生;④老人无或少有并发症的发生。

老年脑出血

脑出血(intracerebral hemorrhage,ICH)指原发于脑实质内的非外伤性血管破裂出血,是影响老年人健康的最严重疾病。近年报道老年人患病率为 $250/10^6$,且患病率和病死率随年龄增长而增加,存活者中 80%～95% 遗留神经功能损害。

【护理评估】

(一)健康史

1.疾病史　脑出血患者 80%～90% 有高血压史,长期高血压可使脑小动脉管壁呈玻璃样变或纤维素样坏死,弹性降低,脆性增高;长期高血压还可使大脑中动脉的深支豆纹动脉、椎-基底动脉的旁正中动脉等形成微动脉瘤,当血压骤升:就会引起小动脉或动脉瘤的破裂出血。其次,动-静脉畸形血管破裂也是引起脑出血的基础病因。少数血液病、动脉炎、淀粉样血管病也会导致脑出血的发生。

2. 用药情况 评估是否使用影响凝血的药物,如患者使用溶栓药、抗凝剂或抗血小板药物,可在跌倒、外伤后引起脑出血的发生。

3. 诱发因素 寒冷、大便用力、饮酒过度、情绪激动等因素均可诱发。

(二)身心状况

1. 身体状况 由于脑细胞的代偿能力差,在出血范围相同的条件下,老年人临床表现较中青年严重,恢复差,死亡率高。

(1)神经功能缺失严重 老年人因为脑动脉硬化和脑组织萎缩,导致脑部供血不足。一旦脑出血,可产生更严重的神经功能缺损,意识障碍多见,癫痫发作率高。据报道,老年人脑出血后 60% ~80% 有意识障碍,约 50% 出现昏迷。

(2)颅内高压症状不典型 老年人因为脑组织萎缩,对额外颅内容物提供了场所,导致小到中量脑出血不会出现颅内高压的症状。

(3)并发症多 脑出血可引起下丘脑、边缘系统、血管调节中枢受累,同时做应激反应可使交感神经刺激强化,导致老年人心血管功能紊乱进一步加重,在急性期常出现心肌梗死、心律失常表现。另外,脑出血可影响到内分泌和凝血功能,可出现非酮症高渗性昏迷、血栓性静脉炎、应激性溃疡等并发症。

2. 心理-社会状况 与老年脑梗死相似。

(三)辅助检查

1. 头颅 CT 作为脑出血的首选检查,能清楚、准确地显示血肿的部位、大小、形态及周围组织情况。脑出血为边界清楚、均匀的高密度阴影。

2. 磁共振成像 对急性期的幕上及小脑出血诊断价值不如 CT,对脑干出血诊断率高。

3. 数字减影血管造影 适合于怀疑有脑血管畸形、动脉瘤及血管炎患者。

4. 经颅血管多普勒 可测定颅底动脉闭塞或狭窄的部位和程度,对血管狭窄引起的 TIA 诊断有帮助。

5. 脑脊液检查 仅适用于不能进行 CT 检查且临床无颅内压增高的患者。脑脊液呈洗肉水样。

【常见护理诊断/问题】

1. 急性意识障碍 与脑出血引起的大脑功能缺损有关。

2. 清理呼吸道无效 与意识障碍有关。

3. 潜在并发症:脑疝、上消化道出血、心肌梗死、肺部感染、压疮。

【护理目标】

1. 患者意识障碍程度逐渐减轻或意识清楚。

2. 患者气道通畅。

3. 患者未发生并发症,或并发症被及时发现并得到及时处理。

【护理措施】

(一)一般护理

1. 休息保持环境安静 患者抬高床头 15° ~30°绝对卧床休息,有烦躁、谵妄时加保护性床栏,必要时使用约束带适当约束。

2.氧疗护理　保持呼吸道通畅,必要时行气管插管或气管切开术。用鼻导管或面罩吸氧,维持动脉血氧饱和度在90%以上。

3.饮食与排泄　意识障碍、消化道出血者应禁食24～48 h,通过鼻饲保证每日营养需要量,同时每日输液量在2 000 ml左右,速度不能太快,每日补充氯化钾1～3 g。卧床期间保持大小便通畅,意识障碍者留置导尿,注意保持导尿管的通畅和清洁。

4.防治并发症　为了预防肺部感染,在做好呼吸道管理的同时,对合并意识障碍的老年患者可预防性使用抗生素,感染时则应根据痰培养及药敏试验选用抗生素。为防治应激性溃疡,除密切观察有无消化道出血征象外,可进行胃肠减压及预防性使用H2受体阻滞剂。另外,可通过定期更换体位、保持皮肤清洁等方法预防压疮。

(二)病情观察

发热者可通过戴冰帽、大血管处放置冰袋等方法物理降温,低温可降低脑代谢率,延迟ATP的消耗,并减少酸性代谢产物的堆积。持续心电监护,密切观察意识、瞳孔、生命体征、尿量等变化,警惕脑疝的发生。

(三)用药护理

常用降颅压药物为甘露醇,如患者合并心肾功能不全时可用呋塞米。对出血量较大、颅内压增高明显、意识障碍较重或有脑疝时还可选用地塞米松,但注意对合并糖尿病、消化道出血或严重感染的患者禁用糖皮质激素。降颅压药使用过程中注意事项同老年脑梗死。要根据高血压的原因决定是否使用降压药,如原来血压高、发病后血压更高者才使用降压药。收缩压在180 mmHg以内或舒张压在105 mmHg以内可观察而不使用降压药,血压不能降得太低,降压速度也不可太快,以免影响脑灌注压。对高血压性脑出血不主张使用止血药,如果是凝血机制障碍引起的脑出血或伴有消化道出血时可使用止血药,使用过程中应防止深静脉血栓的形成。

(四)心理护理

即使在急性期老人意识障碍时,也要及时安慰和鼓励患者,减轻患者的应激反应。同时做好家属的心理疏导,通过相关知识和技能的讲解增强其与患者合作战胜疾病的勇气和信心。

(五)健康指导

向患者及其家属介绍可加重病情和引起复发的诱因,指导在生活中尽量避免;指导患者及其家属预防和治疗引起脑出血的原发疾病,如高血压、高脂血症、糖尿病、肥胖症等。生活指导与康复训练,同老年脑梗死。

【护理评价】

经过治疗和护理,患者是否达到:①老人意识障碍逐渐改善;②呼吸道保持通畅;③无或少有并发症的发生。

同步练习

一、选择题

1.老年人适宜的居室温度应为　　　　　　　　　　　　　　　　　　　(　　)

A. 18～20 ℃   B. 20～22 ℃

C. 22～24 ℃   D. 24～26 ℃

E. 26～28 ℃

2. 老年期呼吸道的退行性变化不包括 （ ）

　　A. 吞咽功能失调,易发生误咽   B. 腺体萎缩,黏膜干燥

　　C. 肺泡残气量增加   D. 胸腔前后径增大

　　E. 呼吸道黏膜 SIgA 分泌增加

3. 老年便秘患者的饮食护理中不合理措施的是 （ ）

　　A. 食物宜切细煮软,少食多餐   B. 食用精制面粉和糖

　　C. 选用小米、薯类、玉米等杂粮   D. 防止偏食、进食太少

　　E. 足量饮水

4. 引起便秘的不正确因素是 （ ）

　　A. 饮食中有充足的膳食纤维   B. 饮水不足

　　C. 缺乏锻炼   D. 药物影响

　　E. 不按时排便

5. 62 岁老年女性,担任村内老年人秧鼓队组织工作,近日为迎接上级领导检查,压力很大,担心工作做不好,出现难以入睡、易醒。这位老年人的主要心理问题是 （ ）

　　A. 焦虑   B. 恐惧

　　C. 抑郁   D. 自卑

　　E. 悲观

6. 在对女性尿失禁老人做评估时,需要询问有无 （ ）

　　A. 老年性痴呆   B. 阴道手术史

　　C. 脑卒中   D. 脊髓疾患

　　E. 前列腺肥大

7. 下列关于 COPD 临床表现的描述中哪项不妥 （ ）

　　A. 早期症状可不明显   B. 咳嗽初期早晨重,以后晚上也明显

　　C. 听诊可有呼气延长   D. 有反复呼吸道感染史

　　E. 随疾病进展,急性发作次数减缓

8. 肺心病死亡首要原因是 （ ）

　　A. 肺性脑病   B. 酸碱失衡、电解质紊乱

　　C. 心律失常   D. 上消化道出血

　　E. 弥散性血管内凝血

9. 肺炎球菌患者使用抗生素后热退但又复升,应首先考虑为 （ ）

　　A. 机体免疫力低下   B. 机体营养状况不佳

　　C. 出现并发症   D. 细菌产生耐药

　　E. 抗生素剂量不足

10. 心绞痛发作时首要的护理措施是 （ ）

　　A. 立即描记心电图   B. 观察疼痛性质

　　C. 给予吸氧   D. 让患者坐下或卧床休息

　　E. 建立静脉通道

11. 急性心肌梗死患者应避免排便用力,其目的主要是防止 （ ）

　　A. 用力过度引起虚脱   B. 腹压加剧导致呕吐

　　C. 血压升高致脑出血   D. 诱发心律失常致猝死

　　E. 血流加速引起脑栓塞

12. 老年原发性高血压多见于 　　　　　　　　　　　　　　　　（　　）

    A. 40 ~ 49 岁 　　　　　　　　　　　B. 50 ~ 59 岁

    C. 60 岁以上 　　　　　　　　　　　D. 20 ~ 29 岁

    E. 30 ~ 39 岁

13. 老年慢性肾功能衰竭患者的临床症状多不典型,但相对较为明显的症状是 　（　　）

    A. 消化道系统症状 　　　　　　　　B. 心血管系统症状

    C. 血液系统症状 　　　　　　　　　D. 精神神经症状

    E. 电解质紊乱症状

14. 下列有关老年期的食管的变化不正确的是 　　　　　　　　　　（　　）

    A. 食管肌肉萎缩,收缩力减弱 　　　B. 颈椎骨刺增生

    C. 吞咽功能下降,食管体部蠕动亢进 　D. 上食管括约肌和下食管括约肌功能下降或
    不协调 　　　　　　　　　　　　　　　不协调

    E. 易出现胃食管反流病

15. 前列腺增生患者简便而重要的检查方法是 　　　　　　　　　　（　　）

    A. 尿流率测定 　　　　　　　　　　B. 直肠指诊

    C. PSA 测定 　　　　　　　　　　　D. 膀胱镜

    E. B 超

16. 男性,68 岁,诊断为糖尿病 2 年,因发热、腹泻 2 d,突发抽搐、昏迷。血糖 56.6 mmol/L,血钠
    156.6 mmol/L,血浆渗透压 356 mmol/L,尿糖+++,尿酮+。诊断考虑 　　（　　）

    A. 感染性昏迷 　　　　　　　　　　B. 应激性高血糖

    C. 脑血管意外 　　　　　　　　　　D. 糖尿病酮症酸中毒

    E. 高渗性非酮症糖尿病昏迷

17. 老年人骨质疏松症发生的根本原因是 　　　　　　　　　　　　（　　）

    A. 遗传因素 　　　　　　　　　　　B. 性激素功能减退

    C. 骨重建处于负平衡 　　　　　　　D. 护骨素表达能力下降

    E. 骨营养成分缺乏

18. 若老年脑梗死患者因为大面积梗死出现脑水肿,此时首选的治疗方案是 　（　　）

    A. 尿激酶静脉滴注 　　　　　　　　B. 低分子右旋糖酐静脉滴注

    C. 甘露醇静脉滴注 　　　　　　　　D. 胞磷胆碱静脉滴注

    E. 盐酸静脉滴注

二、病例分析题

1. 李某,女,78 岁,初中文化,工人。因反复咳嗽咳痰,气喘 26 年,加重 8 d,诊断为"慢性阻塞性
肺病急性加重,慢性肺源性心脏病"急诊收住院。入院身体评估:口唇发绀,喘息明显,端坐呼吸,咳
痰黏稠,不易咳出,双下肢凹陷性水肿。

问题:

(1) 请进一步完善护理评估资料。

(2) 该患者当前存在的主要护理诊断/问题是什么?

(3) 护理该患者的措施主要有哪些?

(4) 如何对其进行避免该病发作的病因和诱因指导?

2. 患者,男性,78 岁,大学文化,退休干部。因反复胸闷、胸痛 4 年余,加重 4 d。1 个月前于门诊
就诊,诊断为"冠心病",予以"抗心绞痛、抗血小板"等治疗。护理评估:体温 37.2 ℃,脉搏
82 次/min,呼吸 18 次/min,血压 110/75 mmHg,身高 1.68 m,体重 72 kg。双肺呼吸音清,未闻及明
显干湿啰音。心尖部无抬举性搏动,心前区未及震颤。双下肢无水肿。空腹血糖 9.2 mmol/L,总胆
固醇 7.1 mmol/L,甘油三酯 2.6 mmol/L。医疗诊断:冠状动脉粥样硬化性心脏病,心绞痛;糖尿病。

笔记栏

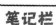

问题：

(1)请进一步完善护理评估资料。

(2)该患者当前存在的主要护理诊断/问题是什么？

(3)护理该患者的措施主要有哪些？

(4)如何对其进行避免该病发作的病因和诱因指导？

3.患者，李某，男，60岁。发现"血压升高"有6年余，时服时停降压药，血压波动比较大。现主诉视物模糊、起床时头晕。检查：体温37℃，脉搏102次/min，呼吸22次/min，血压180/118 mmHg，半卧位，神志清楚，焦虑不安，两肺底闻及湿啰音，心尖搏动位于左侧第6肋间锁骨中线外1 cm，心律齐。其余检查未见明显异常。

问题：

(1)该患者可能的临床诊断有哪些？

(2)该患者目前主要的护理诊断/问题是什么？

4.患者，刘某，66岁。1个月前出现视物模糊，无头痛头晕，查空腹血糖为16.64 mmol/L，糖化血红蛋白为10.7%，入住医院。患者10年前无明显诱因出现了多饮、多食、多尿，伴体重下降10 kg，至当地医院查空腹血糖为11.3 mmol/L，诊断为"2型糖尿病"，给予二甲双胍口服片和达美康治疗（具体剂量不详）。治疗1个月后，测空腹血糖6.3 mmol/L，刘先生觉得糖尿病治疗很简单，并不像别人所说的那么可怕。因此，对治疗不积极，也不正规，1年前出现下肢麻木，未予重视。

问题：

(1)该患者目前存在哪些护理问题？

(2)针对患者目前的情况，你将采取哪些护理措施？

(赵琳琳　张　静)

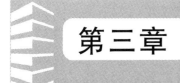

老年人的心理健康

案例

李某,79岁,轻度老年期痴呆1年。近1个月来,李某有时会一边说"回家",一边就要出门,对家人的解释置之不理。家人因此十分困惑和烦恼,不清楚李某为何会如此,向社区卫生服务中心护士求助。

问题:

1. 社区护士可应用什么理论向家属解释李某的行为?
2. 社区护士可向家属提供哪些护理指导?
3. 了解老化的心理学理论。

进入老年期,各种生理功能逐渐衰退,并常常面临社会角色的改变、疾病、丧偶等生活事件,老年人必须努力面对和适应这些事件。如果适应不良,则常可导致一些心理问题,甚至出现严重的精神障碍,损害老年人的健康,降低生命质量。随着老龄化的快速发展,老年人的心理精神卫生必须受到高度关注,以促进健康老龄化。

第一节　老化的心理学理论

老化的心理学理论重点研究和解释老化过程对老年人的认知思考、心智行为与学习动机的影响。老化理论指出老化不仅受生物因素,还受社会性因素的影响,也涉及如何运用适应能力来控制行为或自我调节。

目前并没有一种心理学理论专门研究和解释老年期的特有现象,早期的老化理论大多只注重生物学观点的研究,直到20世纪初,才逐渐出现社会及心理方面的理论发展。较多应用于老年护理研究与实践的心理学理论主要有人格发展理论和自我效能理论。这些理论可以帮助护士理解老年人的心理特点及其对健康的影响,理解由此发生的老年期特殊行为改变,制订出更为合理的"以人为中心"而非单纯"以疾病为中心"的护理计划。

一、人格发展理论

人格是指人与人之间在心理与行为上的差异。弗洛伊德于19世纪末20世纪初创立了科学心理学史上的第一个人格心理学体系，即精神分析，又称发展理论。弗洛伊德认为，婴幼儿期是人格发展的最重要阶段，一个人出生之后长到6岁时，其人格的基本模式就大致形成了。他强调婴幼儿期的生活经验对人格发展的重要意义，认为一个成人的人格适应问题，追根溯源常可以从其童年生活中找到原因，主张人格发展经历5个阶段，即口唇期、肛门期、性蕾期、潜伏期和生殖期。这一理论至今在老年护理实践中仍有应用，比如用回归口唇期来解释老年痴呆患者的"异食癖"行为问题。

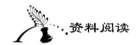资料阅读

西格蒙德·弗洛伊德

西格蒙德·弗洛伊德(Sigmund Freud,1856—1939年)奥地利精神病医师、心理学家、精神分析学派创始人。1873年进入维也纳大学医学院学习,1881年获医学博士学位。1882—1885年在维也纳综合医院担任医师,从事脑解剖和病理学研究。1895年正式提出精神分析的概念。1899年出版《梦的解析》,被认为是精神分析心理学的正式形成。1919年成立国际精神分析学会,标志着精神分析学派最终形成。

不过，弗洛伊德的理论忽略了人格发展的终身性。20世纪30年代，出现了以卡伦·霍妮(Karen Horney)、弗洛姆(Eric Fromm)和艾瑞克森等为代表的美国新精神分析学派，他们的理论虽然侧重点不同，但有一个基本共同点，即重视自我在人格结构中的作用，强调社会文化因素对人格形成发展的作用。其中艾瑞克森提出的以自我为核心的人格发展的心理社会理论在老化的研究和实践中应用最为普遍。

艾瑞克森认为人格是终身发展的，人格的发展必须包括机体成熟、自我成长和社会关系3个不可分割的过程。每一个过程必须以其他两个过程为前提，在不断交互作用中向前发展。因此，根据这3个过程的演化，他将人格发展从出生到死亡分为8个主要的阶段：婴儿期、幼儿期、学龄前期、学龄期、少年期、青年期、成年期和晚年期，表明一个完整的过程。艾瑞克森创造性地提出了人格发展的后3个阶段，描述了人格的终身发展过程。他认为，老年期的任务是发展自我整合，否则会出现绝望。他认为老年人在此期会回顾自己过去的经历，寻找生命价值，以便接受渐进死亡的事实。老年人会努力达到一种统合感，一种生命的凝聚及完整感。若未达成，则感到彻底的绝望。自我整合也是接纳生命的意思，这是前7个阶段的成熟期，包含完整的意思，表示能以成熟的心灵和威严，不畏惧死亡的心态来接纳自己，做自我肯定，也意味着对过去所发生的事件，不心存懊悔，且对未来生活充满乐观和进取的心态，学习面对死亡。绝望是接纳生命的反面，是指个体在老年时期觉得其一生不如意，但时间又太匆促，没有机会

重新选择可以接受的生活,以后也不会有什么值得追求的,而充满失望和无力感。艾瑞克森认为绝望之所以发生,是由于心智不够成熟,而成熟的心智是建立在生命的各个发展阶段。因此,老年人能否成功整合和其人生早期发展任务的成功与否有关。老年人的发展危机,常常也是其个人所经历的许多心理社会危机的顶峰。

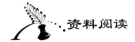资料阅读

　　爱利克·艾瑞克森是美国精神病学家,著名的发展心理学家和精神分析学家。他提出人格的社会心理发展理论,把心理的发展划分为八个阶段,指出每一阶段的特殊社会心理任务;并认为每一阶段都有一个特殊矛盾,矛盾的顺利解决是人格健康发展的前提。

　　1963年,Butler根据艾瑞克森的心理社会发展理论和Atchley的持续理论提出了怀旧治疗的设想。怀旧治疗又称回忆疗法,现已作为一种有效的护理干预措施被美国护理措施分类系统(nursing intervention classification,NIC)收录,成为老年护理专科领域的核心措施之一。其被定义为:运用对过去事件、感受和想法的回忆,以促进人们改善情绪、提高生活质量或适应目前环境。怀旧治疗可分为基本层次和深入层次的怀旧治疗。前者主要着重于鼓励老年人重温过去的事件和经验,重新感受该事件带给他们的喜怒哀乐;以及鼓励老人与他人分享这些经验,以增进彼此了解,强化相互关系。深入层次的怀旧即"人生回顾"(life review),主要通过帮助老年人回忆过去的人生困难或挫折,协助他们接纳自己的过去,确认自己一生的价值,从而能坦然面对将来的死亡。Butler认为怀旧是老年人人生回顾的正常方式,老年人回顾是不断地回溯过去的人生体验,重新回忆过去尚未解决的矛盾冲突。如果老年人成功地将这些矛盾、冲突、恐惧等重新整合起来,对其人生将会具有很重要的意义。由于老年人习惯于通过回忆过去,使用熟悉的知识技能和思维方式来培养稳定的行为模式,以此应对老化。回忆疗法通过分析和评价的观点来回顾过去,帮助老年人达到自我整合,并将过去的生活视为有意义的经验,从中获得人生的满足感及自我肯定。

二、自我效能理论

　　自我效能由美国心理学家、社会学习理论的创始人班杜拉(Bandura)于1977年提出。1986年,班杜拉在其著作《思想和行为的社会基础》中,对自我效能感做了进一步的系统论述,使该理论的框架初步形成。自我效能是社会学习理论框架中的一个核心概念,是个体对自己执行某一特定行为的能力大小的主观判断,即个体对自己执行某一特定行为并达到预期结果的能力的自信心。班杜拉认为,人类的行为不仅受行为结果的影响,而且受人对自我行为能力与行为结果的期望的影响。他发现,即使个体知道某种行为会导致何种结果,但也不一定去从事这种行为或开展某项活动,而是首先

要推测一下自己行不行,有没有实施这一行为的能力与信心。这种推测和估计的过程,实际上就是自我效能的表现。所以,人的行为既受结果期望的影响,更受自我效能期望的左右,自我效能是人类行为的决定性因素。

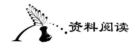资料阅读

阿尔伯特·班杜拉

阿尔伯特·班杜拉是美国当代著名心理学家,新行为主义的主要代表人物之一,社会学习理论的创始人。他所提出的社会学习理论是在与传统行为主义的继承与批判的历史关系中逐步形成的,并在认知心理学和人本主义心理学几乎平分心理学天下的当代独树一帜,影响波及实验心理学、社会心理学、临床心理治疗以及教育、管理、大众传播等社会生活领域。他认为来源于直接经验的一切学习现象实际上都可以依赖观察学习而发生,其中替代性强化是影响学习的一个重要因素。有人称他为社会学习理论的奠基者、社会学习理论的集大成者或社会学习理论的巨匠。

自我效能被广泛应用于理解人的健康行为和促进行为改善方面。班杜拉自己也对自我效能对健康行为的影响进行了大量的研究,认为自我效能感可以直接通过影响健康目标、结果预期、社会结构性的健康行为促进和妨碍因素而间接影响人的健康行为(图3-1)。

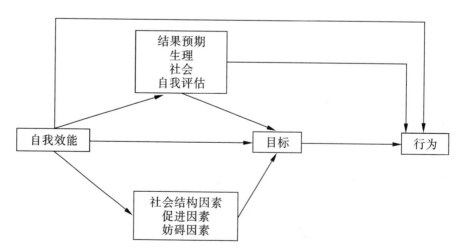

图3-1　自我效能感直接和间接影响健康行为习惯的结构路径

提高自我效能作为一种有效的护理干预措施,已被 NIC 收录,成为老年护理专科领域的核心措施之一,其定义:增强个人对执行健康行为能力的自信心。老年人由于年龄增长及生理性老化现象的出现,与青年人相比,其自我效能感显著下降,特别表现

在记忆和学习等方面。这种自我效能感的下降,会直接或间接影响老年人的健康行为习惯或疾病康复的信心。例如,有些老年人因为对自己的体能耐力缺乏信心,而不愿意参加户外活动;而另一些老年人可能因为记忆下降、反应力减弱,不愿与他人交往,刻意减少外出及活动。护士可以自我效能理论为指导,分析影响老年人有效活动的原因,并有针对性地设计促进老年人活动的干预项目。

第二节 老年人心理特点及影响因素

 案例

> 患者,女,70岁,独居老人。主诉近日记忆力减退、忘事,浑身难受,不能躺,不能坐,不愿吃,不能睡,不能干活等。症状与辅助检查:头胀,额头冒汗,但颅脑CT无异常;胸口发堵,但24 h动态心电图无异常;厌食,胃胀气,但胃肠透视、胃镜检查无异常;血化验正常。患者偶有血压、血糖偏高,但无病史,与痛苦程度也不符。提示无器质性病理改变的疼痛、紧缩感、颤抖、出汗、头晕、气短、恶心、腹痛、衰弱等。
>
> 问题:
>
> 1.该患者可能出现的心理问题有哪些?
>
> 2.如何解释患者目前的心理特点?

大量研究表明,老年期的心理伴随生理功能的减退而出现老化,使某些心理功能或心理功能的某些方面出现下降、衰退,而另一些心理功能或心理功能的某些方面仍趋于稳定,甚至产生新的适应代偿功能,从而使老年人从整体上能适应良好。然而,有很多因素可能影响老年人的心理,致使部分老年人出现一些心理问题。针对老年人常见的心理问题,须采取有的放矢的措施维护和促进老年人的心理健康。

一、老年人的心理特点

老年期的心理变化伴随着生理功能的退化而出现老化,研究老年人的心理特点主要从感知觉、记忆、智力、思维等几个方面进行分析。

(一)感知觉的变化

随着年龄的增长,老年人的视觉逐渐老化,大多数人50岁后出现眼睛老花现象,这与老年人眼睛角膜变暗、瞳孔变小、晶状体变厚、玻璃体混浊等变化有关;老年人听力下降,有的有明显重听,这与老年人中耳骨质增生、听觉系统血管萎缩、血流量减少及能量代谢率降低密切相关。另外,嗅觉、味觉等其他感觉,也都随着衰老而减退。这些都会给老年人的生活和社交活动带来诸多不便。例如,由于听力下降,容易误听、误解他人的意思,出现敏感、猜疑,甚至出现心因性偏执观念。知觉一般尚能保持,只是易发生定向力障碍,影响其对时间、地点、人物的辨别。

（二）记忆的变化

记忆是指一个人感知或经历过事情的印象在脑内的识记、保持及恢复的一种心理过程。神经递质乙酰胆碱影响着人的学习记忆，老年人可能是由于中枢胆碱能递质系统的功能减退，记忆能力减退。老年人的记忆特点：有意记忆为主，无意记忆为辅；近事容易遗忘，而远事记忆尚好；再认能力可，回忆能力相对较差，有命名性遗忘；机械记忆不如年轻人，在规定时间内速度记忆衰退，但理解性记忆、逻辑性记忆常不逊色。此外，记忆与人的生理因素、健康精神状况、记忆的训练、社会环境等相关，老年记忆减退存在个体差异，出现有早有晚，速度有快有慢，程度有轻有重。因此，如果老年人注意自我保健，坚持适当的脑力锻炼和记忆训练，是可以延缓记忆减退的。

（三）智力的变化

智力是学习能力或实践获得的能力，人的智力与个体因素（如身体状况等）、社会环境因素（文化水平、职业等）有关。老年人神经系统变化主要是脑组织逐渐萎缩，脑重量减轻，体积变小，引起老年人智力降低。主要表现在操作智商有明显的衰退而语言智商的衰退不明显，尤其在分析、综合、归纳、概括、判断及推理方面的能力，会因多年生活的磨炼和经验而显得比青年人运用得好。因此，老年人智力发展存在不平衡趋势，具有多维性和多向性特点，有很大的可塑性。老年人若加强体力、脑力锻炼，保持良好的心态和良好的社会交往，戒除不良嗜好，这些都将有助于延缓老年人的智力衰退。

（四）思维的变化

思维是人脑间接地、概括地对客观事物的反映，是人类认识过程的最高形式，是更为复杂的心理活动。在老化过程中，思维衰退出现较晚，尤其是与自己熟悉的专业相关的思维能力在年老时仍能保持。但是，老年人由于在感知和记忆方面的减退，在概念、逻辑推理和解决问题方面的能力有所衰退，尤其是思维的敏捷度、灵活性、流畅性、变通性及创造性比中青年期差。

（五）人格的变化

人到了老年期，人格（即人的特性或个性，包括性格、兴趣、爱好、倾向性、价值观、才能和特长等）也逐渐发生相应改变，如由于记忆减退，说话唠叨，再三叮嘱，总怕别人和自己一样忘事；学习新事物的能力降低、机会减少，故多根据老经验办事，保守、固执、刻板，因把握不住现状而易怀旧和发牢骚等；对健康和经济的过分关注与担心易产生不安与焦虑。

（六）情感的变化

情感是人们对于客观事物态度的一种体验。情感是一种复杂的心理功能，与人的需要密切相关。人的需要得到满足，便产生正性情绪，如高兴、愉快等，对人的健康是有利的。如需要得不到满足，则易产生负性情绪，如抑郁、焦虑等，易促发疾病或导致病情恶化。一般来说，若老年人的需要得到满足，情绪是积极乐观的，但如果老年人不能适应已改变的社会角色、社会地位以及经济的变化等，就会产生消极情绪。老年人情感的变化主要取决于他所处的生活环境状况、需要满足的情况以及本人的文化素养。老化过程中情感活动是相对稳定的，即使有变化也是生活条件、社会地位变化所造成的,并非年龄本身所决定的。随着社会经济的发展,老年人生活条件的改善及保障,对离退休生活的快速适应,老年人的情感活动与中青年的差别会越来越小。

二、老年人心理变化的影响因素

(一)各种生理功能减退

随着年龄的增加,各种生理功能减退,出现老化现象,如神经组织,尤其是脑细胞逐渐发生萎缩并减少,神经递质功能减退,导致精神活动减弱、反应迟钝、记忆力减退,尤其表现在近期记忆方面。视力及听力也逐渐减退,感知觉随之降低。根据马斯洛的需求层次理论分析,老年人身体有各种疾病其安全需求未得到满足,其心理就会失衡,容易形成错误的认知。

(二)社会地位的变化

进入老年,退出家庭的主角地位,退出社会的工作岗位,这种角色及地位的改变易使老年人感觉到被重视程度及被尊重程度下降,进而产生无用感、自卑感,影响心理健康。另外,退休居家的老人逐渐狭窄的交友圈现状易使老年人与现代社会逐渐脱轨。老年人朋友圈中一旦有人身体疾病加重、去世都会影响朋友圈内老年人的情绪,容易加重老年人孤独、抑郁、烦躁等消极情绪,从而影响老年人心理健康。

(三)家庭关系及经济状况

离退休后老年人主要活动场所由工作单位转为家庭,一个和谐的家庭预示着家庭成员间关系良好,家庭成员间沟通顺畅。和睦的家庭氛围是老年人心情舒畅的源泉,即使有病痛,经济不景气,和谐的家庭氛围也会克服这些物质上的障碍而使老年人得到精神上的满足。亲友去世或者一些重大变故都会影响老年人脆弱的心灵,并且老年人容易联想自身,产生畏惧感,甚至连这样的消息都会影响到老年人心理。家庭经济状况对于老年人心理健康也有一定的影响,对于经济的忧心普遍存在于老年人群体中,因此而产生无用感、自卑等消极心理情绪,影响心理健康。

(四)营养状况

为维持人体组织与细胞的正常生理活动,需足够的营养,如蛋白质、糖、脂肪、水、盐类、微量元素、维生素等都是必需的营养物质。当营养不足时,尤其是神经组织及细胞缺乏营养时,常可出现精神不振、乏力、记忆力减退、对外界事物不感兴趣,甚至发生抑郁及其他精神神经症状。

(五)体力或脑力过劳

体力及脑力过劳均会使记忆减退、精神不振、乏力、思想不易集中,甚至产生错觉、幻觉等异常心理。

(六)疾病

有些疾病会影响老年人的心理状态,如脑动脉硬化,使脑组织供血不足,脑功能减退,促使记忆力减退加重,晚期甚至会发生老年期痴呆等。脑卒中等又常可使老年人卧床不起,生活不能自理,以致产生悲观、孤独等心理状态。因此,应积极防治各种疾病,以使老年人保持良好的心理状态。

三、老年人心理发展的主要矛盾

（一）角色转变与社会适应的矛盾

角色适应问题是老年人离退休伴随的矛盾。退休、离休虽然是一种正常的角色变迁，但不同职业群体的人们，对离退休的心理感受是大不一样的。退休工人退休前后的心理感受变化不大，情绪较为稳定。他们退休后摆脱了沉重的体力劳动，有更充裕的时间料理家务、消遣娱乐和结交朋友，并且有足够的退休金和公费医疗，所以内心比较满足，情绪较为稳定，社会适应良好。但离退休干部的情况则相反，老干部在离退休之前，有较高的社会地位和广泛的社会联系，其生活的重心是机关和事业，退休、离休以后，从昔日紧张有序的工作中突然松弛下来，生活的重心变成了家庭琐事，广泛的社会联系骤然减少，并因无所事事的现状与他们强烈的社会责任感发生冲突而使他们感到很不习惯、很不适应。可见，角色转变与社会适应的矛盾，在离退休干部中比较突出，是一个值得认真研究的问题。

（二）老有所为与身心衰老的矛盾

具有较高的价值观念和理想追求的老年人，通常在离开工作岗位之后，都不甘于清闲。他们渴望在有生之年，能够再为社会多做一些工作，"退而不休""老有所为"。然而，很多年高志不减的老年人，身心健康状况并不理想。他们有的机体衰老严重，有的身患多种疾病，有的感知、记忆、思维等心理能力衰退明显。这些使得这些老年人在志向与衰老之间形成了矛盾，有的人还为此而陷入深深的苦恼和焦虑之中。这样，就使这类老年人在志向与衰老之间形成了矛盾。

（三）老有所养与经济保障不充分的矛盾

根据国外的一些研究，缺乏独立的经济来源或可靠的经济保障，是老年人心理困扰的重要原因。一般来说，由于缺乏经济收入，社会地位不高，这类老年人容易产生自卑心理；他们性情也比较郁闷，处事小心，易于伤感。如果受到子女的歧视或抱怨，性格倔强的老年人，常常会滋生一死了之的念头。所以，老有所养与经济保障不充分的矛盾，既是一个社会问题、社会矛盾，也是一个心理问题。

（四）安享天伦之乐与空巢家庭的矛盾

家庭是老年人生活的主要场所，是其情感和精神的重要寄托。但目前家庭结构小型化、城市化进程加快以及传统家庭观念的改变都造成了空巢老年人数量的快速增长，使老年人过去那种儿孙绕膝、享受天伦之乐的观念受到严重冲击，导致老年人深感孤独、寂寞，有的还产生抑郁自杀。

（五）安度晚年与生活变故的矛盾

老年人都希望平平安安、幸福美满地度过晚年，而且大多数老年人都希望健康长寿，但这种美好愿望与实际生活中的意外打击、重大变故，往往形成强烈的对比和深刻的矛盾。当老人突然遇到丧偶的打击，若是缺乏足够的社会支持，会很快垮掉，甚至导致早亡。除丧偶之外，夫妻争吵、亲友亡故、婆媳不和、突患重病等生活事件，对老年人的心灵打击也十分严重。

第三节　老年人心理健康的评估

案例

　　丁阿姨,65岁,丧偶,近日情绪低落、忘事、烦躁不安,在家属陪同下到社区卫生服务中心就诊。家属主诉母亲丁某在父亲离世后经常沉默不语,一人坐在床上对着父亲相片哭泣,有时又会烦躁不安,手抖,牙齿打战,一个人在屋里紧张踱步。近日发现认知状态也出现改变,经常忘事,说不出家中常用物品的名字。

　　问题:

　　1.患者出现了什么心理问题?

　　2.该如何评估患者目前的心理问题程度?

　　进入老年期,在应对各种生活事件的过程中,老年人常有一些特殊的心理活动,表现出老年期特有的个性心理。老年人的心理健康状况直接影响其躯体健康和社会功能状态,是实现健康老龄化不可缺少的维度之一。老年人的心理健康状况常从认知能力、情绪和情感、压力与应对等方面进行评估。

一、认知的评估

　　认知是人们认识、理解、判断、推理事物的过程,通过行为、语言表现出来,反映了个体的思维能力。认知功能对老年人是否能够独立生活以及生活质量起着重要的影响作用。老年人认知的评估包括思维能力、语言能力以及定向力三个方面。在已经确定的认知功能失常的筛选测试中,最普及的测试是简易智力状态检查(mini-mental state examination, MMSE)和简易操作智力状态问卷(short portable mental status questionnaire, SPMSQ)。

(一)简易智力状态检查

　　由 Folsten 于1975年编制,主要用于筛查有认知缺损的老人,适合于社区老年人群调查。

　　1.量表结构和内容　该量表共19项,30个小项,评估范围包括时间定向、地点定向、语言即刻记忆、注意和计算能力、短期记忆、物品命名、重复能力、阅读理解、语言理解、语言表达、绘图等11个方面(见附录5)。

　　2.评定方法　评定时,向被试者直接询问,被试者回答或操作正确记"1",错误记"0",拒绝或说不会做记"9"和"7"。全部答对总分为30分。

　　3.结果解释　简易智力状态检查的主要统计量是所有记"1"的项目(和小项)的总和,即回答或操作准确的项目和小项数,称为该检查的总分,范围是0~30分。认知障碍的分界值与受教育程度有关,文盲≤17分,小学程度≤20分,中学程度(包括中专)≤22分,大学程度(包括大专)≤23分,若测量结果低于分界值,可认为被测量者

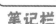

有认知功能缺损。

(二)简易操作智力状态问卷

由 Pfeiffer 于 1975 年编制,适用于评定老年人认知状态的前后比较。

1. 问卷的结构与内容　问卷评估包括定向、短期记忆、长期记忆和注意力 4 个方面 10 项内容,如"今天是星期几?""今天是几号?""你在哪里出生?""你家的电话号码是多少?""你今年几岁?""你的家庭住址?",以及由被测试者 20 减 3 再减 3,直至减完的计算。

2. 评定方法　评定时,向被试者直接询问,被试者回答或操正确记"1"。

3. 结果解释　问卷满分 10 分,评估时需要结合被测试者的教育背景做出判断。错 2～3 项者,表示认知功能完整;错 3～4 项者,为轻度认知功能损害;错 5～7 项者,为中度认知功能损害;错 8～10 项者,为重度认知功能损害。受过初等教育的老年人允许错 1 项以上,受过高等教育的老年人只能错 1 项。

二、情绪与情感评估

情绪和情感直接反映人们的需求是否得到满足,是身心健康的重要标志。老年人的情绪纷繁复杂,焦虑和抑郁是最常见也是最需要进行干预的情绪状态。

(一)焦虑

焦虑(anxiety)是个体感受到威胁时的一种紧张的、不愉快的情绪状态,表现为紧张、不安、急躁、失眠等,但无法说出明确的焦虑对象。常用的评估方法有以下 3 种。

1. 访谈与观察　询问、观察老年人有无焦虑的症状。

2. 心理测试　可用于老年人焦虑评估的常用量表,其中使用较多的为汉密尔顿焦虑量表、状态–特质焦虑问卷。

(1)汉密尔顿焦虑量表　由 Hamilton 于 1959 年编制,是广泛用于评定焦虑严重程度的他评量表(见附录 6)。

1)量表的结构和内容:该量表包括 14 个条目,分为精神性和躯体性两大类,各由 7 个条目组成。前者为第 1～6 项,第 14 项;后者为第 7～13 项。

2)评定方法:采用 0～4 分的 5 级评分法,各级评分标准:0 = 无症状;1 = 轻度;2 = 中等,有肯定的症状,但不影响生活与劳动;3 = 重度,症状重,须进行处理或影响生活和劳动;4 = 极重,症状极重,严重影响生活。由经过训练的两名专业人员对被测者进行联合检查,然后各自独立评分。除第 14 项须结合观察外,所有项目均根据被测者的口头叙述进行评分。

3)结果解释:总分超过 29 分,提示可能为严重焦虑;超过 21 分,提示有明显焦虑;超过 14 分,提示有肯定的焦虑;超过 7 分,可能有焦虑;小于 7 分,提示没有焦虑。

(2)状态–特质焦虑问卷(STAI)　由 Spieberger 等编制的自我评价问卷,能直观地反映被测者的主观感受(见附录 7)。Cattell 和 Spieberger 提出状态焦虑和特质焦虑的概念,前者描述一种不愉快的情绪体验,如紧张、恐惧、忧虑和神经质,伴有自主神经系统的功能亢进,一般为短暂性的;而后者用来描述相对稳定的,作为一种人格特质且具有个体差异的焦虑倾向。

1)量表的结构和内容:该量表包括 40 个条目,第 1～20 项为状态焦虑量表,21～

40项为特质焦虑量表。

2)评定方法:每一项进行1~4级评分(状态焦虑:①完全没有;②有些;③中等程度;④非常明显。特质焦虑:①几乎没有;②有些;③经常;④几乎总是如此)。由受试者根据自己的体验选择最合适的分值。凡正性情绪项目均为反序计分,分别计算状态焦虑量表与特质焦虑量表的累加分,最小值20分,最大值80分。

3)结果解释:状态焦虑量表与特质焦虑量表的累加分,反映状态或特质焦虑的程度。分值越高,说明焦虑程度越严重。

3. 焦虑可视化标尺技术 请被评估者在可视化标尺相应位点上标明其焦虑程度(图3-2)。

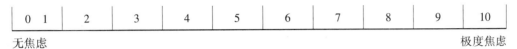

| 0 1 | 2 | 3 | 4 | 5 | 6 | 7 | 8 | 9 | 10 |

无焦虑   极度焦虑

图3-2 焦虑可视化标尺

(二)抑郁

抑郁(depression)是个体失去某种其重视或追求的东西时产生的情绪状态,其特征是情绪低落,甚至出现失眠、悲哀、自责、性欲减退等表现。常用的评估方法有以下3种。

1. 访谈与观察 通过询问、观察,综合判断老年人有无抑郁情绪存在。

2. 心理测试 可用于老年人抑郁评估的量表,其中流调中心用抑郁量表在社区人群健康调查中应用广泛,汉密尔顿抑郁量表、老年抑郁量表是临床上应用简便并且已被广泛接受的量表。

(1)汉密尔顿抑郁量表 由Hamilton于1960年编制,是临床上评定抑郁状态时应用最普遍的量表(见附录8)。

1)量表的结构和内容:汉密尔顿抑郁量表经多次修订,版本有17项、21项和24项3种。本书所列为24项版本。

2)评定方法:所有问题指被测者近几天或近1周的情况。大部分项目采用0~4分的5级评分法。各级评分标准:0=无,1=轻度,2=中度,3=重度,4=极重度。少数项目采用0~2分的3级评分法,其评分标准:0=无,1=轻中度,2=重度。由经过训练的两名专业人员对被测者进行联合检查,然后各自独立评分。

3)结果解释:总分能较好地反映疾病的严重程度,即病情越重,总分越高。按照Davis JM的划界分,总分超过35分,可能为严重抑郁;超过20分,可能是轻或中等度的抑郁;如小于8分,则无抑郁症状。

(2)老年抑郁量表 由Brink等于1982年创制,是专用于老年人的抑郁筛查表(见附录9)。

1)量表的结构和内容:该量表共30个条目,包含以下症状:情绪低落、活动减少、易激惹、退缩痛苦的想法以及对过去、现在与将来的消极评分。

2)评定方法:每个条目要求被测者回答"是"或"否",其中第1、5、7、9、15、19、21、27、29、30条用反序计分(回答"否"表示抑郁存在)。每项表示抑郁的回答得1分。

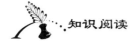知识阅读

老年抑郁量表简表(Geriatric Depression Scale,GDS-15)由 Brink 等 1982 年根据 GDS-30 简化,共 15 个项目,分别了解老人有无抑郁及抑郁程度,更适合注意力无法长时间集中的高龄老年人。选项为"是"或"否",得分 1 和 0 分,最高分为 15 分,<6 分表示无抑郁,6～9 分表示轻度抑郁,10～15 分表示中重度抑郁。

3)结果解释:该表可用于筛查老年抑郁症,但其临界值仍然存在疑问。用于一般筛查目的时建议采用:总分 0～10 分,正常;11～20 分,轻度抑郁;21～30 分,中重度抑郁。

3. 抑郁可视化标尺技术　请被评估者在可视化标尺相应位点上标明其抑郁程度(图 3-3)。

0 1	2	3	4	5	6	7	8	9	10

无抑郁 　　　　　　　　　　　　　　　　　　　　　　　　极度抑郁

图 3-3　抑郁可视化标尺

第四节　老年人常见心理问题及护理

案例

　　杨某,女,60 岁,退休职工,有一个儿子。去年,儿子结婚后搬到单位分的新房另住。按理说完成了社会工作和养育子女的义务,杨某应该轻松愉快地安享晚年,可自从儿子离开家后,杨某便思维迟钝,郁郁寡欢,成天闭门发呆,愁眉不展,不同亲友往来,连老伴找她说话,她也不太理,拉她出去参加老年人的活动,她也不去,时常自个唠叨说别人对她冷淡,这个世界上人情淡漠,孤苦伶仃地活着没有什么意思。同时杨某失眠、早醒、睡眠质量差、头痛、乏力、食欲不振、心慌气短、消化不良。更为严重的是,她总是觉得自己的身子发硬,腿脚越来越不灵便,而自己的腰还总是弯的,每天一点精神都没有,而且还时常胡思乱想。

　　问题:

　　1. 该患者可能出现的心理问题有哪些?

　　2. 社区护士可向患者及家属提供哪些护理指导?

一、老年焦虑症患者的护理

经常看到有些老年人心烦意乱,坐卧不安,有的为一点小事而提心吊胆,紧张恐惧。这种现象在心理学上即为焦虑,严重者称为焦虑症。老年焦虑症是发生在老年期以焦虑、紧张等情绪障碍伴有自主神经系统症状和运动不安等为特征的一种病症。焦虑症的产生与机体的素质和环境有密切的关系。因此,在确立诊断前须排除器质性疾病引起的焦虑。护士在评估时,除观察患者外显的症状外,还应仔细聆听患者对其精神、情绪的主观描述,并应用专业技术判断患者目前的焦虑程度和可能的内、外压力源对患者日常生活所带来的影响程度。

【护理评估】

(一)健康史

焦虑症是临床老年人常见的精神障碍疾病,以思维迟缓、情绪低落和思维内容障碍、躯体不适以及睡眠出现障碍为主要特征。在患慢性躯体疾病的情况下,其发病率进一步升高,严重影响着老年人的身心健康和生活质量。主要的致病因素包括下列几个方面。

1. 心理社会因素 心理因素和社会因素是发病的主要因素,轻微的挫折和不满等精神因素可为诱发因素。心理分析学派认为,焦虑症是由于过度的内心冲突对自我威胁的结果。有学者认为焦虑是一种习惯性行为,由于致焦虑刺激和中性刺激间的条件性联系使条件刺激泛化,形成广泛的焦虑。老年人离开工作岗位后,社会活动空间缩小,人情的冷漠,使人感到自己的渺小和无能为力,再加上各种应激事件,如离退休、丧偶、丧子、经济窘迫、家庭关系不和、搬迁、社会治安以及日常生活常规的打乱等,常使其对前途充满担忧。

2. 性格因素 某些特殊性格类型的人格是该症发病的素质基础。如某些人格表现为自卑、自信心不足、胆小怕事、谨小慎微、对轻微挫折或身体不适容易紧张、焦虑或情绪波动。这种类型的人格是焦虑症的性格基础。

3. 生理因素 焦虑反应的生理学基础是交感和副交感神经系统活动的普遍亢进,常有肾上腺素和去甲肾上腺素的过度释放。躯体变化的表现形式取决于患者交感、副交感神经功能的特征。如某些老年人体弱多病,行动不便,力不从心,或者某些疾病如抑郁症、痴呆、甲状腺功能亢进、低血糖、体位性低血压等,以及某些药物副作用,如抗胆碱能药物、咖啡因、β 受体阻滞剂、皮质类固醇、麻黄碱等均可引起焦虑反应。

4. 遗传因素 在焦虑症的发生中起重要作用,其血缘亲属中同病率为15%,远高于正常居民;双卵双生子的同病率为25%,而单卵双生子为50%,有人认为焦虑症是环境因素通过易感因素共同作用的结果,易感因素是由遗传决定的。

(二)身心状况

1. 身体状况 焦虑症可分为急性焦虑和慢性焦虑两大类。急性焦虑主要表现为急性惊恐发作。患者常突然感到内心焦灼、紧张、惊恐、激动或有一种不舒适感觉,由此而产生牵连观念、妄想和幻觉,有时有轻度意识迷惘。急性焦虑发作一般可以持续几分钟或几小时。病程一般不长,经过一段时间后会逐渐趋于缓解。慢性焦虑症,其焦虑情绪可以持续较长时间,其焦虑程度也时有波动。老年慢性焦虑症一般表现为平时比较敏感、易激怒,生活中稍有不如意的事就心烦意乱,注意力不集中,有时会生闷气、发脾气等。

2.心理-社会状况　护士可以通过观察患者的外观、行为姿态及表情或通过询问患者最近经历的事件、人际关系等来判断是否有引起患者焦虑事件。或者通过了解患者与家人、朋友和同事相处的情况等来掌握老人的心理社会状况。

(三)辅助检查

可采用标准化的评定量表对产生焦虑的严重程度进行评估,如汉密尔顿焦虑量表。

【常见护理诊断/问题】

1.焦虑　与恐惧、担心、不愉快的观念反复出现等有关。

2.个人应对无效　与极度焦虑、无力应对压力情境有关。

3.睡眠形态改变　与焦虑引起的生理、心理症状有关。

【护理目标】

1.患者的焦虑、紧张、抑郁等负性情绪减轻或消失。

2.患者能认识心理因素与焦虑的关系,能应对压力。

3.患者睡眠良好。

【护理措施】

(一)心理护理

1.与患者建立良好的护患关系,以和善、真诚、支持和理解的态度接触患者,同时能够耐心地协助患者,使患者感受到自己被接受、被关心。

2.帮助患者调整好心态,承认老人的感受,充分理解老人的焦虑心态,协助老人认识存在的问题,解除心理压力。帮助老人有一个良好的心态,首先要乐天知命,知足常乐。其次是要保持心理稳定,不可大喜大悲。"笑一笑十年少,愁一愁白了头",要心宽,凡事想得开,要使自己的主观思想不断适应客观发展的现实。不要企图让客观事物纳入自己的主观思维轨道,那不但是不可能的,而且极易诱发焦虑、抑郁、怨恨、悲伤、愤怒等消极情绪。其次是要注意"制怒",不要轻易发脾气。

3.帮助患者建立自我疏导轻微焦虑的消除,主要是依靠个人,当出现焦虑时,首先要意识到自己这是焦虑心理,要正视它,不要用自认为合理的其他理由来掩饰它的存在。其次要树立起消除焦虑心理的信心,充分调动主观能动性,运用注意力转移的原理,及时消除焦虑。当你的注意力转移到新的事物上去时,心理上产生的新的体验有可能驱逐和取代焦虑心理,这是一种人们常用的方法。

4.与患者共同探讨与疾病有关的压力源,协助患者解决问题,护理人员应从患者的描述中,了解到与疾病有关的信息,包括患者生活中的压力源及其焦虑。护士还应从患者的言行中发现代表内在焦虑的一些生理信号,如不安、出汗和脸红等,让患者了解焦虑和健康之间的关系,并找出有效方法去解决某些会引起焦虑的压力源。帮助分析问题时,应协助确立解决的方法,但护士不能代替患者做决定,而应鼓励患者自己做出决定。

（二）生活护理

1. 加强饮食　护理患者可能出现食欲缺乏、胃肠不适、腹泻或便秘、体重下降等情况,其原因可能是焦虑等负性情绪影响,护士应鼓励患者进食,帮助选择易消化、营养丰富和可口的食物。

2. 协助照顾个人卫生　一些严重焦虑、恐惧的患者可能出现生活自理能力下降,护士应耐心引导、改善和协助患者做好沐浴、更衣、头发、皮肤等的基础护理。

3. 休息、睡眠与活动安排　对于一些睡眠障碍者晚上除保证环境安静、减少刺激、指导患者放松、减少睡眠障碍的担心外,还应按医嘱适当给予帮助入睡的药物。同时护理人员应鼓励病员起床活动,安排以娱乐为主的文娱活动。

4. 药物治疗　如果焦虑过于严重时,还可以遵照医嘱,选服一些抗焦虑的药物,如利眠宁、多虑平等,但最主要的还是要靠心理调节。也可以通过心理咨询来寻求他人的开导,以尽快恢复。如果患了比较严重的焦虑症,则应向心理学专家或有关医生进行咨询,弄清病因、病理机制,然后通过心理治疗,逐渐消除引起焦虑的内心矛盾和可能有关的因素,解除对焦虑发作所产生的恐惧心理和精神负担。

（三）开展丰富多彩的生活

鼓励老人走出家门多参加社区活动、广交朋友,在人与人的交往中,可以交流思想、抒发感情、相互安慰鼓励,学习交流生活经验。同时,当老人有轻度的焦虑时,要学会及时自我疏导,自我放松,有意识地在行为上表现得快活、轻松和自信。这样,使老年人感到生活充实,心情愉快,在活动中充分感受自己的价值。老人在松弛环境中可分散对情感的过分关注,减少焦虑。

【护理评价】

经治疗和护理,患者能否达到:①能指出与焦虑有关的压力源,感到焦虑已明显降低;②使用有效的策略应对压力,显示有能力或愿意独立完成自我照顾。

二、老年抑郁症患者的护理

老年期抑郁症(depression in the elderly)泛指存在于老年人(≥60 岁)这一特定人群的抑郁症,包括原发性抑郁(含青年或成年期发病,老年期复发)和见于老年期的各种继发性抑郁。严格而狭义的老年期抑郁症是指首次发病于 60 岁以后、以持久的抑郁心境为主要临床特征的一种精神障碍。老年期抑郁症的临床症状多样化,趋于不典型,其主要表现为情绪低落、焦虑、迟滞和躯体不适等,常以躯体不适的症状就诊,且不能归于躯体疾病和脑器质性病变。具有缓解和复发的倾向,缓解期间精神活动保持良好,一般不残留人格缺损,也无精神衰退指征,部分病例预后不良,可发展为难治性抑郁症。

抑郁症是老年人最常见的精神疾病之一。国外 65 岁以上老年人抑郁症患病率在社区为 8% ～15%,在老年护理机构约为 30%。我国老年人抑郁症患病率可达 7% ～10%,在那些患有高血压、冠心病、糖尿病甚至癌症等疾病的老人中,抑郁症发病率高达 50%。济宁市 2016 年的调查显示,482 名社区老人抑郁情绪检出率为 54.36%,中重度抑郁发病率高达 8.29%。抑郁症还因反复发作,使患者丧失劳动能力和日常生活功能,导致精神残疾。相关研究发现,老年人的自杀和自杀企图有 50% ～70% 继发于抑郁症。所以老年期抑郁症已成为全球性的重要精神卫生保健问题,被世界卫生组织列为各国的防治目标之一。

【护理评估】

(一)健康史

多数患者具有数月的躯体症状,如头痛、头晕、乏力、全身部位不确定性不适感、失眠、便秘等。有些患者患有慢性疾病,如高血压、冠心病、糖尿病及癌症等,或有躯体功能障碍。另外,老年期抑郁症的发病与下列因素有关。

1. 遗传因素　早年发病的抑郁症患者,具有明显的遗传倾向。

2. 生化异常　年龄增长引起中枢神经递质改变,如5-羟色胺和去甲肾上腺素功能不足及单胺氧化酶活性升高,影响情绪的调节。

3. 神经-内分泌功能失调　下丘脑-垂体-肾上腺皮质轴功能失调导致昼夜周期波动规律紊乱。

4. 心理社会因素　心理社会因素对抑郁症的发病有一定的影响。

(二)身心状况

1. 身体状况　老年抑郁症的临床症状群与中青年相比有较大的临床变异,症状多样化,趋于不典型。老年抑郁症患者更易以躯体不适的症状就诊,而不是抑郁心境。具体表现如下。

(1)疑病性:患者常从一种不太严重的身体疾病开始,继而出现焦虑、不安、抑郁等情绪,由此反复去医院就诊,要求医师给予保证,如要求得不到满足,则抑郁症状更加严重。疑病性抑郁症者疑病内容常涉及消化系统症状,便秘、胃肠不适是此类患者最常见也是较早出现的症状之一。

(2)激越性:激越性抑郁症最常见于老年人,表现为焦虑、恐惧,终日担心自己和家庭将遭遇不幸,大祸临头,搓手顿足,坐卧不安,惶惶不可终日;夜晚失眠;或反复追念着以往不愉快的事,责备自己做错了事导致家人和其他人的不幸,对不起亲人;对环境中的一切事物均无兴趣,可出现冲动性自杀行为。

(3)隐匿性:抑郁症的核心症状是心境低落,但老年抑郁症患者大多数以躯体症状作为主要表现形式,常见的躯体症状有睡眠障碍、头痛、疲乏无力、胃肠道不适、食欲下降、体重减轻、便秘、颈背部疼痛、心血管症状等,情绪低落不太明显,因此极易造成误诊。隐匿性抑郁症常见于老年人,以上症状往往查不出相应的阳性体征,服用抗抑郁药可缓解、消失。

(4)迟滞性:表现为行为阻滞,通常以随意运动缺乏和缓慢为特点,肢体活动减少,面部表情减少,思维迟缓、内容贫乏、言语阻滞。患者大部分时间处于缄默状态,行为迟缓,重则双目凝视,情感淡漠,对外界动向无动于衷。

(5)妄想性:大约有15%的患者抑郁比较严重,可以出现妄想或幻觉,看见或听见不存在的东西;认为自己犯下了不可饶恕的罪恶,听见有声音控诉自己的不良行为或谴责自己,让自己去死。由于缺乏安全感和无价值感,患者认为自己已被监视和迫害。这类妄想一般以老年人的心理状态为前提,与他们的生活环境和对生活的态度有关。

(6)自杀倾向:是抑郁症最危险的症状。抑郁症患者由于情绪低落、悲观厌世,严重时很容易产生自杀念头,且由于患者思维逻辑基本正常,实施自杀的成功率也较高。

据统计,抑郁症患者的自杀率比一般人群高 20 倍;自杀行为在老年期抑郁症患者中很常见,而且很坚决,部分患者可以在下定决心自杀之后,表现出镇定自若,不再有痛苦的表情,进行各种安排,如会见亲人,寻求自杀的方法及时间等。因此,常由于患者所表现出的这种假象,使亲人疏于防范,很容易使自杀成为无可挽回的事实。由于自杀是在疾病发展到一定的严重程度时才发生的,所以及早发现疾病、及早治疗,对抑郁症患者非常重要。

(7)抑郁症性假性痴呆常见于老年人,为可逆性认知功能障碍,经过抗抑郁治疗可以改善。

(8)有些老年人具有季节性情感障碍的特点。抑郁常于冬季发作,春季或夏季缓解。

2.心理-社会状况　老年期遭遇到的生活事件,如退休、丧偶、独居、家庭纠纷、经济窘迫、躯体疾病等对老年抑郁症产生、发展的作用已被许多研究所证实。此外,具有神经质性格的人比较容易发生抑郁症。老年人的抑郁情绪还与消极的认知应对方式,如自责、回避、幻想等有关,积极的认知有利于保持身心健康。

(三)辅助检查

采用标准化评定量表对抑郁的严重程度进行评估,如老年抑郁量表、流调中心用抑郁量表、汉密尔顿抑郁量表、Zung 抑郁自评量表、Beck 抑郁问卷,其中老年抑郁量表较常用(详见本章第三节)。CT、MRI 显示脑室扩大和皮质萎缩。

【常见护理诊断/问题】

1.应对无效　与不能满足角色期望、无力解决问题、认为自己丧失工作能力成为废人、社会参与改变、对将来丧失信心、使用心理防卫机制不恰当有关。

2.无望感　与消极的认知态度有关。

3.睡眠形态紊乱　与精神压力有关。

4.有自杀的危险　与严重抑郁悲观情绪、自责自罪观念、有消极观念和自杀企图、无价值感有关。

【护理目标】

1.患者的抑郁情绪减轻或消失。

2.患者能认识心理因素与抑郁的关系。

3.患者能应对压力,控制或缓解抑郁,防止自杀等意外伤害发生。

【护理措施】

治疗护理的总体目标:老年抑郁症患者能减轻抑郁症状,减少复发的危险,提高生活质量,促进身心健康状况,减少医疗费用和死亡率。治疗原则:采取个体化原则,及早治疗,一般为非住院治疗,但对有严重自杀企图或曾有自杀行为,或身体明显虚弱,或严重激越者须住院治疗,以药物治疗为主,配合心理治疗、电抽搐治疗。具体护理措施如下。

(一)一般护理

1.保持合理的休息和睡眠生活要有规律,鼓励患者白天参加各种娱乐活动和适当的体育锻炼;晚上入睡前喝热饮、热水泡脚或洗热水澡,避免看过于兴奋、激动的电视节目或会客、谈病情。为患者创造舒适安静的入睡环境,确保患者充足睡眠。

2. 加强营养饮食方面,既要注意营养成分的摄取,又要保持食物的清淡。多吃高蛋白、富含维生素的食品,如牛奶、鸡蛋、瘦肉、豆制品、水果、蔬菜,少吃糖类、淀粉类食物。

(二)用药护理

1. 密切观察药物疗效和可能出现的不良反应,及时向医师反映　目前临床上应用的主要抗抑郁药。①三环类和四环类抗抑郁药:以阿米替林、丙米嗪、马普替林等为常用,这些药物应用时间较久,疗效肯定,但可出现口干、便秘、视力模糊、直立性低血压、嗜睡、心动过速、无力、头晕、心脏传导阻滞、皮疹、诱发癫痫等副作用,对老年患者不作首选药物。②选择性5-羟色胺再摄取抑制剂:主要应用的有氟西汀、帕罗西汀、氟伏沙明等。常见副作用有头痛、睡眠障碍、食欲缺乏、恶心等,症状轻微,多发生在服药初期,之后可消失,不影响治疗的进行。其中,艾司西酞普兰禁与非选择性、不可逆性单胺氧化酶抑制剂(包括异烟肼)合用,以免引起震颤、肌阵挛和高热等;如果患者用药要由单胺氧化酶抑制剂改换成艾司西酞普兰,则必须经14天的清洗期。③单胺氧化酶抑制剂和其他新药物:因前者毒副作用大,后者临床应用时间不长,可供选用,但不作为一线药物。

2. 坚持服药　因抑郁症治疗用药时间长,有些药物有不良反应,患者往往对治疗信心不足或不愿治疗,可表现为拒药、藏药或随意增减药物。要耐心说服患者严格遵医嘱服药,不可随意增减药物,更不可因药物不良反应而中途停服。另外,由于老年抑郁症容易复发,因此强调长期服药,对于大多数患者应持续服药2年,而对于有数次复发的患者,服药时间应该更长。

(三)严防自杀

自杀观念与行为是抑郁患者最严重而危险的症状。患者往往事先计划周密,行动隐蔽,甚至伪装病情好转以逃避医务人员与家属的注意,并不惜采取各种手段与途径,以达到自杀的目的。

1. 识别自杀动向　首先应与患者建立良好的治疗性人际关系,在与患者的接触中,应能识别自杀动向,如在近期内曾经有过自我伤害或自杀未遂的行为,或焦虑不安、失眠、沉默少语,或抑郁的情绪突然"好转",在危险处徘徊,拒餐、卧床不起等,给予心理上的支持,使他们振作起来,避免意外发生。

2. 环境布置　患者住处应光线明亮,空气流通、整洁舒适,墙壁以明快色彩为主,并挂上壁画,摆放适量的鲜花,以利于调动患者积极良好的情绪,焕发对生活的热爱。

3. 专人守护　对于有强烈自杀企图的患者要专人24 h看护,不离开视线,必要时经解释后予以约束,以防意外。尤其夜间、凌晨、午间、节假日等人少的情况下,要特别注意防范。

4. 工具及药物管理　自杀多发生于一刹那间,凡能成为患者自伤的工具都应收起来;妥善保管好药物,以免患者一次性大量吞服,造成急性药物中毒。

(四)心理护理

1. 阻断负向的思考　抑郁患者常会不自觉地对自己或事情保持负向的看法,护士应该协助患者确认这些负向的想法并加以取代和减少。其次,可以帮助患者回顾自己的优点、长处、成就来增加正向的看法。此外,要协助患者检查其认知、逻辑与结论的正确性,修正不合实际的目标,协助患者完成某些建设性的工作和参与社交活动,减少患者的负向评价,并提供正向增强自尊的机会。

2.鼓励患者抒发自己的想法　严重抑郁患者思维过程缓慢,思维量减少,甚至有虚无罪恶妄想。在接触语言反应很少的患者时,应以耐心、缓慢及非语言的方式表达对患者的关心与支持,通过这些活动逐渐引导患者注意外界,同时利用治疗性的沟通技巧,协助患者表述其看法。

3.怀旧治疗　怀旧治疗作为一种心理社会治疗手段在国外已经被普遍应用于老年抑郁症、焦虑及老年性痴呆的干预,在我国的部分地区也得到初步运用,其价值已经得到肯定。它是通过引导老年人回顾以往的生活,重新体验过去的生活片段,并给予新的诠释,协助老年人了解自我,减轻失落感,增加自尊及增进社会化的治疗过程。也有研究显示,怀旧功能存在个体差异,某些个体不适应怀旧治疗。

4.学习新的应对技巧　为患者创造和利用各种个人或团体人际接触的机会,以协助患者改善处理问题、人际互动的方式,增强社交的技巧。并教会患者亲友识别和鼓励患者的适应性行为,忽视不适应行为,从而改变患者的应对方式。

(五)健康指导

1.不脱离社会,培养兴趣　老年人要面对现实,合理安排生活,多与社会保持密切联系,常动脑,不间断学习;并参加一定限度的力所能及的劳作;按照自己的兴趣培养爱好,如种花、钓鱼、书法、摄影、下棋、集邮等。

2.鼓励子女与老年人同住　子女对于老年人,不仅要在生活上给予照顾,同时要在精神上给予关心,提倡精神赡养。和睦、温暖的家庭和社交圈,有助于预防和度过灰色的抑郁期。避免或减少住所的搬迁,以免老年人不易适应陌生环境而感到孤独。

3.社会重视　社区和老年护理机构等应创造条件让老年人进行相互交往和参加一些集体活动,针对老年期抑郁症的预防和心理健康促进等开展讲座,有条件的地区可设立网络和电话热线进行心理健康教育和心理指导。

【护理评价】

经治疗和护理,患者能否达到:①患者感到抑郁情绪已明显降低;②患者能指出与抑郁有关的压力源;③患者使用健康的策略应对压力,未显示有自杀等意外伤害倾向。

三、离退休综合征患者的护理

离退休综合征是指职工在离退休以后出现的适应障碍。老年人离退休后,由于工作环境和生活习惯的改变,不少老年人会出现情绪上的波动,有人还可能感到身体不舒服。对于平时工作繁忙、事业心强、争强好胜的老人尤其明显。据报告,因离退休引起情绪失落感的占75%。针对离退休综合征老年人的特点,社会要给予离退休老年人更多的关注。家庭要关心和尊重离退休老年人的生活权益,鼓励老年人适当参加老年协会或老年活动中心的活动,参与社会义务工作,做些老年人力所能及的事情,为儿孙分忧解愁,使家庭和睦。定期进行检查,及早发现急、慢性疾病的发生。

【护理评估】

（一）致病因素

1.个性特点　平时工作繁忙、事业心强、好胜而善于争辩、严谨和固执的老年人易患离退休综合征，因为他们过去每天都紧张忙碌，突然变得无所事事，这种心理适应比较困难。相反，那些平时工作比较清闲、个性比较散漫的老年人反而不容易出现心理异常反应，因为他们离退休前后的生活节奏变化不大。

2.个人爱好　退休前除工作之外无特殊爱好的人容易发生心理障碍，这些人退休后失去了精神寄托，生活变得枯燥乏味、缺乏情趣、阴暗抑郁。而那些退休前就有广泛爱好的老年人则不同，工作重担卸下后，他们反而可以充分享受闲暇爱好所带来的生活乐趣，有滋有味，不亦乐乎，自然不易出现心理异常。

3.人际关系　人际交往不良，不善交际，朋友少的人也容易引发离退休障碍，这些老年人经常感到孤独、苦闷，烦恼无处倾诉，情感需要得不到满足；相反，老年人如果人际交往广，又善于结交新朋友，心境就会变得比较开阔，心情开朗，消极情绪就不易出现。

4.职业性质　离退休前拥有实权的领导干部易患离退休综合征，因为这些人要经历从前呼后拥到形单影只、从门庭若市到门可罗雀的巨大的心理落差，的确难以适应。其次，离退休前没有一技之长的人也易患此症，他们如果想再就业往往不如那些有技术的人容易。

5.性别因素　通常男性比女性更难适应离退休的各种变化。中国传统的家庭模式是"男主外，女主内"，男性退休后，活动范围由"外"转向"内"，这种转换比女性明显，心理平衡因而也较难维持。

以上原因可直接影响老年人的身体健康，加速老化过程，并出现焦虑、抑郁等心理健康问题和躯体不适反应。离退休综合征以心理支持治疗为主，绝大部分患者经过心理疏导、调试而好转。少数患者转化为严重的抑郁症，应依据抑郁患者的治疗原则治疗。

（二）身心状况

1.身体状况　老年人的离退休综合征是一种复杂的心理异常反应，主要表现在情绪和行为方面。许多老人不愿离开工作岗位，一旦从群体生活的大天地转向家庭小天地，从忙人变成闲人，容易使人萎靡不振、意志消沉和情绪低下。具体可表现为坐卧不安，行为重复，往往犹豫不决，整日不知干什么好；有时还会出现强迫性定向行走。由于注意力不能集中，常做错事，而且性情变化明显，要么闷闷不乐、郁郁寡欢、不言不语，要么急躁易怒、坐立不安、唠唠叨叨；行为反复或无所适从；注意力不能集中，做事经常出错；对现实不满，容易怀旧，并产生偏见。总之，其行为举止明显不同于以往，给人的印象是离退休前后判若两人。这种性情和行为方面的改变往往可以引起一些疾病的发生，原来身体健康的人会萌生某些疾病，原来有慢性病的则会加重病情。

有些患者常常出现头痛、头晕、失眠、胸闷或胸痛、腹痛、乏力、全身不适等症状，这些症状往往不能用躯体疾病来解释。

2.心理-社会状况　办理离退休手续后，老年人的生活重心、角色、生活习惯等等都会发生改变，同时由于退休后经济收入减少，社会地位下降，感到不再受人尊敬和重视,而产生失落感和自卑心理,也可表现为发牢骚埋怨,指责子女或过去的同事和下属,或是自暴自弃;或者对退休后的无所事事不能适应,认为自己成了家庭和社会的累赘,失去存在的价值,对自己的评价过低。

【常见护理诊断/问题】

1. 个人应对无效　与离退休前缺乏足够的心理准备等有关。

2. 调节障碍　与适应能力差或性格缺陷有关。

3. 焦虑　与离退休前后生活境遇反差过大有关。

【护理目标】

1. 患者能采取有效的应对方法。

2. 患者能找到新的社会支持。

3. 患者能描述减轻焦虑程度的方法。

【护理措施】

(一)调整心态,顺应规律

衰老是不以人的意志为转移的客观规律,离退休也是不可避免的。这既是老年人应有的权利,是国家赋予老年人安度晚年的一项社会保障制度,同时也是老年人应尽的义务,是促进职工队伍新陈代谢的必要手段,老年人必须在心理上认识和接受这个事实。而且,离退休后,要消除"树老根枯""人老珠黄"的悲观思想和消极情绪,坚定美好的信念,将离退休生活视为另一种绚丽人生的开始,重新安排自己的工作、学习和生活,做到老有所为、老有所学、老有所乐。

(二)发挥余热,重归社会

离退休老人如果体格壮健、精力旺盛又有一技之长的,可以积极寻找机会,做一些力所能及的工作。一方面发挥余热,为社会继续做贡献,实现自我价值;另一方面使自己精神上有所寄托,使生活充实起来,增进身体健康。当然,工作必须量力而为,不可勉强,要讲求实效,不图虚名。

(三)善于学习,渴求新知

"活到老,学到老",正如西汉经学家刘向所说:"少而好学,如日出之阳;壮而好学,如日中之光;老而好学,如秉烛之明"。一方面,学习促进大脑的使用,使大脑越用越灵活,延缓智力的衰退;另一方面,老年人要通过学习来更新知识,社会变迁风起云涌,老年人要避免变成孤家寡人,就要加强学习,树立新观念,跟上时代的步伐。

(四)培养爱好,寄托精神

许多老年人在退休前已有业余爱好,只是工作繁忙无暇顾及,退休后正可利用闲暇时间充分享受这一乐趣。即便先前没有特殊爱好的,退休后也应该有意识地培养一些,以丰富和充实自己的生活。写字作画,既陶冶情操,也锻炼身体;种花养鸟也是一种有益活动,鸟语花香别有一番情趣;另外,跳舞、气功、打球、下棋、垂钓等活动都能使参加者益智怡情,增进身心健康。

(五)扩大社交,排解寂寞

退休后,老年人的生活圈子缩小,但老年人不应自我封闭,不仅应该努力保持与旧友的关系,更应该积极主动地去建立新的人际网络。良好的人际关系可以开拓生活领域,排解孤独寂寞,增添生活情趣。在家庭中,与家庭成员间也要建立协调的人际关系,营造和睦的家庭气氛。

（六）生活自律,保健身体

老年人的生活起居要有规律,离退休后也可以给自己制定切实可行的作息时间表,早睡早起,按时休息,适时活动,建立并适应新的生活节奏。同时要养成良好的饮食卫生习惯,戒除有害于健康的不良嗜好,采取适合自己的休息、运动和娱乐的形式,建立以保健为目的的生活方式。

（七）必要的药物和心理治疗

老年人出现身体不适、心情不佳、情绪低落时,应该主动寻求帮助,切忌讳疾忌医。对于患有严重的焦躁不安和失眠的离退休综合征的老人,必要时可在医生的指导下适当服用药物,以及接受心理治疗。

【护理评价】

经采取积极的护理措施,是否达到:①老人能正确对待离退休现状,采取有效的应对方法,安排好自己的生活;②老人能调节好自己的情绪以及家庭成员的关系,找到新的社会支持。

四、空巢综合征患者的护理

"空巢"是老年人家庭中无子女或子女成家后相继离开家庭,形成老年人独守空房、缺乏交流的特点,特别是老年单身家庭,西方国家称之为"空巢"现象。这类老人常被称为"空巢老人"。"空巢老人"面临转型期社会化的问题,若适应不好极易诱发各种身心问题,不仅影响老人的生活质量,还会给家庭与社会带来各种困难,从而导致一系列的社会问题。空巢综合征是老人处于"空巢"环境中,由于人际疏远而产生被疏离、舍弃的感觉,出现孤独、空虚、寂寞、伤感、精神萎靡、情绪低落等一系列情感、心理和躯体不适综合征,称为空巢综合征。

【护理评估】

（一）致病因素

这类老年人往往身体健康,无明显的生理、心理等方面的不适表现。导致该病症主要原因是老人不能耐受寂寞,不能调整好心态,导致心理逐渐改变所致。

（二）身心状况

1. 身体状况

（1）精神方面 传统的中国文化重视天伦之乐,认为有儿孙跟随左右,是人生莫大的幸福,可是随着中国社会文化的变迁,大家庭解体,社会结构以核心家庭为基础,人们的家庭观念淡薄及工作调动,人口流动,住房紧张,年轻人追求自己的自由与生活方式等原因,都造成不能或不愿与父母住在一起。老人晚年盼望的理想落空,孤独、空虚、寂寞、伤感,精神萎靡,常偷偷哭泣,顾影自怜,有时失落感和成就感交织在一起,表现为心神不宁、无所适从、烦躁不安、茫然无助等。在"空巢综合征"引发的精神疾病中,老年性抑郁症最多见,抑郁症是老年人的一种常见的情感性精神障碍,在65岁以上人群中发病率就在15%左右。而"空巢老人"更容易发生孤独、焦虑、自卑等不良心理。此时若不注意及时调节疏导,很容易患抑郁症,此外,"空巢老人"长期处于心理孤独状态,会出现情感脆弱、容易灰心、进取心差、自卑、自责等心理症状。这些心理症状得不到及时的排解和抚慰,还会导致老年性痴呆症。

(2)认识方面　一些人会出现自责倾向,认为过去没有完全尽父母的责任和义务,对子女关心、照顾、疼爱不够等。部分老年人有埋怨子女的倾向,如认为子女成人后对父母的回报、孝敬、关心和照顾不够。

(3)行为方面　主要表现为说话有气无力,时常发出叹息,甚者偷偷哭泣,常伴有食欲不振、睡眠紊乱等。对于体弱多病的老年人存在生理方面的障碍时,以上负性情绪可能加重,导致行为退缩,自信心下降,兴趣减退,无兴趣参加以前感兴趣的活动,不愿主动与人交往;懒于做事,严重时个人生活不能自理。

(4)躯体症状　受"空巢"应激影响产生的不良情绪,可导致一系列的躯体症状和疾病,如失眠、早醒、睡眠质量差、头痛、乏力、食欲缺乏、心慌气短、消化不良、心律失常、高血压、冠心病、消化性溃疡等。

2.心理-社会因素　由于社会文化的变迁,家庭结构向小型化转变,人们的家庭观念淡薄及工作调动、住房紧张等原因,使年轻人不能或不愿与父母住在一起。尤其是已婚子女家庭观念淡薄,长久不探望老年人等,导致老年人的预期欲望落空,出现空巢综合征的一系列症状。一些无子女的老人,随着年龄的增长,机体免疫力下降,出现生理功能的减退或疾病缠身,出现力不从心、顾影自怜,缺乏照顾,久而久之导致空巢综合征出现。

【常见护理诊断/问题】

1.个人应对无效　与空巢、缺乏家人照顾有关。
2.家庭作用改变　与家庭结构改变有关。
3.自卑失落感增加　与缺乏关爱和缺乏交流有关。

【护理目标】

1.老人能采取有效地应对方法。
2.老人得到家庭成员或亲友的有力支持。
3.老人能与家庭成员有效地沟通,适当参加活动。

【护理措施】

(一)未雨绸缪,正视空巢

由于受我国传统文化思想的影响和独生子女政策的制约,与西方一些国家相比,父母更看重子女的养育,独生子女成为家庭的唯一支点,父子与母子的关系集中在孩子一个人身上,父母对独生子女的精神、心理依恋尤为突出,形成以子女为中心的家庭情感和生活格局。然而,一旦子女成人后因工作或婚姻不得不"离巢"时,父母就会出现不适应。因此,减少子女离家后对家庭的心理冲击,避免空巢出现的情感危机。另外,对于子女的培养,要让他们从小懂得关心体贴父母、尊重长辈的社会伦理道德。父母尽量做到不溺爱、不娇惯子女,理智地关心和爱护子女。成长过程中尽量创造宽松、民主、平等的家庭环境,充分培养其独立生活和学习的能力,不要过高期望和依赖子女对父母的照顾,善于应用现代通信(如电话)与子女保持沟通。有些家庭对空巢心理准备不足,不愿面对,似在回避,误以为"空巢综合征"是一过渡性的,岂不知忽视带来的副作用会更大,只有积极正视,才能有效防止空巢带来的家庭情感危机。

(二)夫妻扶持,相惜相携

夫妻之间可通过重温恋爱时和婚后生活中的温馨时刻,感受、珍惜对方能与自己风雨同舟、一路相伴,促进夫妻恩爱;并培养一种以上共同的兴趣爱好,一同参与文娱活动或公益活动,建立新的生活规律,相互给予更多的关心、体贴和安慰,增添新的生活乐趣。

(三)丰富生活内容,避免空巢综合征的发生

一些父母在子女成长期辛苦操劳,如求学、求职、择业、择偶等,觉得生活过得很充实。然而,一旦子女成家立业离开家,父母面对清闲的生活反而不适应。由此,对于进入中老年的父母,要善于寻找自己的兴趣爱好,建立新的人际关系,参与丰富多彩的文化娱乐活动,如参加老年大学,参加街道和社区活动,收看、收听广播电视,订阅报章、杂志等充实其生活,避免或缓解空巢综合征的发生。

(四)对症下药,心病心医

较严重的空巢综合征,如存在严重的心境低落、失眠,有多种躯体化症状,有自杀念头和行为者,应及时寻求心理或精神科医师的帮助,接受规范的心理或药物治疗。开导老人对子女离家独立生活的这一现象,要有一个正确的认识,要有思想准备,要认识到幼鸟依偎父母,羽翼丰满后,自然要离巢飞去。子女们要充分地认识到空巢老人在生理上可能遭遇的危机,做到心中有数,才能够有的放矢的为父母的身体健康做一些实事。老人要注意培养业余爱好,如种花、养鸟、观赏金鱼、练习书法、欣赏音乐、适度的体育锻炼等使自己的生活丰富而多彩,这样就有助于排解心中的孤独和思想情绪,让晚年生活丰富多彩。

(五)子女关心,精神赡养

子女要了解老年人容易产生不良情绪,常与父母进行感情和思想交流。子女与老人居住距离不要太远,最好是"一碗汤距离",即以送过去一碗汤而不会凉为标准;在异地工作的子女,除了托人照顾父母,更要"常回家看看",注重父母的精神赡养。

(六)政策扶持,社会合力

随着我国老龄化程度的加剧及独生子女越来越多,只靠子女来照料老人,几乎是不可能的,需要政府提供社会性的服务。政府应在全社会加强尊老爱幼、维护老年人合法权益的社会主义道德教育,深入贯彻《中华人民共和国老年人权益保障法》,提供有效权益支持,切实维护空巢老年人合法权益;依托社区,组织开展兴趣活动,或组织人员或义工定期电话联系或上门看望空巢老人,转移排遣空巢老年人的孤独寂寞情绪。并建立家庭扶助制度,制定针对空巢困难老年人的特殊救助制度,把帮扶救助重点放在空巢老年人中的独居、高龄、女性、农村老年人等弱势群体上。可借助国外养老经验,培养专门的服务人员——"养老天使",便于老人在家中生活自理不便时"天使"来到家中为老人服务。这种"养老天使"经验在天津部分地区已有试点,效果不错。

【护理评价】

经采取积极的护理措施,是否达到:①老人能采取有效地应对方法,老人精神状态好转,其他躯体症状消失;②老人能安排好自己的生活,与外界沟通,建立新的人际关系;③老人能认识建立兴趣、爱好的重要性,适当参加有益活动。

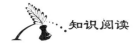 知识阅读

"医养结合"——中国式养老模式

2016年7月中华人民共和国卫计委、民政部在《民政事业发展第十三个五年规划》中提出促进医疗卫生和养老服务相结合,实现医疗卫生和养老服务资源有序共享,提倡城市社区养老"医养结合模式"。医养结合是指医疗资源与养老资源相结合,集医疗、康复、养生、养老为一体,实现社会资源利用的最大化。"医":包括医疗诊治、健康咨询、健康检查、临终关怀等服务;"养":包括生活照护、精神心理、文化活动等服务。该模式的产生,可以在一定程度上解决我国目前医疗机构和养老机构二者之间互相独立、自成系统的现象,使老年人在健康状况和生活自理能力变化时,能得到及时有效的治疗,不必经常往返家庭、医院和养老机构之间,既方便诊治又节省时间,还可以减轻家属的照护负担,是一种适合我国目前城市社区养老的模式。该模式目前已经国家卫计委、民政部批准,在全国50余个城市试点实施。

五、老年期痴呆患者的护理

老年期痴呆(dementia in the elderly)是指发生在老年期由于大脑退行性病变、脑血管性病变、感染、外伤、肿瘤、营养代谢障碍等多种原因引起的,以认知功能缺损为主要临床表现的一组综合征。老年期痴呆主要包括阿尔茨海默病(Alzheimer´s disease,AD)(简称老年性痴呆)、血管性痴呆(vascular dementia,VD)、混合性痴呆和其他类型痴呆,如帕金森病、酒精依赖、外伤等引起的痴呆。其中以AD和VD为主,占全部痴呆的70%~80%。

AD是一组病因未明的原发性退行性脑变性疾病。AD起病可在老年前期(早老性痴呆),但老年期的(老年性痴呆)发病率更高。在神经细胞之间形成大量以沉积的β淀粉样蛋白为核心的老年斑(senile plaques,SP),神经细胞内存在神经元纤维缠结(neurofibrillary tangles,NFT)是AD最显著的组织病理学特征。

VD是指由各种脑血管病导致脑循环障碍后引发的脑功能降低所致的痴呆。VD大都在70岁以后发病;在男性、高血压和(或)糖尿病患者、吸烟过度者中较为多见。如能控制血压和血糖、戒烟等,一般能使进展性血管性痴呆的发展有所减慢。

全世界每100个60岁以上的老年人中,就会有5~7个AD患者。据2010年数据报告,全世界痴呆人数为3 560万,研究者估计该数值会每20年翻一番,到2050年将过亿,而最近的数据显示我国约有900万痴呆患者,并将随着老龄化进程而成倍增加。

老年期痴呆已成为老年人健康的第三大杀手,仅次于心脑血管病和恶性肿瘤。老年期痴呆给老年人带来不幸、给家庭带来痛苦、给社会带来负担,已引起广泛关注,AD 和 VD 成为目前的研究热点。

【护理评估】

(一)健康史

1.了解老年人有无脑外伤、心脑血管疾病、糖尿病、既往卒中史、吸烟等。

2.评估老年人有无 AD 发病的可能因素 ①遗传因素,早发家族性 AD(familial alzheimers disease,FAD)与第 1 号、14 号、21 号染色体存在基因异常有关,65%～75% 散发 AD 及晚发 FAD 与第 19 号染色体 ApoE4 基因有关;②神经递质乙酰胆碱减少,影响记忆和认知功能;③免疫系统功能障碍,老年斑中淀粉样蛋白原纤维中发现有免疫球蛋白存在;④慢性病毒感染;⑤铝的蓄积;⑥高龄;⑦文化程度低。

(二)身心状况

1.身体状况 AD 和 VD 在临床上均有构成痴呆的记忆障碍和精神症状的表现,但两者又在多方面存在差异(表 3-1)。

表 3-1 AD 与 VD 的鉴别

	AD	VD
起病	隐袭	起病迅速
病程	缓慢持续进展,不可逆	呈阶梯式进展
认知功能	可出现全面障碍	有一定的自知力
人格	常有改变	保持良好
神经系统体征	发生在部分患者中,多在疾病后期发生	在痴呆的早期就有明显的脑损害的局灶性症状、体征

此外,VD 的临床表现除了构成痴呆的记忆障碍及精神症状外,还有脑损害的局灶性神经精神症状,如偏瘫、感觉丧失、视野缺损等,并且 VD 的这些临床表现与病损部位、大小及发作次数关系密切。

AD 根据病情演变,一般分为三期。

第一期,遗忘期,早期:①首发症状为近期记忆减退;②语言能力下降,找不出合适的词汇表达思维内容甚至出现孤立性失语;③空间定向不良,易于迷路;④抽象思维和恰当判断能力受损;⑤情绪不稳,情感可较幼稚,或呈童样欣快,情绪易激惹,出现抑郁、偏执、急躁、易怒等;⑥人格改变,如主动性减少,活动减少,孤僻,自私,对周围环境兴趣减少,对人缺乏热情,敏感多疑。病程可持续 1～3 年。

第二期,混乱期,中期:①完全不能学习和回忆新信息,远事记忆力受损,但未完全丧失;②注意力不集中;③定向力进一步丧失,常去向不明或迷路:并出现失语、失用、失认、失写、失计算;④日常生活能力下降,如洗漱、梳头、进食、穿衣及大小便等需别人协助;⑤人格进一步改变,如兴趣更加狭窄,对人冷漠,甚至对亲人漠不关心,言语粗俗,无故打骂家人,缺乏羞耻感和伦理感,行为不顾社会规范,不修边幅,不知整洁,将他人之物据为己有,争吃抢喝类似孩童,随地大小便,甚至出现本能活动亢进,当众裸体,甚至发生违法行为;⑥行为紊乱,如精神恍惚,无目的性翻箱倒柜,爱藏废物,视作珍宝,怕被盗窃,无目的徘徊、出现攻击行为等,也有动作每日渐少、端坐一隅、呆若木鸡者。本期是本病护理照管中最困难的时期,该期多在起病后的2～10年。

第三期,极度痴呆期,晚期:①生活完全不能自理,二便失禁;②智能趋于丧失;③无自主运动,缄默不语,成为植物人状态。常因吸入性肺炎、压疮、泌尿系统感染等并发症而死亡。该期多在发病后的8～12年。

2.心理-社会状况

(1)心理方面　老年期痴呆患者大多数时间限制在家里,常感到孤独、寂寞、羞愧、抑郁,甚至有自杀行为。

(2)社会方面　痴呆患者患病时间长、自理缺陷、人格障碍,需家人付出大量时间和精力进行照顾,常给家庭带来很大的烦恼,也给社会添加了负担,尤其是付出与效果不成正比时,有些家属会失去信心,甚至冷落、嫌弃老人。

(三)辅助检查

1.影像学检查　对于 AD 患者,CT 或 MRI 显示有脑萎缩,且进行性加重;正电子发射体层摄影可测得大脑的葡萄糖利用和灌流在某些脑区(在疾病早期阶段的顶叶和颞叶,以及后期阶段的额前区皮质)有所降低。对 VD 患者,CT 或 MRI 检查发现有多发性脑梗死或多发性腔隙性脑梗死,多位于丘脑及额颞叶,或有皮质下动脉硬化性脑病表现。

2.心理测验　MMSE、长谷川痴呆量表可用于筛查痴呆;韦氏记忆量表和临床记忆量表可测查记忆;韦氏成人智力量表可进行智力测查。国际痴呆研究小组最新研制的 10/66 诊断程序是一个不受教育程度影响、敏感度较高的诊断工具。采用 Hachinski 缺血量表(表3-2)可对 AD 和 VD 进行鉴别。

表 3-2　Hachinski 缺血量表

临床表现	分数	临床表现	分数
1.突然起病	2	8.情感脆弱	1
2.病情逐步恶化	1	9.高血压病史	1
3.病程有波动	2	10.卒中发作史	2
4.夜间意识模糊明显	1	11.合并动脉硬化	1
5.人格相对保存完整	1	12.神经系统局灶症状	2
6.情绪低落	1	13.神经系统局灶性体征	2
7.躯体性不适的主诉	1		

注:Hachinski 法评定,满分为18分,≤4分为AD,≥7分为VD

【常见护理诊断/问题】

1.记忆功能障碍　与记忆进行性减退有关。

2.自理缺陷　与认知行为障碍有关。

3. 睡眠形态紊乱　与白天活动减少有关。

4. 语言沟通障碍　与思维障碍有关。

5. 照顾者角色紧张　与老人病情严重和病程的不可预测及照顾者照料知识欠缺、身心疲惫有关。

【护理目标】

1. 患者能最大限度地保持记忆力和沟通能力。

2. 患者能保持日常生活自理的能力。

3. 家属的应对照顾能力提高。

【护理措施】

（一）一般护理

1. 日常生活护理及照料指导

（1）穿着　①衣服按穿着的先后顺序叠放；②避免太多纽扣，以拉链取代纽扣，以弹性裤腰取代皮带；③选择不用系带的鞋子；④选择宽松的内裤，女性胸罩选择前扣式；⑤说服患者接受合适的衣着，不要与之争执，慢慢给予鼓励，例如告诉患者这条裙子很适合她，然后再告知穿着的步骤。

（2）进食　①定时进食，最好是与其他人一起进食；②如果患者不停地想吃东西，可以把用过的餐具放入洗涤盆，以提醒患者在不久前才进餐完毕；③患者如果偏食，注意是否有足够的营养；④允许患者用手拿取食物，进餐前协助清洁双手，亦可使用一些特别设计的碗筷，以减低患者使用的困难；⑤给患者逐一解释进食的步骤，并做示范，必要时予以喂食；⑥食物要简单、软滑，最好切成小块；⑦进食时，将固体和液体食物分开，以免患者不加咀嚼就把食物吞下而可能导致窒息；⑧义齿必须安装正确并每天清洗；⑨每天安排数次喝水时间，并注意水不可过热。

（3）睡眠　①睡觉前让患者先上洗手间，可避免半夜醒来；②根据患者以前的兴趣爱好，白天尽量安排患者进行一些兴趣活动，不要让患者在白天睡得过多；③给予患者轻声安慰，有助患者入睡；④如果患者以为是日间，切勿与之争执，可陪伴患者一段时间，再劝说患者入睡。

2. 自我照顾能力的训练　对于轻中度痴呆患者，应尽可能给予自我照顾的机会，并进行生活技能训练，如鼓励患者洗漱、穿脱衣服、用餐、如厕等，以提高老人的自尊。应理解老人的动手困难，鼓励并赞扬其尽量自理的行为。

患者完全不能自理时应专人护理注意翻身和营养的补充，防止感染等并发症的发生。

（二）用药护理

老年期痴呆的治疗常常用到一些药物，并以口服为主，胆碱酯酶抑制剂在疾病的早期阶段可暂时改善记忆功能，银杏叶浸出物可改善 AD 或 VD 患者的记忆丧失与其他症状，积极治疗脑血管疾病以预防和缓解 VD 症状。照料老年痴呆患者服药应注意以下几点。

1. 全程陪伴　痴呆老人常忘记吃药、吃错药，或忘了已经服过药又过量服用，所以老人服药时必须有人在旁陪伴，帮助患者将药全部服下，以免遗忘或错服。痴呆老人常不承认自己有病，或者因幻觉、多疑而认为给的是毒药，所以他们常常拒绝服药。需要耐心说服,向患者解释,可以将药研碎拌在饭中吃下,对拒绝服药的患者,一定要看着患者把药吃下,让患者张开嘴,观察是否咽下,防止患者在无人看管时将药吐掉。

2.重症老人服药　吞咽困难的患者不宜吞服药片,最好研碎后溶于水中服用;昏迷的患者由胃管注入药物。

3.观察不良反应　痴呆老人服药后常不能诉说不适,要细心观察患者有何不良反应,及时报告医师,调整给药方案。

4.药品管理　对伴有抑郁症、幻觉和自杀倾向的痴呆老人,一定要把药品管理好,放到患者拿不到或找不到的地方。

(三)智能康复训练

1.记忆训练鼓励　老人回忆过去的生活经历,帮助其认识目前生活中的人和事,以恢复记忆并减少错误判断;鼓励老人参加一些力所能及的社交活动,通过动作、语言、声音、图像等信息刺激,提高记忆力。对于记忆障碍严重者,通过编写日常生活活动安排表、制订作息计划、挂放日历等,帮助记忆。对容易忘记的事或经常出错的程序,设立提醒标志,以帮助记忆。

2.智力锻炼　如进行拼图游戏,对一些图片、实物、单词做归纳和分类,进行由易到难的数字概念和计算能力训练等。

3.理解和表达能力训练　在讲述一件简单事情后,提问让老人回答,或让其解释一些词语的含义。

4.社会适应能力的训练　结合日常生活常识,训练老人自行解决日常生活中的问题。

(四)安全护理

1.提供较为固定的生活环境　尽可能避免搬家,当患者要到一个新地方时,最好能有他人陪同,直至患者熟悉了新的环境和路途。

2.佩戴标志　患者外出时最好有人陪同或佩戴写有联系人姓名和电话的卡或手镯,以助于迷路时被人送回。

3.防止意外　发生老年期痴呆患者常可发生跌倒、烫伤、烧伤、误服、自伤或伤人等意外。应将老人的日常生活用品放在其看得见找得着的地方,减少室内物品位置的变动,地面防滑,以防跌伤骨折。患者洗澡、喝水时注意水温不能太高,热水瓶应放在不易碰撞之处,以防烫伤。不要让患者单独承担家务,以免发生煤气中毒,或因缺乏应急能力而导致烧伤、火灾等意外。有毒、有害物品应放入加锁的柜,以免误服中毒。尽量减少患者的单独行动,锐器、利器应放在隐蔽处,以防痴呆老人因不愿给家人增加负担或在抑郁、幻觉或妄想的支配下发生自我伤害或伤人。

4.正确处理患者的激越情绪　当患者不愿配合治疗护理时,不要强迫患者,可稍待片刻,等患者情绪稳定后再进行。当患者出现暴力行为时,不要以暴还暴,保持镇定,尝试引开患者的注意,找出导致暴力表现的原因,针对原因采取措施,防止类似事件再发生。如果暴力表现变频,与医师商量,给予药物控制。

(五)心理护理

1.陪伴关心老人　鼓励家人多陪伴老人,给予老人各方面必要的帮助,多陪老人外出散步,或参加一些学习和力所能及的社会、家庭活动,使之消除孤独、寂寞感,感到家庭的温馨和生活的快乐。

2.开导老人　多安慰、支持、鼓励老人,遇到患者情绪悲观时,应耐心询问原因,予以解释,播放一些轻松愉快的音乐以活跃情绪。

3.维护老人的自尊　注意尊重老人的人格;对话时要和颜悦色,专心倾听,回答询问时语速要缓慢,使用简单、直接、形象的语言;多鼓励、赞赏、肯定患者在自理和适应方面做出的任何努力。切忌使用刺激性语言,避免使用呆傻、愚笨等词语。

4.不嫌弃老人　要有足够的耐心,态度温和,周到体贴,不厌其烦,积极主动地去关心照顾老人,以实际行动关爱老人。

（六）照顾者的支持指导

教会照顾者和家属自我放松方法,合理休息,寻求社会支持,适当利用家政服务机构和社区卫生服务机构及医院和专门机构的资源,组织有痴呆患者的家庭进行相互交流,相互联系与支持。

（七）健康指导

1.及早发现痴呆　大力开展科普宣传,普及有关老年期痴呆的预防知识和痴呆早期症状,即轻度认知障碍和记忆障碍知识。全社会参与防治痴呆,让公众掌握痴呆早期症状的识别。重视对痴呆前期的及时发现,鼓励凡有记忆减退主诉的老人及早就医,以利于及时发现介于正常老化和早期痴呆之间的轻度认知障碍(mild cognitive impairment,MCI),对老年期痴呆做到真正意义上的早期诊断和干预。

2.早期预防痴呆

（1）老年期痴呆的预防要从中年开始做起。

（2）积极合理用脑、劳逸结合,保护大脑,保证充足睡眠,注意脑力活动多样化。

（3）培养广泛的兴趣爱好和开朗性格。

（4）培养良好的卫生饮食习惯,多吃富含锌、锰、硒、锗类的健脑食物,如海产品、贝壳类、鱼类、乳类、豆类、坚果类等,适当补充维生素E,中医的补肾食疗有助于增强记忆力。

（5）戒烟限酒。

（6）尽量不用铝制炊具,过酸过咸的食物在铝制炊具中存放过久,就会使铝深入食物而被吸收。

（7）积极防治高血压、脑血管病、糖尿病等慢性病。

（8）按摩或针灸任脉的神阙、气海、关元,督脉的命门、大椎、膏肓、肾俞、志室,胃经的足三里穴(双),均有补肾填精助阳、防止衰老和预防痴呆的效果,并且研究表明按摩太阳、神庭、百会、四神聪等穴位可有效提升认知功能或延缓认知功能的衰退。

（9）许多药物能引起中枢神经系统不良反应,包括精神错乱和倦怠,尽可能避免使用镇静剂、抗胆碱能药物(如某些三环类抗抑郁剂、抗组胺制剂、抗精神病药物)及甲磺酸苯扎托品。

【护理评价】

经采取积极的治疗和护理措施,是否达到:①患者记忆、沟通能力是否提高;②患者日常生活自理能力是否改善;③患者社交能力是否改善;④家属的照护水平是否提高。

第五节　老年人心理健康的维护与促进

一、老年人的心理健康

(一)心理健康的定义

第三届国际心理卫生大会将心理健康(mental health)定义如下:"所谓心理健康,是指在身体、智能以及情感上与他人的心理健康不相矛盾的范围内,将个人心境发展成最佳状态。"基于以上定义,心理健康包括两层含义:①与绝大多数人相比,其心理功能正常,无心理疾病;②能积极调节自己的心理状态,顺应环境,建设性地发展完善自我,充分发挥自己的能力,过有效率的生活。也就是说,心理健康不仅意味着没有心理疾病,还意味着个人的良好适应和充分发展。

(二)老年人心理健康的标准

我国著名的老年心理学专家许淑莲教授把老年人心理健康概括为5条:①热爱生活和工作;②心情舒畅,精神愉快;③情绪稳定,适应能力强;④性格开朗,通情达理;⑤人际关系适应强。

国外专家则针对老年人心理健康制定了10条参考标准:①有充分的安全感;②充分了解自己,并能对自己的能力做出恰当的估计;③有切合实际的目标和理想;④与现实环境保持接触;⑤能保持个性的完整与和谐;⑥具有从经验中学习的能力;⑦能保持良好的人际关系;⑧能适度地表达与控制自己的情绪;⑨在不违背集体意识的前提下有限度地发挥自己的才能与兴趣爱好;⑩在不违反社会道德规范的情况下能适当满足个人的基本需要。

综合国内外心理学专家对老年人心理健康标准的研究,结合我国老年人的实际情况,老年人心理健康的标准可从以下6个方面进行界定。

1.认知正常　认知正常是人正常生活的最基本的心理条件,是心理健康的首要标准。老年人认知正常体现在:感觉、知觉正常,判断事物基本准确,不发生错觉;记忆清晰,不发生大的遗忘;思路清楚,不出现逻辑混乱;在平时生活中,有比较丰富的想象力,并善于用想象力为自己设计一个愉快的奋斗目标;具有一般的生活能力。

2.情绪健康　情绪是人对客观事物的态度体验,是人的需要得到满足与否的反映。愉快而稳定的情绪是情绪健康的重要标志。能否对自己的能力做出客观正确的判断,能否正确评价客观事物,对自身的情绪有很大的影响。如过高地估计自己的能力,勉强去做超过自己能力的事情,常常会得不到想象中的预期结果,而使自己的精神遭受失败的打击;过低地估计自己的能力,自我评价过低,缺乏自信心,常常会产生抑郁情绪;只看到事物的消极面也会产生不愉快甚至抑郁情绪。心理健康的老年人能经常保持愉快、乐观、开朗而又稳定的情绪,并能适度宣泄不愉快的情绪,通过正确评价自身及客观事物而较快稳定情绪。

3.关系融洽　人际关系的融洽与否,对人的心理健康影响较大。融洽和谐的人际关系表现为:乐于与人交往,能与家人保持情感上的融洽并得到家人发自内心的理解

笔记栏

和尊重,有知己的朋友;在交往中保持独立而完整的人格,有自知之明,不卑不亢;能客观评价他人,取人之长补己之短,宽以待人,友好相处;既乐于帮助他人,也乐于接受他人的帮助。

4.环境适应 老年人能与外界环境保持接触,虽退休在家,却能不脱离社会,通过与他人的接触交流、电视广播网络等媒体了解社会变革信息,并能坚持学习,从而锻炼记忆和思维能力,丰富精神生活,正确认识社会现状,及时调整自己的行为,使心理行为能顺应社会改革的进步趋势,更好地适应环境,适应新的生活方式。

5.行为正常 能坚持正常的生活、工作、学习、娱乐等活动,其一切行为符合自己年龄特征及在各种场合的身份和角色。

6.人格健全 人格健全的主要表现:①以积极进取的人生观为人格的核心,积极的情绪多于消极的情绪;②能够正确评价自己和外界事物,能够听取别人的意见,不固执己见,能够控制自己的行为,办事盲目性和冲动性较少;③意志坚强,能经得起外界事物的强烈刺激:在悲痛时能找到发泄的方法,不致被悲痛压倒,在欢乐时能有节制地欢欣鼓舞,而不是得意忘形和过分激动,遇到困难时,能沉着地运用自己的意志和经验去加以克服,而不是一味地唉声叹气或怨天尤人;④能力、兴趣、性格与气质等各个心理特征和谐而统一。

二、老年人心理健康的维护与促进

(一)维护和增进心理健康的原则

1.适应原则 心理健康强调人与环境能动地协调适应。环境包括自然环境和社会环境,环境中随时都有打破人与环境协调平衡的各种刺激,尤其是社会环境中的人际关系能否协调,对心理健康有重要意义。人对环境的适应、协调,不仅仅是简单的顺应、妥协,而更主要的是积极、能动地对环境进行改造以适应个体的需要或改造自身以适应环境的需要。因而,需要积极主动地调节环境和自身,减少环境中的不良刺激,学会协调人际关系,发挥自己的潜能,以维护和促进心理健康。

2.整体原则 每个个体都是一个身心统一的整体,身心相互影响。因此,通过积极的体育锻炼、卫生保健和培养良好的生活方式以增强体质和生理功能,将有助于促进心理健康。

3.系统原则 人是一个开放系统,人无时无刻不与自然、社会文化、人际间相互影响、相互作用。如生活在家庭或群体之中的个体会影响家庭或群体,同时也受到家庭或群体的影响,个体心理健康的维护需要个体发挥积极主观能动性做出努力,也依赖于家庭或群体的心理健康水平,要促进个体的心理健康,创建良好的家庭或群体心理卫生氛围也很重要。所以,只有从自然、社会文化、人际关系等多方面、多角度、多层次考虑和解决问题,才能达到系统内外环境的协调与平衡。

4.发展原则 人和环境都在不断变化和发展,人在不同年龄阶段、不同时期、不同身心状况下和不同或变化的环境中,其心理健康状况不是静止不变的,而是动态发展的,所以,要以发展的观点动态地把握和促进心理健康。

(二)维护和促进老年人心理健康的措施

1.帮助老年人正确认识和评价衰老、健康和死亡

笔记栏

（1）生老病死是自然规律　　每个物种都有其生命周期,人也不例外。古往今来,没有人可以长生不老,也没有让人长生不老的药。如果总处于一种年龄增长、生命垂暮、死亡将至的心理状态,就会加速心理及生理的衰老;若能以轻松自如的平常心态接受生老病死,则可能延缓衰老。

（2）年老并不等于无为、无用　　老年人阅历丰富、知识广博,很多老人为家庭、为社会在继续发挥余热,实现其老有所为、老有所用的理想,获得心理的满足和平衡。

（3）树立正确的健康观　　研究表明,老年人往往多病,并对自己的健康状况消极评价,对疾病过分忧虑。不能实事求是地评价自己的健康状况,过度担心自己的疾病和不适,会导致神经性疑病症、焦虑、抑郁等心理精神问题,加重疾病和躯体不适,加速衰老,对健康十分不利;只有正确对待疾病,才能采取适当的求医行为,顽强地与疾病抗争,促进病情稳定和康复。正确的老年健康观为能保持生活自理,有社会功能,并最大限度地发挥自主性,但不需要没有疾病。

（4）树立正确的生死观　　死亡是生命的一个自然结果,衰老与死亡相邻。当死亡的事实不可避免时,若不能泰然处之,就可能没有足够的时间精力处理未尽心愿。只有树立正确的生死观,克服对死亡的恐惧,才能以无畏的勇气面对将来生命的终结,也才能更好地珍惜生命,使生活更有意义和乐趣,提高生命质量。

2. 做好离退休的心理调节　　培养对生活的新兴趣,转移离退休后孤独、忧郁、失落的情绪,是避免患离退休综合征的重要措施。

3. 鼓励老年人勤用脑　　坚持适量的脑力劳动,使脑细胞不断接受信息刺激,对于延缓脑的衰老和脑功能的退化非常重要。研究表明,对老年人的视、听、嗅、味、触的器官进行适当的刺激,可增进其感、知觉功能,提高记忆力、智力等认知能力,减少老年期痴呆的发生。老年人应坚持学习,活到老,学到老,通过书报、电视、网络等不断获得新知识。

4. 妥善处理家庭关系　　家庭是老年人晚年生活的主要场所。处理好与家人的关系,尤其是处理好与两代或几代人的人际关系显得十分重要。因为家庭关系和睦,家庭成员互敬互爱则有利于老年人的健康长寿;相反,家庭不和,家庭成员之间关系恶劣,则对老年人的身心健康极其有害。

（1）面对"代沟",求同存异,相互包容　　首先,要在主观上认识到社会在发展,时代在进步,青年一代与老年人之间存在一些思想和行为的差别是正常的。其次,家庭成员应多关心和体谅老年人,遇事主动与老年人商量,对于不同意见,要耐心听取,礼让三分,维护老年人的自尊;老年人也应有意识地克服或压制自己的一些特殊性格,不必要求晚辈事事顺应自己,对一些看不顺眼又无法改变的事情,则尽量包容,不要强行干涉。

（2）促进老年人与家庭成员的情感沟通　　①鼓励老年人主动调整自己与其家庭成员的关系,在老有所为、老有所乐的同时多关心下一代,家庭成员要为老人的衣、食、住、行、学、乐等创造条件,为老人提供便利和必要的情感、经济和物质上的帮助,共同建立良好的亲情;②空巢家庭中,老年人应正确面对子女成家立业离开家的现实,不过高期望和依赖子女对自身的照顾,善于利用现代通讯方式与子女沟通,并及早由纵向的父母与子女的关系转向横向的夫妻关系,子女则应经常看望或联系父母,让父母得到天伦之乐的慰藉;③夫妻恩爱有助于老年人保持舒畅的心理状态,有利于双方的健康监护,老年夫妻间要相互关心、相互照顾、相互宽容、相互适应,还要注重情感交流和保持和谐、愉悦的性生活;④为老年人提供表达情感的机会,促进老年人与家庭成员的沟通理解;⑤鼓励老年人与家人或其他老年人共同居住。

(3)支持丧偶老年人再婚 加拿大心理学家塞奥考曾对 4 489 名 55 岁以上的鳏夫进行长达 9 年的调查,发现约 5% 的人在丧妻后半年内去世,其死亡率是同龄有妇之夫死亡率的 26 倍,可见老年丧偶对人的身心健康影响很大。老年人丧偶以后,只要有合适的对象,老年人自身要冲破习俗观念,大胆追求;另外子女要理解、支持老年人再婚,使老年人晚年不再孤寂。

5.注重日常生活中的心理保健

(1)培养广泛的兴趣爱好 对老年人而言,广泛的兴趣爱好不仅能开阔视野,扩大知识面,丰富生活,陶冶性情,充实他们的晚年生活,而且能有效地帮助他们摆脱失落、孤独、抑郁等不良情绪,促进生理及心理的健康。因此,老年人要根据自己的情况,有意识地培养一两项兴趣爱好,如书法、绘画、下棋、摄影、园艺、烹调、旅游、钓鱼等,用以调节情绪,充实精神,稳定生理节奏,让老年人的晚年生活充实并充满朝气。

(2)培养良好的生活习惯 饮食有节,起居有常,戒烟限酒,修饰外表,装饰环境,多参与社会活动,增进人际交往,多与左邻右舍相互关心往来,有助于克服消极心理、振奋精神、怡然自得。

(3)坚持适量运动 坚持适量运动有益于老年人的身心健康。适量运动有助于改善老年人的体质,增强脏器功能,延缓细胞代谢和功能的老化,并增加老年人对生活的兴趣,减轻老年生活的孤独、抑郁和失落的情绪。老年人可根据自己的年龄、体质、兴趣、爱好及锻炼基础选择合适的运动项目,跳舞、散步、慢跑、钓鱼、游泳、骑自行车、太极拳、气功等,都是非常适合老年人的运动项目。老年人的体育锻炼,运动量要适度,时间不宜过长,且贵在坚持,循序渐进。

6.营造良好的社会支持系统

(1)进一步树立和发扬尊老敬老的社会风气 尊老敬老养老是中华民族的传统美德,尊敬老人是促使老年人保持心理健康的良好社会心理环境。但随着社会的变革、人口老龄化的到来、家庭结构和年青一代赡养压力的改变,敬老养老的社会风气正面临新的挑战。在我国未富先老的国情下,应加强宣传教育,继续大力倡导敬老养老,促进健康老龄化,促进社会和谐稳定发展。

(2)尽快完善相关立法 现行的《中华人民共和国老年人权益保护法》在维护老年人权益中个别条款操作性还不够强,新法正在修订中,应加强老龄问题的科学研究,为完善立法提供依据,尽快完善相关法律,为增强老年人安全感、解除后顾之忧、安度晚年提供社会保障。

7.心理咨询和心理治疗 常用的方法有心理疏导、暗示疗法、转移疗法、行为疗法和想象疗法等。

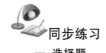同步练习

一、选择题

1.关于老年人常见心理问题的防治,下列描述不正确的是   (   )

A.鼓励老年人树立正确的人生观、价值观

B.养成规律的生活习惯

C.多参加社会实践活动

D.鼓励家属和社会给予支持

E.一旦出现症状,服用药物治疗最好

2.关于心理健康,下列描述不正确的是　　　　　　　　　　　　　　　　　　(　　)

　A.是个体心境发展的最佳健康状态

　B.仅无心理疾病

　C.能积极调整自己的心理状态

　D.个体有良好的适应能力

　E.能不断完善自我

3.张某,女,62岁,担任村内老年人秧鼓队组织工作,近日为迎接上级领导检查,压力很大,担心工作做不好,难以入睡、易醒。这位老年人的主要心理问题是　　　　　　(　　)

　A.焦虑　　　　　　　　　　　　　　　B.恐惧

　C.抑郁　　　　　　　　　　　　　　　D.自卑

　E.悲观

4.女性,70岁,丧偶2年,独居,不爱出门,不愿与人交往,沉默寡言,对外界动向无动于衷,有时偷偷流泪,睡眠质量差,靠催眠药维持。该患者可能的诊断是　　　　　　　　(　　)

　A.老年期焦虑　　　　　　　　　　　　B.空巢综合征

　C.老年期抑郁　　　　　　　　　　　　D.老年期痴呆

　E.老年期自闭症

二、病例分析题

李某,男,今年66岁,与老伴一起,生活美满,女儿长大成人,事业有成。然而每当他想到父亲是66岁这一年去世,再联想到自己也到了这个年头,于是不由自主地感到悲哀。半年来,他总是郁郁寡欢。起初,他感到自己患了绝症,原因是感觉躯体不适,以消化道症状多见,如胃痛、便秘、腹痛、打嗝、食欲减退、失眠多梦。在多家医院做了详细检查后,结果是胃肠功能一切正常。但他不相信这些结果,仍到处求治求医。并且对自己正常的躯体功能过度关注,即使有时出现轻微感冒症状,也是反应过度。其次,李老先生特别容易情绪激动,常为一些小事与家人争吵不休,弄得家人谁也不敢理他、惹他。他常感到自己年轻时做过许多错事,不可饶恕(其实,他一直是谨慎严肃的人),为此他常担心自己和家庭遭到不幸,不敢走出家门,变得越来越消沉,无精打采,有孤独感,不想说话,行动迟缓,表情淡漠呆滞,以往很感兴趣的事变得索然无味,如打牌、跳舞。近来,李老先生越来越悲观,感到自己没用,老了什么都干不了,真是生不如死。他感到父亲在天之灵向他发出召唤,于是想触电身亡,由于开关跳闸,自杀未遂。家人着急万分,24 h要有人守护他,但李老先生仍不断企图自杀(如割脉、服药、上吊等)。

问题:

(1)此患者最可能的诊断是什么?有何依据?

(2)请列出主要护理诊断/问题。

(3)请列出护理措施要点。

(易景娜)

第四章

老年人的社会健康

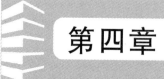

> 案例一:刘老身体健康,耳聪目明,精神矍铄,工厂厂长。两年前厂领导换届退居二线,被反聘为厂技术顾问。刘老多年的领导经历使其总是爱管事,爱操心,突然间一切有所改变,刘老着急生气,回到家也总是闷闷不乐。更使刘老不能接受的是很多人对他不理不睬,甚至背后说长道短。刘老实在是不能忍受,一赌气提前一年退休了。
>
> 案例二:李主任60岁,某大学教务处主任。从小喜欢文学,对诗词颇有研究,但因平时工作繁忙,无专门时间研究,一直觉得遗憾。去年提前退休,开始研究诗词,发表了不少论文,在专业研究之余开始写回忆录,过着充实丰富的晚年生活。
>
> 问题:
> 1. 上述两位老年人相比,刘老存在的主要问题是什么?
> 2. 如何帮助老年人角色转换?

第一节 老化的社会学理论

老化的社会学理论解释社会与老年人之间的相互影响,研究老年人的角色发展、群体行为、社会制度、政策、环境变化对老年人的影响,以及老年群体对整个社会的影响。早期老化的社会学理论出现在20世纪60年代,集中研究老年人失去自己原来的角色和社会群体后重新适应调整的过程。此阶段的社会学老化理论有隐退理论、活跃理论、次文化理论、连续性理论等。20世纪70年代理论研究的范围逐渐扩大,集中研究社会和社会结构大环境对老化过程的影响,从而产生了年龄阶层、社会经济环境、物质环境以及老年政策等各种理论,其中具有代表性的有年龄阶层理论。

一、老化的社会学相关理论

(一)年龄阶层理论

年龄阶层理论由赖利(Riley)及其同事于1972年提出,此理论将人群按一定年龄间隔分成不同的年龄阶层,其主要观点:①同一年代出生的人不仅具有相似年龄,而且拥有相似的生理、心理特点和社会经历;②新的年龄层群体不断出生,他们所置身的社会环境不同,对历史有不同的感受;③社会可根据不同的年龄及其所属的角色被分为不同的阶层;④社会不断地变化,各年龄阶层的人群以及他们的角色也一样不断地变化;⑤人的老化与社会变化之间的相互作用是呈动态的,因此,老年人与社会总是不断地相互影响。

老年人是社会团体中的一个年龄阶层。因此,同一年龄阶层的老年人之间会相互影响其老年社会化过程;正因为它们之间仍持续影响彼此的社会化过程,使得老人群体间拥有某些特定的普遍性行为模式。年龄阶层理论认为老年人的人格与行为特点是一种群体相互影响的社会化结果。该理论注重个体动态的发展过程及社会的历史变化,可以解释不同年龄层之间的差异,而很少关注个体性和差异性,不能很好地解释同一年龄层不同个体所表现出的个体间的差异。

(二)隐退理论

隐退理论(空闲理论)于1961年由卡明和亨利首先提出。该理论主张社会平衡状态的维持,取决于社会与老年人退出互相作用所形成的彼此有益的过程。该过程是有一定规律的,不可避免的。老年人有自身的特殊性,生理、心理及社会方面的功能逐步减退,离社会的要求相差越来越远。其根据社会的需要而产生,并不会因为个人意愿而改变,而且老年人希望隐退并感到愉快。当老年人社会交往的数量、性质、方式逐渐改变,隐退即成为循环的过程,更加减少他们与社会交往的机会。因此,人一生中会有与社会互相脱离的情形,当步入老年必须从社会上退出,从社会角色与社会交往中隐退,这是成功老化所必须经历的过程,也是一种有制度、有秩序、平稳的权力与义务的转移。这个过程是促进社会进步、安定、祥和的完善途径,也是人类生命代代相传、生生不息的表现。此理论可以用来协助老年人适应退休后所面临的种种生活改变。因此,对老年人最好的关爱是让老年人在适当的时候以适当的方式逐步退出某些社会角色(如退休),以达到社会平衡。但对此理论也有反对者,他们认为这一理论忽视人类本性,事实上有些老年人很乐意力所能及地参与一些社会活动。该理论的局限性是很容易将老年人等同为无权、无能、无力的人,使社会对老年人的漠视、排斥及歧视合理化。

(三)活跃理论

活跃理论又称活动理论,1963年由美国社会学家哈威格斯及其同事提出。其认为社会活动是生活的基础,人们对生活的满意度是与社会活动紧密联系在一起的,通过社会活动,老年人可以认识自我,获得社会角色、发现生活的意义。一个人到年老时仍然期望能积极参与社会活动,保持中年生活形态,维持原有角色功能,以证明自己仍未衰老。此理论认为老年人因年龄而失去原有角色功能,会使其失去生活的信心与意义,如果能让老年人有机会参与社会活动,贡献自己的所能,对晚年生活的满意度就会增加,从而正向协助老年人适应老年生活。有研究显示,让老年人参加自己有兴趣的非正式的活动,比参加许多工作更能提升老年人的生活品质与满意度。但活跃理论忽略了老年人之间的个体差异,不同老年人对社会活动的参与要求是不同的。

(四)连续性理论

由于隐退理论及活跃理论均无法完整地解释成功的老化,因此,Neugarten 等于1968 年提出连续性理论,认为老年是青、中年个性和心理的持续现象。他们认为单一的空闲理论或活动理论都不能完全解释老年现象。事实上,个体应对老化的个性和心理特点早在年轻时就已存在,老年期应对各种变化的反应与年轻时的反应十分类似,继续保持内在心理连续性和外在行为的连续性。因此,判断个体是否能在老年时具有良好适应的最佳方法,就是看他在过去的人生经历中是否同样能良好地应对各种变化。有些研究支持这一理论,认为稳定的个性在成功地应对老年带来的变化中起着重要作用。该理论补充说明能否成功适应老化与老年人人格的改变有关。连续性理论较偏向行为论的观点,认为老年是一生个性发展的连续,一个人的人格及行为特征是由环境影响与社会增强结果所塑造出来的。人的人格会随年龄的增加而持续地动态改变,如个体能适时改变人格,适应人生不同阶段的生活,则能较成功的适应老化过程。

(五)次文化理论

次文化理论是美国学者罗斯(Rose)于 1962 年提出。这一理论认为,老年人在社会团体中是一非主流人群,他们有自己特有的文化特质,老年人具有特定的规范、价值观、期望、信念和习惯,老年人比其他年龄群体更难以融入社会大环境中。因此,自成一个次文化团体。在老年人的次文化团体中,个人社会地位的认定由过去的职业、教育程度或经济收入转移至健康状态或患病情形。老年次文化首先是对地位下降、健康衰退、丧失亲友等的反应。老年次文化群体的另一项结果就是形成了老年群体意识,这一意识有助于提高老年人的自我形象,改变社会对老年的消极定义,争取老年人的各项权益。随着老年人口的增加,该类次文化团体也随之壮大,许多相关的组织也随之设立,如美国的退休协会拥有 3 400 余万会员,我国的老年大学等。进一步证实了老年次文化群体在社会中的重要性。有研究指出,同一次文化团体中,群体间的相互支持和认同可促进老年人早日适应老化过程。

(六)社会环境适应理论

社会环境适应理论是阐述不同的环境背景塑造出不同人格与行为特点的老年人群。因为除生理、遗传特点与群体之间相互影响外,环境也是影响人类人格社会化过程的重要因素之一。当环境改变时人类为适应环境需求会激发出许许多多潜能,以满足生存和发展的需要。所以,老年人为适应生理、心理及社会的改变,而产生出老年团体特有的行为特点。由于不同老人团体所处的环境不同,因而在不同的老人团体中会表现出自己团体特有的行为模式。

(七)角色理论

角色是指个人在社会上扮演社会期待的行为模式。根据研究发现,人的人格与行为模式会随年龄的增长而改变,这些改变与角色功能的改变有密切关系。人在不同阶段扮演不同的角色,如出生时第一角色子女;随着年龄的增长,扮演的角色增加。在退休前,一个人的成熟社会化行为主要是功能性角色,如为人父母、职员或教师、领导等,社会对个人的期待较重视工作能力与责任。因此,个人的表现较偏向积极进取的行为模式。随着年龄不断增长,功能性角色逐渐由情感性角色取代,老年人的行为特点则逐渐变为保守谦和。老年人若能对角色理论有所认识,并对角色改变的自然过程有所认知并接受,将有助于其对老年生活的适应。

(八)人格模式理论

人格模式理论认为老年人会依照其不同的人格模式有不同的适应形态,一般而言,可以分为 8 个类型。

1.重新组织型　此种人格形态的老年人退而不休,懂得如何生活,是其中最成熟的人格特质,能对老化过程适应得最好。

2.集中型　也是属于不希望完全退休的人格形态,他们会选择和分配其资源,只集中扮演一个或两个角色及活动,也是会适应的颇好的人格模式。

3.成功撤离型　此类型人格特质者会自愿从工作岗位退离下来,对突然轻松的生活也有高度的满足感,不会怨天尤人、悲叹度日。

4.持续型　此型的老年人较不会计划其生活或企图改变之,只维持目前的生活形态,或许他们并不是很满意其生活方式,但可以接受它。

5.压缩型　此类型人格特质的老年人会减少其日常所扮演的角色,但并不能完全接受自己老年后所产生的改变,甚至力图抗拒老化的事实。

6.寻求援助型　此类型人格模式的老年人需要从外界寻求援助以帮助其适应老化过程,维持其生活的满足感。

7.冷漠型　此类型老年人会对任何事物都不关心,也不期待,他们漠视周围的环境变迁,也对事物没什么反应,这些冷漠型的老年人通常对生活没什么目标,也较没有活力。

8.人格瓦解型　属于此型的人会对事物不满意,其人际关系多恶劣,且也容易对自我的情绪失去控制,而使周围的人觉得他们脾气怪又坏,而不喜欢与他们相处,这样一来他们容易被孤立,从而加剧他们更加对人事物不满的恶性循环,是适应老年期生活最不好的一种人格模式。

【试分析】
我们学习老化社会学理论有哪些临床意义呢?

上述老化的社会学理论主要内容及意义见表4-1。

老化的社会学理论可以帮助了解社会对老年人的影响,帮助老人适应社会,适应晚年的生活状态,在临床实践中护理人员不仅要了解老化的各种理论,而且要清楚各种理论的使用范围和局限性,注意各种理论的时代意义、文化差异及学术发展。针对不同的老人有选择地应用不同的老化理论,并且在临床护理实践中,需要不断地通过实践来验证理论的实用性,通过实践使理论不断充实和完善。

表 4-1　老化的社会学理论

序号	理论学说	理论内容	指导意义
1	年龄阶层理论	老年人的人格与行为特点是一种群体相互影响的社会化结果	老人群体间拥有某些特点的普遍性行为模式
2	隐退理论	老年人自动退出某些社会角色是成功衰老所必须经历的过程	协助老年人适应退休后所面临的种种生活改变
3	活跃理论	让老年人有机会参与社会活动,协助他们适应老年生活	成立老年活动中心
4	连续性理论	老年人格及行为特征由环境影响与社会增强结果所塑造出来的,随增龄而持续地动态改变	理解、接纳老年人的言行、举止
5	次文化理论	老年人是非主流人群,具有特定的生活信念、习俗、价值观及道德规范,自成一个次文化团体	成立老年大学
6	社会环境适应理论	不同的环境背景塑造出不同人格与行为特点的老年人群	发挥潜能,适应社会环境
7	角色理论	人的人格与行为模式改变,与角色功能的改变有密切关系	正确认识不同时期、不同角色,适应老年生活
8	人格模式理论	老年人会依照其不同之人格模式有不同的适应形态	因人而异,加强个体指导

二、老化的社会学理论与护理

在老化的社会学理论中,影响老化的因素有人格特征、家庭、教育程度、社区规范、角色适应、家庭设施、文化与政治经济状况等。不同的社会对老年人的角色期望与行为规范也有所不同。因此,老化的社会学理论帮助护理人员从生活在社会环境中的人这个角度看待老年人,并且了解老年人生活的社会对他们的影响。在临床实践中灵活地应用社会学理论帮助老年人适应晚年生活,比如根据隐退理论,护理人员须注意评估那些正在经历减少参与社会活动的老年人,提供足够的支持和指导,以维持其平衡。并更加关爱老年人,协助老年人适应退休后的种种生活改变;活跃理论则要求护理人员识别那些想要维持社会活动角色功能的老年人,评估其身心状态,协助老年人选择力所能及且感兴趣的活动。根据连续性理论应理解、接纳老年人的言行、举止,评估老年人的发展及其人格行为,制订切实可行的计划,协助老年人适应这些变化;根据次文化理论,护士应认识并尊重老年人自己特定的生活信念、习俗、价值观及道德规范等文化特征,这样才能做到针对老年人的个性化护理。由此可见,照顾老年人时要充分收集并了解其基本资料与成长文化背景,才能拟订完善且个体化的护理计划并付诸实施,以促进老年人适应健康的生活方式。

在对老化理论的研究、认识与应用时,要注意时代的意义、文化的差异以及学术的发展和进步。同时在照顾老年人时,不仅要掌握老化的相关理论及其不同角度、不同老年人群来研究,还要了解影响老年行为表现模式的因素与原因。各种老化理论都有其适用性上的限制,护理人员在应用老化理论时需慎选,并注意个体化,即因人而异地将不同的概念应用于不同的老年人。

第二节　老年人社会角色转换及适应

老年期是人生发展阶段中的最后一期,并非是衰退或停止发展的时期。然而一般人常对老年期抱着较负面的看法,一方面是社会家庭快速变迁,另一方面是因人们普遍对这个阶段缺乏清楚的认识所致。事实上,老年人的人格因经过岁月的磨炼而更趋于成熟、稳重,对事情的思考也会更深入而又有条理。因此,我们应对老年期保持更积极乐观的态度。

一、老年人社会角色转换

(一)离退休

对于老年人而言,退休是老年期的一个重大转折。预示着原来的生活习惯、经济收入、社会地位等发生变化,意味着人生已步入老年期。如果再加上疾病缠身,老年人极易产生不同程度的孤独、自卑、迷惘、抑郁等消极的心理。同时退休所带来的工作角色丧失是一项极大的改变,尤其工作一直是其活动及社交的主要来源时,离开原本的工作岗位会使老年人突然觉得生活单调乏味,甚至失去了生活重心,感觉内心空虚等。此外,老年人收入可能降低,在家庭中的地位由原来的生产者或决策者变成一个依赖者或失去其决策权,也可能产生自尊下降的感受,这些改变也需要退休的老年人用时间去面对和适应。有研究提出退休者比工作者更易表现出沮丧、强制行为以及无原因的生理症状等。但也有研究发现,退休者的士气及对生活的满意度比某些工作者还高。可见老年人对退休的感觉因人而异。一般而言,身体好、精神佳、无经济烦恼、会安排生活的退休者对退休生活较满意。因此,对于临近退休和已经退休的老年人,应帮助他们认识不同时期的心理特点,以相应的措施与心态去适应离退休生活。

决定老年人能否享受这段时光的两个关键因素是退休前的准备和是否会善用闲暇时间。为退休做准备,理想上应由中年时期便开始进行,培养工作以外的兴趣、预期可能发生的生理或情绪问题、提供财务的需要和配偶共同讨论退休后可能产生的影响。退休后老年人可从事喜欢的休闲活动,外出访友或以过去职业和个人经验的成果对时间做更有组织的利用,由此得到满足感和快乐。

(二)老年期家庭的改变

1.空巢家庭　家庭是老年人获得生活满足的重要来源,也是其情绪支持的基本来源。老年期的家庭有一些不同的特征,时下数代同堂的大家庭结构减少,养儿防老的观念已渐消失,出现许多的空巢家庭。空巢家庭是指无子女共处,只剩下老年人独自生活的家庭。目前空巢家庭十分普遍,随着社会转型加快,人口流动加速,空巢家庭将越来越多,并将成为我国城市甚至许多农村老年人家庭的主要模式。空巢老人常担心生活的照料问题与疾病的医护问题,容易出现无助感。特别是有些老年人长期受养儿防老传统思想的影响,老年时儿女不在身边而易出现消极情感,即空巢综合征,表现为精神空虚,无所事事;孤独、悲观、社会交往少;失眠、头痛等躯体化症状。

2.家庭角色 在我国历史发展中,养儿防老是一个有着深厚的社会经济、文化背景的传统观念。因此,居家养老一直是我国主要的养老形式。老年人在家庭中的地位与作用对其晚年生活意义重大。他们既可以是一家之主,对晚辈起指导、枢纽和参谋作用,又可以是家务劳动的主要承担者,还有不少老年人在经济和事业上给晚辈以支援。

家庭关系是一种特殊的社会关系,主要由婚姻关系和血缘关系构成。和睦的家庭关系是社会稳定和进步的必要条件,也是老年人幸福晚年的基本要素之一。

(三)丧偶与再婚

1.丧偶 配偶在老年期时常是其最重要的家人及主要照顾者,所以失去一同携手走过、共享生活点滴的老伴,对于老年人而言是一种无法承受的伤痛和孤寂。丧偶老人会有震惊、极度哀伤、忧郁的情绪反应和孤独感产生,有的甚至会产生罪恶感,需要一段时间的适应。有学者提出,男性在妻子过世后6个月内死亡的可能性较大。丧偶者在经过一段强烈的情绪反应期后,会进入第二阶段,即和社会建立一种新的关系和生活形态,有些老年人会选择再婚或独居。

2.再婚 老年人再婚在我国已逐渐增多,这不仅可满足老年人生理上、心理上的需求,也是一种养老的模式。大量事实证明,做好老年人的再婚工作,对社会、家庭及老年人的健康长寿均是有益的。既有利于减轻子女的负担和抚养下一代,也有利于减轻国家对孤老者的负担。

(四)生病、死亡

老年人在生理方面的变化会直接或间接影响到老年人的身体健康,有资料报道,70%～80%的65岁以上老年人有一种或一种以上的疾病。常见的有听力障碍、高血压、心脏疾病、糖尿病等。一般而言,老年人对死亡不会像中年人那样焦虑,因为经历很多,使之已逐渐调整了对死亡的看法和情绪。同时老年人会更加重视其心灵的寄托,也有更多的时间去思考生命的去从。

二、老年人心理社会的调适

上述老年生活的4个危机,也攸关其老年生活是否幸福健康。虽说是危机,但若能接受它并做好调适,以扮演其新的社会角色,危机也未尝不是一个转机,能够拥有一个平和美满的晚年;因此,帮助和指导老年人顺利完成心理社会的调适具有重要意义。

(一)离退休的调适

1.等待期 退休是历史发展的必然,是世界各国共有的一种社会制度,也是对老年人的一种关心、爱护和照顾。因此,如果能在退休前就指导老年人做好心理准备,将会更容易接受社会角色的转变,不至于产生失落和孤独感。老年人应以积极的态度正确对待、迎接和尽快适应这种生活。对此期的老年人可指导适当减少工作量,多与已退休人员交流,主动及早寻找精神依托,开辟健康充实而有意义的新天地。老年人若能退而不休,认识退休是转业而非失业,并能积极主动地参与一些社会公益或社交活动,培养自己喜欢的休闲生活。老用不老,存于一心,一个人只要心境不老,便可以和年轻人一样开阔他的生活领域。如果老年人都以较乐观、豁达的人生观来面对退休后的生活,老年人就能拥有自己的一片天空,这样老年期的生活就会更轻松自在且充实。

2.退休期　要帮助此期老年人面对现实,重新设计安排自己的生活,尽快适应新的生活环境。

(1)发挥潜能,重归社会　退休老年人如果身体健壮又有一技之长,可以帮助他们积极寻找机会,做一些力所能及的工作,发挥潜能为社会继续做贡献,实现自我价值;还可使精神上有所寄托,生活充实,促进身体健康。

(2)善于学习,渴求新知　提倡老年人退休后继续学习新知识,关心国家大事,既可促进大脑活动,延缓智力衰退,又可充实生活。

(3)培养爱好,寄托精神　培养一些业余爱好,丰富和充实自己的生活。

(4)扩大社交,排解寂寞　老年人应积极主动地建立新的人际网络,开拓生活领域,排解孤独寂寞,增添生活情趣。

(5)生活自律,保健身体　应指导老年人养成规律的生活习惯,戒除有害健康的不良嗜好,采取适当的运动和娱乐形式,建立健康的生活方式。

(6)控制情绪,保持心态教育　老年人尽量以积极的心态摆脱不良心理的困扰。找亲友交流,积极参加社交活动等;指导老年人在物质和精神上期望不要过高,知足常乐,安享晚年。

(7)配偶的体谅和帮助　配偶应帮助其提前做好心理准备,使其在心理上彻底放松,应对自如,夫妻间要互相体谅,互相照顾,共度晚年。

(8)子女的安慰和劝解　子女要与老年人经常交谈,鼓励他们发展业余爱好,帮助其尽快适应退休后的生活。

3.适应期　一般在1~2年时间里,大部分老年人都会很好地适应离退休后的生活,帮助有条件的老年人参加社会团体,有效增加其社会交往,提高其生活质量。

(二)家庭改变的调适

1.空巢现象　为减少空巢家庭对老年人心理冲击,避免情感危机的出现,应指导老年人采取以下防范措施。

(1)提前准备　对子女离家独立生活要有一个正确的认识,提前做好思想准备,注意调整自己的生活节奏。

(2)夫妻间相互支持　夫妻间应给予更多的关心、体贴和安慰,建立新的生活规律和情感支持系统。

(3)培养爱好及保持社会交往　注意培养业余爱好、适度的体育锻炼等,使自己的生活丰富多彩,并注意维持一定的社会交往以缓解孤独感。

(4)对症治疗　对较严重的空巢综合征,应指导其及时寻求心理或精神科医生的帮助。

(5)子女的关心　子女要经常与父母进行情感和思想的交流。

(6)创造氛围　倡导社会共同营造爱老敬老的氛围,关心和爱护老年人。

2.家庭关系

(1)夫妻关系　此关系是家庭关系中的重要组成部分。巴特纳等在1977年的研究中提到老夫妻会对对方有三项期待:一是情感上的满足;二是操持家务,能彼此分担;三是在患病时可以获得照顾。吉弗德也提出婚姻的三个好处为亲密关系、相互依

[想一想]
　假如你是独生子女,不在父母身边,你会怎样做?

133

赖以及互相归属的伴侣感。晚年婚姻的成功有赖于双方对中年期人格改变的适应,所以从年轻夫妻就开始培养相同的兴趣,以使晚年的婚姻生活更加融洽而又非常默契。老年人面临一些家庭关系的改变,如像子女各自长大独立、为人祖父母、住所的改变以及老年人退休后夫妻朝夕相处,因家务琐事等发生摩擦的机会也随之增加。因此,老年人需要去适应,要有意识地处理好夫妻关系。当然,好的家庭支持系统和互动是构成老年美满生活的要素。老年夫妻要相互照顾,相依为命。

(2)父母与子女的关系　两代人关系会影响老年人对生活的满意度和老年期的适应。由于价值观、道德观、生活经历、生活方式和要求等不同,两代人往往会有一定的矛盾,这就要双方进行有效的沟通和交流。父母对子女的期望与支持,对子女的成长和前提是一个重要的影响因素,老年父母殷切希望子女在工作中责任心强,人际关系好,并能取得一定成就。但父母的期望不宜过高,否则会带来相反的效果。此外,老年人多年积累的宝贵经验,也可以给予子女事业上一定的支持。

(3)祖孙关系　亲密的祖孙关系对老年人的晚年幸福、家庭和睦、社会的安定都有积极的作用。但老年人应注意不能过度溺爱孙辈,避免给孩子的成长带来不利的影响。年轻的父母也不能贪图安逸,造成老年人超负荷忙碌。总之,祖孙三代要相互尊重、互相帮助,才能建立起良好的家庭关系,使老年人在幸福美满的氛围中安度晚年。

3.其他　老年人承担家务劳动是间接为社会做贡献,这样既有利于身心健康,又可以促进家庭和睦;此外,老年人可能会面临家中经济权及决定权的转移,也会产生一些心理的冲突,需要及时调适。社会必须考虑他们对子女生活的重要性,以协助他们处理其子女的问题,并给予他们贡献社会安定的肯定和掌声。

(三)丧偶与再婚的调适

一般认为女性的平均寿命较长,且男女结婚通常男性年龄比较大,所以女性会比男性更可能经历到丧偶。丧偶者可能面临许多情绪和实际的问题,若能保持生活忙碌并发展新角色及投注于各种活动,将有可能适应的最好。为尽快摆脱和缩短因过度悲伤而引起的心理障碍,应指导丧偶者采取以下措施进行调节:自我安慰,避免自责,转移注意力,寻求积极的生活方式以及建立新的依恋关系。

有些丧偶老人会选择再婚,这对丧偶者的适应也有正向的影响。若无再婚,老年丧偶者也可由家庭其他成员的关怀支持而获得满足感和安慰。现实生活中老年人再婚受到旧观念、子女的阻碍、居住和经济条件的限制、社会因素的影响等。然而老年人是否再婚是他们自己的权力,应该得到家庭和社会的认可和帮助,因此,完善老年人再婚的协调机制,强化社会已形成的支持老年人再婚的舆论环境,充分发挥各地老年婚介、离退休管理等的积极作用,努力为老年人再婚提供政策和支持。此外,积极探讨适宜老年人再婚的有关举措,减少子女因家庭问题而反对老年人再婚,一定程度上可以避免再婚后的家庭纠纷。

(四)情绪方面的调适

一些较负向的情绪反应在一生的各阶段都有可能出现,然而在老年期会因为生活带来的多项改变而使得心理上受到很大的冲击。老年人较常见的负向情绪反应包括哀伤、忧郁、寂寞、罪恶感、无力感等。此时的老年人必须借助持续常规的活动、他人的支持、减少被遗弃及失落的感觉以减轻其哀伤。

忧郁是老年人最常见的心理失调,严重时甚至有自杀的念头。寂寞通常在失去重要的关系时产生,特别是丧失配偶,生离死别对老年人具有很大的伤害性,会使老年人过分的哀伤。老年人感到寂寞的程度受到个人性格及过去家庭生活形态的影响,常因追忆往事或无法自我照顾而产生罪恶感。同时老年人也会感觉失去对周围人、事、物的控制力,而产生愤怒或无力感,以上这些情绪与其生活事件非常相关。如何进行情绪调适,要因人而异,但若能鼓励使用正向的调适方法,则可通过和家人、朋友的关系得到满足感和情绪支持,进而获得愉悦的感受,并使自己的身心两方面都受益。从而使其人生满意度提高。影响老年人的人生满意程度的主要因素有以下几种。

1. 性别　一般而言男性的满意程度比女性来得高,这可能与男性在社会地位上较占优势有关。

2. 老夫妻同住　若有配偶同住,相依相伴,同时也有了倾听的对象,其人生满意度较高。

3. 家属同住　有家属同住的老年人会感觉较有安全感及情绪支持,同时也受到家人的照顾,故有家属同住者的人生满意度比较高。

4. 经济来源　年老退休之后,一旦没有经济的支持,从事任何事物都没有保障。因此,老年人的经济自主是心理支持的第一项原动力,仍有工作者或有些积蓄的老年人的人生满意程度会较高。

5. 身体健康状况　身体健康的老年人更有余力去安排其生活,人生满意程度自然会较高。但身体健康状况差的老年人常会感到精神欠佳也较易沮丧,有的甚至无法自我照顾,从而影响其人生满意程度。

6. 家庭关系　家庭和睦对老年人而言是最让他们满足的来源,若能一直维系着家庭的结构至老年期,其人生满意度会较高。

老年时期是人生的必经过程,虽然你我都尚未经历过这个阶段,然而正视老年人、关怀老年人是你我的责任,也是为自己将来做准备。而认识与了解老年人生理、心理、社会各层面之变化所造成的影响是老年之前的基本准备。让我们陪着老年人一起走过老年,相信老年并非可怜或不幸,而是一段祥和、充实、与世无争的金色年华。

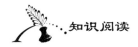知识阅读

老年人的社会支持

社会支持是指一个人从社会网络中所获得的支持和帮助。可分为客观的实际的或可见的支持,包括物质援助和社会网络的大小;主观地体验到的或情绪上的支持,即个体感到在社会中被尊重、被支持、被理解的情绪体验和满意程度。社会支持作为维系老年人心理健康的重要变量,主要取决于其社会交往和社会支持的质量。

社会支持网络一般分为:①血缘型非正式社会支持网络,即家庭子女和亲戚的帮助;②友情互助型非正式社会支持网络,近邻和朋友的帮助;③正式的社会支持网络,主要是社区服务和互助服务,有家庭服务系

统、志愿者组织、社区老年人互助组织等形式,包括各种专业人员(社会工作者、心理保健人员、医护人员等)的介入。

无论哪一种社会支持网络提供的帮助,均有助于老年人健康状态的稳定。因此,政府、社会、单位、家庭及亲友等均应对老年人予以关心、同情和支持,形成尊老、敬老、助老的社会风气,为其建立完善的社会支持网络。

第三节　老年人社会健康的评估

老年人社会健康是指老年人的人际关系的数量和质量及其参与社会的程度和能力。老年人社会健康的评估:①婚姻家庭、受教育程度、家谱;②是否有代理人、是否接受帮助;③家庭及社会支持系统和社会联系;④社会功能;⑤老年人的社会适应能力,应付压力能力,社会交往能力,与周围环境接触、人际关系、处理周围发生的问题等能力。

一、社会功能的评估

社会功能是指个体作为社会成员发挥作用的程度的界定。对于社会功能的评估应包括老年人对自己生活的安排与需求、与家人和亲友的关系、家人和照顾者对老年人的期望、经济状况、ADL 执行能力、社交活动与嗜好以及平常使用的交通工具等。评估者应该首先了解其本身的身体功能及支持的系统(包含非正式的资源)。

社会功能评估的目的是描述在一定的社会环境下老年人的功能状态的特性。社会功能状态与老年人的社会健康相关,只有当老年人适应社会环境时才能发挥良好的社会功能。因此,对社会功能的评估首先要评估老年人的社会健康。

社会健康即社会适应性。指个体与他人及社会环境相互作用并具有良好的人际关系和实现社会角色的能力,社会健康者在交往中充满自信感和安全感,与他人相处友好,善于帮助他人和向他人求助,善于聆听别人和表达自己,以负责的态度行事,能找到适合自己的位置。

(一)社会健康评估

1.分类及内容　老年人的社会健康评估应包括个体、家庭和社区,同时必须考虑老年人生活社区的文化背景。

老年个体评估的基本内容:对生活现状的认识,当前的角色以及近期角色的改变、生活方式、文化背景,居住地点和环境,经济来源与现状,精神状态,对未来的目标与计划等。

对老年人家庭和其家属的评估内容:家庭对老人生活现状的认识,家庭结构,家庭的功能形态,家庭成员的角色作用等。

老年人的社会评估包括社区中的资源情况及其对社区的特殊要求。具体而言,可以从角色功能、所处环境、家庭状况等方面进行评估。

2.评估方法　对老年人社会健康评估的具体实施,可通过对老年人的筛查综合评估,以及具体问题的评估来进行。

(1)筛查　筛查的目的是确定那些可能有社会健康问题的老年人。

筛查的方法:询问是筛查的基本手段,通过与老人自由交谈可得到信息。交谈应以开放式问题开始,须从老人最关心的问题着手。

(2)评估内容　①对收入低的老人,要询问是否这些收入足够支付食品、生活用品和部分医疗费用。②如果老人独居,询问是否有亲近的朋友、亲属。③询问近期发生的主要的生活事件(如退休、丧偶、最亲密的朋友去世、某个重要的纪念日),注明事件发生的日期。④要求老人描述一天的生活活动,以判断角色关系形态、自我概念、日常生活要求。⑤由于文化习俗决定着人们对健康、疾病、老化和死亡的看法及信念,老年人较年轻人更受文化根源的影响。因此,要知道个体的文化背景。⑥对老年人过去职业、退休日期和现在有无工作状况的评估,有助于防范由于退休所带来的不良影响,也可以确定目前的角色是否对疾病有影响。

筛查后应根据评估获得的资料,考虑哪些方面应该继续深入评估并判断进一步评估的时机和评估的深度。

(二)社会功能的评估

在进行社会功能评估时必须结合老年人过去的历史全面综合地判断、分析评估结果。根据评估所要达到的目的而确定选择相应的评估方法。社会功能评估应包括对老年人的社会角色功能、所属家庭、所处环境及文化等的评估。良好的社会状态是社会能接受和理解的社会行为。社会环境和资源、主观良好状态及应对方式、人与环境相适应的程度等是判断社会功能的重要指标。社会功能的评定方法有以下2个。

1.社交及社会资源的评估工具　社交和社会资源的测量包括两代人的相互帮助支援状态的评估。社会功能的专业性评定,不仅仅强调交往的范围和数量,还强调社会交往的效果和质量。可通过自述、活动问卷、日常活动观察、日记等方式进行。这些工具可通过运用自述法和询问法来获取资料。

2.社会资源评定表(older adults resources and services,OARS)　OARS是测量老年人一般社会功能的工具。通过简单的记分和定式询问可用作对社区居家及住院的老年人社会资源的评估,包括家庭结构,亲朋好友来往的方式,现有的知己,困难时可获得的帮助者等。

二、角色功能的评估

老年人的健康评估主要包括角色、家庭、环境、文化评估等方面。护理人员在进行社会健康评估时,应了解老年人的家庭关系、社会支持系统的情况,以帮助老年人适应社会环境。对老年人角色功能的评估目的是明确老年人对角色的感知和满意度及有无角色适应不良的现象,以便及时采取干预措施,避免角色功能障碍给老年人带来的生理和心理等方面的不良影响。

(一)角色的内涵

1.角色(role)　角色又称社会角色。源于在舞台上或银屏、银幕上扮演特定人物的演员。后来被社会心理学借用戏剧舞台上的专用名词来表示对具有某种特定社会职位的个体所规定的标准和期望。角色是社会对个体或者群体在特定场合下的职能划分，代表了个体或者群体表现出的符合其地位的行为和社会期望。个体角色不能独立存在，需要存在于与他人的相互关系中。老年人随着年龄的增长在其一生中经历了多重角色的变化，从婴儿到青年、中年直至老年；从学生到踏上工作岗位直至退休；从儿子/女儿到父母亲直至祖父母；等等。因此，与周围人的关系也在不断地转换。适应对其角色功能起着相当重要的作用，对老年人进行评估时也要评估其角色功能。同时要考虑不同的人对老年角色的适应程度和适应反应的不同。

2.角色功能　　角色功能是指从事特定角色活动的能力，包括正式的工作、社会活动、家务活动等。老年人由于老化及某些功能的退化而使这种能力下降。个体对老年角色的适应与性别、个性、文化背景、家庭背景、社会地位、经济状况等因素有关。如子女角色、父母角色随着年龄的增加老化的出现及疾病的影响、某些功能的退化等，会使这种能力逐渐降低甚至丧失。

（二）角色功能的评估

随着年龄的增长，老年人在一生中经历了多重角色的变化，老年期其角色变化有不同的特点，主要表现在3个方面：①社会角色的变更，老年人社会角色的变更主要指由社会政治地位及经济地位的改变所带来的角色改变。老年人离退休后自然由社会的主宰者变为社会的依赖者，由社会财富的创造者变为社会财富的消费者。这种变更会让老年人感到不适应，而产生情绪低落、烦躁、抑郁等适应障碍。②家庭角色的变更，老年人离退休之后，主要的生活场所在家庭，大多由父母的位置上升为祖父母的位置，担当起照顾第三代的角色，同时老年阶段又是丧偶的主要阶段，若老伴去世，则家庭角色将会产生重大改变。③角色期望的变更，角色期望是指他人对自己提出符合其身份的期望和角色自身对他人期望的领会与理解。如父母抚养子女，子女孝顺父母，教师为人师表，学生尊重老师等。

1.评估目的　　了解个体在角色变更过程中行为是否正常，有无角色适应不良和冲突，以便了解原因进行干预。

2.评估方法和内容　　主要是通过交谈法、观察法两种方法完成。一般以问询方式进行。角色适应的评估常采用开放式问题，如什么事情对你来说最重要，或退休后有什么困难等问题。评估内容如下。

（1）角色的承担　　了解老年人过去从事职业及担任职务，离退休的时间，目前在家庭或社会中所承担的角色。①一般角色：主要是作为老年人这一社会角色所承担的任务的评估，以了解老年人过去的职业、离退休年份和现在的工作情况及有无工作，有助于防范由年老、退休所带来的不良影响，也可以确定目前的角色是否适应。评估角色的承担情况可询问最近一星期内做了什么事？哪些事占去了大部分时间？对他而言什么事情是重要的，什么事情很困难？②家庭角色：老年人离退休后不得不退出某些社会活动，社会角色逐渐消退，家庭成了老年人最主要、时间最长的生活活动场所，且大部分家庭有了第三代，老年人的家庭角色也由单纯的父母角色转变为父母、祖父母并存的位置，增加了老年人的家庭角色，老年人作为父母养育子女的功能淡化，在家庭中的权威逐渐下降，常常转而担当起照料第三代的任务；老年期又会面临丧偶与再婚。因此在老年人家庭角色的评估中，应注意上述几个方面的内容。同时要注意对老年人性生活的评估,可以了解老年人的夫妻角色功能,有助于判断老年人社会角色及家庭角色形态。由于受传统文化的影响,人们对性尤其是老年人的性往往羞于谈论,评估时要求护士持非评判、尊重事实的态度客观地进行评价,询问老年人过去以及现在的情况。③社会角色:主要评估老年人的社会关系形态的评估,可提供有关自我概念和社会支持资源的信息。在评估时要注意收集老年人每日活动的资料,对其社会关系形态进行评价,如果被评价者对每日活动不能明确表达,则提示其社会角色的缺失或是不能融合到社会活动中去;不明确的反应,也可提示是否有认知或其他精神障碍。

(2)角色的认知 询问老年人是否了解自己的角色权利和义务。具体方法是了解老年人在这个星期做了哪些事情,以判断老人的角色认知情况。评估时要老年人描述其对自己角色的认知和别人对他们所承担的角色的期望,老年后对自己生活方式、人际关系方面的影响。同时还应询问是否认同别人对他的角色期望。

(3)角色适应 老年期角色的适应是否良好也直接影响着老年人的身心健康。丧偶是一个需要老年人适应的社会问题;患病、死亡是另一个问题。因此,护理人员评估时要让老年人描述对自己承担的角色是否满意以及与自己的角色期望是否相符,观察有无角色适应不良的身心行为反应,如头痛、头晕、疲乏、睡眠障碍、焦虑、抑郁、忽略自己和疾病等。

总之,对老年人角色的评估,多采用交谈和观察的方法,了解老年人过去所承担的职业、现在在家庭或社会中承担的角色、是否了解所承担角色的权利和义务、对自己所承担的角色是否满意、目前的角色改变对其生活方式的影响等。

三、家庭评估

家庭是社会的细胞,也是一个人尤其是老年人生活的主要社会环境。家庭因素可以直接影响老年人的身心健康和健康保健。家庭环境的优劣是影响老年期心理再适应的重要因素,也是影响老年人健康的主要原因。

(一)家庭评估的目的

了解家庭对老年人健康的影响。通过收集完整的家庭资料,发现影响老年人健康的因素,从而制订有效的护理计划,恢复和提高老年人健康状况。

(二)家庭评估的内容

1.家庭成员基本资料 主要包括老年人家庭成员基本资料的收集,如姓名、性别、年龄、受教育程度、职业、宗教信仰及健康状况等。

2.家庭结构 主要指家庭组成的类型及家庭各成员相互间的关系。

(1)家庭类型 社会学家将家庭结构描述为主干型、联合型、核心型、单身型四种类型。主干型即一对夫妇与父母、祖父母及子女一起生活。联合型即在不同代中有两对或两对以上夫妇共同生活。核心型即一对夫妇与其婚生或领养子女一起生活。单身型即仅一人生活。

(2)家庭成员的关系 家庭成员的关系在主干型和联合型家庭中比较复杂,容易产生矛盾。核心型家庭也会因赡养问题引起矛盾。护理人员可通过对老年人家庭成员关系的评估,指导家庭成员维持良好的家庭关系,促进老年人身心健康。

3.家庭功能 家庭功能是指家庭对人类的作用和效能,对人类生存和社会发展所起的作用。包括家庭对老年人提供经济支持、日常生活照顾和精神支持；家庭功能的健全与否关系到每个家庭成员的身心健康及疾病的预测，故家庭功能是家庭评估的重要内容之一。

4.家庭压力　家庭压力是指家庭中所发生的重大生活变化，包括家庭成员关系的改变、家庭成员的角色冲突、家人患病或死亡等都会造成家庭平衡，扰乱家庭正常生活。

（三）家庭评估方法

家庭评估一般以问询和问卷方式进行。常用于家庭功能评估的量表为 APGAR 家庭功能评估表，包括家庭功能的五个重要部分：适应度 A（adaptation）、合作度 P（partnership）、成长度 G（growth）、情感度 A（affection）和亲密度 R（resolve）。APGAR 家庭功能评估表见表 4-2。

表 4-2　APGAR 家庭功能评估表

项目	经常	有时	很少
1.当我遇到困难时，可以从家人处得到满意的帮助 补充说明			
2.我很满意家人与我讨论各种事情以及分担问题的方式 补充说明			
3.当我希望从事新的活动或发展时，家人能接受并给予支持 补充说明			
4.我很满意家人对我表达情感时的方式以及对我愤怒、悲伤等情绪的反应 补充说明			
5.我很满意家人与我共度美好时光的方式 补充说明			

注：1."经常"得 2 分；"有时"得 1 分；"很少"得 0 分；

2.总分在 7～10 分为家庭功能无障碍；4～6 分为家庭功能中度障碍；0～3 分为重度家庭功能不足

四、环境的评估

环境是指人类生存的环绕区域，是人类赖以生存、发展的社会与物质条件的综合体。居住环境是老年人的生活场所，是老年人学习、社交、娱乐、购物、休息的地方。人类的健康离不开生存的环境，老年人的社会健康与其生存的环境密切相关。当环境因素的变化超过了老年人机体的调节范围和适应能力时就会引起适应障碍，导致其社会功能的下降，甚至引起疾病。因此，要对老年人所处的环境进行评估，以便去除妨碍其社会功能的因素，促进老年人社会功能的提高，从而提高老年人的生活质量。

老年人的生活环境主要包括物理环境和社会环境。评估的方法有自述法、询问法、调查法和检测法。

（一）物理环境评估

物理环境是指机体周围的外环境,是一切个体以外的物理因素的总和,包括生活环境和生态环境。①生活环境是指与人类生活距离较近、关系较密切的各种自然条件和人工条件,如空气、水分、城乡居室交通等;②生态环境则是指距离人类生活较远的因素,如自然环境、土壤、气候等。生活环境由于距离人类较近,直接影响人的生活和健康,因此,在物理环境评估中,主要评估其生活环境。老年人由于离退休等因素,社会交往逐渐减少,家庭成为其主要的活动场所。同时由于人口的老龄化、空巢家庭日益增多,老年人面临着独居生活的问题,居住环境就成为影响老年人健康的重要因素。因此,要着重评估其居家环境是否有利于老年人的健康和生活。

1.环境评估的目的　帮助老年人选择一个良好的独立生活的养老环境。老年人生活居住环境的原则是安全、方便、适应、舒适、美观。

2.环境评估的内容

（1）居住环境　居住环境是老年人的生活场所,包括学习、社交、娱乐、休息的地方,评估生活设施、地段、通道、安全及浴室等,评估时应了解其生活环境、社区中的特殊资源及其老年人目前生活环境、社区的特殊要求。其中居家安全环境因素是评估的重点,尤其是容易跌倒的老年人。

（2）自然环境　自然环境包括空气、水、食物、气候以及卫生设施等。①安静整洁:居住环境的空气洁净程度,家庭中有无吸烟者,饮用水有无潜在的污染,环境的噪声情况;②居家的温湿度:居住环境有无取暖及降温设备,取暖设备是否安全,是否采用危害安全的煤炉或天然气取暖,居住环境是否过于干燥或潮湿;③居家安全:居住环境是否有障碍或不安全的因素,如地面是否平坦、有无台阶等障碍、有无管线或杂物放置、厨房设备放置是否安全、煤气炉旁有无易燃物品、浴室是否有防滑措施、电源线是否妥善等。居家环境的评估可以通过量表所列的一系列问题而获得(附录10)。

（二）社会环境

社会环境是指有关个人的社会与心理需要状态的诸多内容,包括经济、文化、教育、法律制度、生活方式、社会关系、社会支持、人际交往等方面。主要评估内容包括下列三方面。

1.社区环境　社区配套建设是否完善,如医院、餐馆、银行、交通、娱乐场所、公园等是否齐全,社区能否提供医疗保健服务、家务照护服务等。

2.邻里关系　邻里关系体现老年人在社会环境中的主观良好状态和社交的应对方式以及人与环境相适应的程度,这也是判断社会功能的主要指标,老年人与邻里关系如何,与亲戚朋友接触频率,参与社会团体情况,有无社交孤立倾向等。

3.经济　在社会环境中,对老年人的健康及患者角色的适应影响最大的是经济。目前我国老年人经济支持主要来源于离退休金、家人供给、国家补贴、养老保险等。老年人的经济状况对其物质生活和精神生活有着广泛的影响,贫困对健康有明显的负面影响。经济状况的评定是通过个人收入是否能满足老年人的个人需要,是否需要他人的支持等来衡量。评估人员可通过询问了解经济状况。

【试分析】
　　为什么对老年人还要进行文化评估?

五、文化评估

广义的文化是指一个社会及其成员所特有的物质财富和精神财富的总和。狭义的文化为精神文化,其包括思想意识、宗教信仰、文字艺术、道德规范、习俗知识等。文化会对个体的健康产生积极或消极的影响。对老年人的健康评估,不可忽视文化因素对健康的影响,应充分考虑到老年人的民族差异、文化背景。

(一)文化评估的目的

通过文化评估了解老年人在健康观念、求医方法、习惯与传统的治疗方法上是否存在文化差异,并努力探索影响老年人健康的各种文化因素,以便制定出符合其文化背景的、切合实际的护理措施。

(二)文化评估的内容

1. 价值观　不同的文化有不同的价值观。个体的健康行为通常与其价值观是一致的。评估价值观主要了解老年人对自身健康和疾病的认识。可以采用问题询问,您认为自己健康吗? 您认为您是如何患病的? 您对自己所患的疾病是如何认识的? 您认为您的生活受到疾病影响了吗?

2. 信念　信念与人的健康状况密切相关。对老年人信念的评估,主要了解老年人有关疾病、健康的信念及老年人所处的文化背景对其健康信念的影响。评估常采用克莱曼模式进行。您认为引起您的健康问题的原因是什么? 您是如何发现有此健康问题的? 您的健康问题对您产生了哪些方面的影响? 该健康问题的严重程度如何? 发作持续时间? 您认为您该接受何种治疗? 您希望通过该项治疗达哪些效果? 您的病给您带来了多少问题? 您对这种病最恐惧什么?

3. 宗教信仰　对宗教信仰的评估主要了解老年人的宗教活动及对宗教信仰的依赖程度。问题:宗教信仰对您有多重要? 您是否因为宗教信仰而禁食某种食物? 您有无因宗教信仰而必须禁做的事情? 在您的家庭中谁与您有相同的宗教信仰?

4. 风俗习惯　又称习俗,是指历代相传从而形成的风尚。护理人员在对老年人的风俗习惯进行评估时,应了解不同文化区域的风俗习惯,其评估内容也应注意从与健康相关的各种习俗方面进行,包括饮食、礼节、家庭习惯、民间疗法等。

六、照顾者评估

照顾老年人在重视孝道伦理的中国传统社会中是家庭天经地义的责任,故居家养老仍是我国主要的养老模式。但生活自理困难的老年人可带给家庭诸多影响,尤其是其主要照顾者所受的冲击最大。特别是部分照顾者本身已迈入老年,关注其所承受的压力并提供相应的协助已成为老年护理中的一大重要课题。因此,老年综合评估中也必须考虑照顾者的负担,特别是在照顾有认知障碍或 ADL 退化的老年人。在评估照顾者的负担时,最好是在患者不在场时才开始询问。如当您再照顾您所关心的人时,您最担心或在意的是什么事? 必要时指导照顾者寻求经济上的支持、其他照顾者的参与或建议使用日间照护资源等,使照顾者获得休息。

照顾者负担的评估工具并不常规使用于所有老年人身上,主要对有 ADL 下降的老年人的照顾者。对于照顾者负担的评估,有 Zarit 护理负担量表及照顾者指数问卷

(附录10)。

(一)评估的目的

了解照顾者在照护老年人中的压力来源和主要负担,以便更好地指导和支持照顾者。

(二)评估的内容

1. 照顾者的压力　照顾自理困难的老年人是一项需要高度投入的琐碎工作,会明显影响照顾者的时间、体力、精力及情绪等方面。照顾工作日积月累,所有的内在或外在的压力源会减弱照顾者的应变能力,导致其在生理上、心理上易受伤害,更由于因角色的改变而使生活作息受到限制,无法参与正常的社交活动。

(1)照顾者的压力类型　①生理压力:因长期照顾老年人而导致体力不支,出现睡眠困扰、疲倦、食欲下降、头痛等;使老年照顾者罹患慢性病,从而健康退化或病情恶化。②心理压力:照顾生活不能自理的老年人,照顾者已被过度依赖,心情沉重。而且长期负担照顾工作还容易引起情绪困扰或心理症状,如担心、焦虑、无奈、无助感、无望感等。③社会压力:包括经济负担、家庭生活形态改变,社交、宗教、休闲活动受限,家庭关系恶化,人际关系疏离,还有医院环境的压力和知识不足等压力。

(2)照顾者承受压力的影响因素　①年龄:年龄越大其体力减退越明显,加之沉重的照顾工作,极易导致较严重的压力。②性别:照顾者中女性较多,出现焦虑及痛苦的可能性相对较高。③婚姻状况:已婚者除照顾老年人外,还要兼顾家庭,因此,负荷较大。④经济状况:家庭经济困难者压力明显。⑤工作状况:边工作边照顾者常常牺牲休闲时间,调整工作形态等,生活质量较差。⑥教育程度:接受教育较少的照顾者,因疾病知识及利用资源不足,感受压力较大。⑦照顾时间:时间越长越易产生倦怠感。⑧与老年人的关系:关系亲近则照顾多自愿,因而负性情绪较少,生理或心理负荷较低,生活质量较高。⑨自觉健康状况:照顾者自觉健康变差,其感受到的压力较大。

(3)照顾者压力评估　①照顾者对患者记忆和行为的反应:首先护理人员要先确定患者近来有哪些在记忆力或行为上的特别问题,然后再确定照顾者面对这些问题时的反应。其次,护理人员可以观察照顾者与患者的关系是如何受到这些异常问题行为的影响及照顾者如何处理这些问题。最后,护理人员应观察照顾者是否对患者的问题行为有不良反应。②评估照顾者的社会支持:照顾者的社会支持来自生理方面和情感方面。可由家属、亲朋好友、正式的社会福利团体、医疗咨询机构或自助团体提供。护理人员要正确评估这些社会支持时,不仅要看这些社会支持是否存在,也要观察其对照顾者的意义及支持程度。③评估照顾者对负荷的感觉:是否有照顾技巧上或是医疗方面的困难;是否正面临焦虑、抑郁、被孤立的感觉及频率如何;照顾者是否表现出一些压力的征象,如时常哭泣、失眠等。④照顾者的需求。

【议一议】
我们应该如何理解和支持照顾者呢?

2. 照顾者的需求　因其性别、年龄、身体状况、个性等差异,会有不同的需求,具体分类:①医疗保健服务,主要照顾者尤其重视自身健康的维护,如适度的休息、足够的睡眠、希望有社交活动等;②心理支持,社会支持团体、朋友分享、心理辅导等;③经济补助、社会福利服务,如生活费、医疗费、看护费、保险费等补助;④老年照护服务,如专业人员、宗教团体义工的协助,设置养护机构、短期托老服务、日间照护中心等;⑤老年照护资讯,提供照顾的知识技巧和健康咨询服务、医疗服务等资讯。

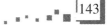

笔记栏

 同步练习

一、选择题

1. 连续性理论认为老年个性和心理是什么阶段持续现象 ( )
   A. 中年
   B. 少年、青年
   C. 青年、中年
   D. 少年、中年
   E. 少年

2. 认为老年人群和其他人群之间,老年人群和整个社会之间存在着动态的相互影响的关系是 ( )
   A. 连续性理论
   B. 活跃理论
   C. 隐退理论
   D. 年龄阶层理论
   E. 次文化理论

3. 认为老年人应为年轻一代留出余地,以达到社会平衡的是 ( )
   A. 连续性理论
   B. 活跃理论
   C. 隐退理论
   D. 年龄阶层理论
   E. 次文化理论

4. 认为老年人具有特定规范、价值观、期望、信念和习惯的是 ( )
   A. 连续性理论
   B. 活跃理论
   C. 隐退理论
   D. 年龄阶层理论
   E. 次文化理论

5. 衰老变化的基础是 ( )
   A. 细胞数量减少
   B. 新陈代谢速度减慢
   C. 细胞功能减退
   D. 脏器储备能力下降
   E. 应激能力减弱

6. 衰老的检测以什么形式进行 ( )
   A. 时序年龄
   B. 生物学年龄
   C. 健康期望寿命
   D. 平均寿命
   E. 心理年龄

7. 在老化的社会学理论中,忽视老年人之间的个体差异以及年轻老年人和高龄老年人差别的理论是 ( )
   A. 活跃理论
   B. 次文化理论
   C. 持续理论
   D. 年龄阶层理论
   E. 隐退理论

8. 下列理论中哪种强调老年人应该用一定的时间和精力来回顾和总结自己的一生,进行自我整合 ( )
   A. 人格发展理论
   B. 人类基本需要层次论
   C. 隐退理论
   D. 角色理论
   E. 次文化理论

9. 老化是生命过程中的 ( )
   A. 人年过半百花甲之年以至古稀之年的过程
   B. 以大多数人的年龄变化为标准的阶段
   C. 人从开始变老到死亡的过程
   D. 组织器官退化和生理功能衰退的阶段
   E. 老化是指年龄变老

10. 老年期面临的社会问题是 （ ）

    A. 退休与经济状况改变   B. 生活安排和闲暇时间

    C. 健康与疾病   D. 犯罪与法律

    E. 以上全是

11. 老年人退休后如果不能尽快适应可能出现所谓的 （ ）

    A. 经济问题   B. 健康问题

    C. 家庭问题   D. 退休综合征

    E. 机体老化

12. 下列容易诱发老年人离退休心理障碍的因素中不正确的是 （ ）

    A. 个人爱好   B. 居住环境

    C. 人际关系   D. 职业性质

    E. 以上均是

二、病例分析题

患者，男，65岁，退休在家生活悠闲，与人交往甚少，近期出现疲乏、头晕、记忆力下降，注意力不集中，多梦易醒，易激惹。

问题：

(1) 该患者出现了哪种心理问题？

(2) 当前存在的主要护理诊断/问题是什么？

(3) 护理该患者的措施主要有哪些？

（王淑英）

笔记栏

第五章
老年人的安全用药及护理

案例

　　患者,女,75岁,确诊糖尿病6年。试行饮食控制治疗3个月,因无法耐受严格的饮食控制治疗,随后应用二甲双胍和格列吡嗪联合降糖,空腹血糖控制在6.1 mmol/L。此后,患者未能坚持按医嘱服药及严格的饮食控制,空腹血糖波动在6.0～12.4 mmol/L。3 d前饱餐后2 h出现昏迷,急诊入院,诊断为糖尿病高渗性昏迷。

　　问题:

　　1.该患者在居家期间最主要的护理诊断是什么?

　　2.针对护理诊断相应的预期护理目标是什么?

　　3.为达到预期目标,居家护士应采取哪些护理措施?

　　随着社会的发展,生活水平的提高和医疗条件的改善,人的寿命逐渐延长,老年人占总人口的比例不断增加,人口老龄化已成为当今世界所面临的重要问题。老年人在疾病治疗和日常保健中的用药问题日益受到重视。然而老年人随着年龄增高,机体的组织器官结构发生变化、各器官功能逐渐减弱、各脏器血流量减少等导致药物在体内的吸收、分布、代谢和排泄受到一定影响,使药物的半衰期延长且易造成体内蓄积,同时对药物的敏感性、耐受性也与正常成年人不同。同时老年人易患多种疾病,治疗疾病时用药种类复杂和累加用药量大,约1/4老年人同时用药4～6种,因此,老年人药物不良反应的发生率也较高。我国每年有500万～1 000万患者因发生不良反应而住院,每年死于不良反应的约有20万人。世界卫生组织的资料显示,因药物不良反应(adverse drug reaction,ADR)住院的患者占住院总人数的5%～10%,住院患者的药物不良反应发生率为10%～20%,老年人药物不良反应的发生率随年龄增长而增加,60～69岁为15.2%,70～79岁为18.1%,80岁以上为24.1%。在我国,抗生素、中药、解热镇痛药的应用是引起药物不良反应的前3位原因。因此,应着重了解老年人药代动力学、药效动力学的特点,在临床实践工作中注重老年人的用药安全与护理尤为重要。

第一节 概述

随着年龄的增长,老年人机体会产生结构的退化,生理、生化功能的减退,自身稳定机制的下降等,并常伴有老年性疾病,进而影响药物对老年人的药理效应。只有充分了解老年人机体功能变化的特点,才能做到临床合理用药。

一、老年期药物代谢动力学的特点

药物动力学亦称药动学,系应用动力学原理与数学模式,定量地描述与概括药物通过各种途径(如静脉注射、静脉滴注、口服给药等)进入体内的吸收、分布、代谢、排泄过程及药物浓度随时间变化规律的一门科学。老年人是一类较为特殊的人群,随着年龄增长,各系统、脏器的组织形态与生理、生化功能均减退,其中基础代谢率、机体组织成分构成比、心血管系统、神经传导、胃肠道及肝肾功能减退对药物的吸收、分布、代谢和排泄产生重要影响,使药物的体内过程发生变化。因此,了解老年人的药动学特点,将有助于老年人的合理用药。

(一)药物的吸收

药物的吸收是指药物从给药部位进入血液循环的过程。在老年人中大多数给药途径均存在药物吸收减慢的现象。

1. 口服给药 口服给药是老年人最常用的给药途径。药物的吸收与胃液的酸碱度、胃的排空速度、肠蠕动等情况有关。由于老年人胃酸分泌减少,胃液的 pH 值升高,胃排空和肠蠕动相对减慢,小肠吸收面积减少,肠道及肝血流量减少等,均可影响口服药物的吸收。

(1)胃酸缺乏 ①影响药物解离:老年人胃黏膜萎缩、胃壁细胞功能下降,分泌细胞数量减少,胃酸缺乏的发生率明显增加,70 岁的老年人胃酸可减少 25% ～35%,而胃酸对药物的解离和溶解有明显的影响,因解离型的药物不易被吸收,未解离型的则易被吸收。所以,胃酸通过直接影响药物的离子化程度,进而影响药物的吸收,如阿司匹林在胃酸缺乏时解离的比例大,其在胃中的吸收必然减少。②影响药物代谢:地西泮必须在胃酸中水解后形成去甲地西泮才能起作用,胃酸分泌减少时胃内 pH 值升高,使此种转化减少,血药浓度降低,药时曲线下面积减少,其生物利用度必然受到影响。③影响药物溶解:胃酸减少及胃内容物 pH 值的升高可使片剂崩解延缓,使有些药物如四环素的溶解度降低而吸收减少;酮康唑在老年人需用稀盐酸溶解后口服,这种变化也使弱酸类和弱碱类药物的解离度与脂溶性发生变化从而影响吸收,如苯巴比妥和地高辛的吸收速率减低,起效变慢。

(2)胃排空和肠蠕动速度减慢 小肠是大多数药物的吸收部位。老年人多有胃排空减慢,延长了药物到达小肠的时间,使药物吸收延缓,血药浓度达峰时间延迟,峰浓度降低。这主要影响口服固体剂型药物的吸收,特别是对在小肠远端吸收的药物或肠溶片药物的吸收影响较大,对液体剂型则无影响。同时老年人肠蠕动减慢,使肠内容物在肠道内移动的时间延长,药物与肠道吸收表面接触时间延长,其理论上可使药物吸收增加。

此外,老年人肠憩室发生率高,因此导致细菌在小肠繁殖,可能影响药物的吸收。

(3)胃肠道黏膜和肝血流量减少 胃肠和肝的老化对药动学的影响较为明显。①结构功能改变:胃肠黏膜结构与功能的增龄改变,对其参与药物代谢的能力有一定影响。老年人小肠绒毛变厚、变钝、黏膜的吸收面积减少,必然使老年人口服药物的胃肠道的吸收减少。某些药物(如左旋多巴、水杨酸胺等)在胃肠吸收之前,在肠壁中进行一定的转化和代谢,还有一些主动转运吸收的药物如钙、铁、乳糖等,由于胃肠黏膜的老化使其吸收率明显下降。但对大多数通过肠道被动转运吸收药物的影响不大,如阿司匹林、对乙酰氨基酚、磺胺类药物等。②血流量改变:由于老年人心输出量减少而使胃肠道和肝血流量减少,65岁老年人血流量较正常成人减少40%~50%,胃肠道血量减少可使药物吸收速率受影响,如奎尼丁、氢氯噻嗪;肝血流量减少,使首过消除效应减少,对于有些主要经肝氧化消除的药物(如普萘洛尔和维拉帕米等),老年人口服后其血药浓度比年轻人高,并非吸收增加,而是因肝血流减少使首过效应减弱,因此消除减慢,生物利用度增加。故临床上应注意老年人服用普萘洛尔和维拉帕米后,血药浓度升高引起的不良反应,服用该药时应相应减量。

2.其他给药途径 除口服给药外,临床上还有许多其他给药方式,如肌内注射、舌下含服、直肠及局部给药等的药物吸收,也具有年龄相关性差异,如利多卡因的吸收速率受注射部位血流量的影响。由于老年人血流量减少,局部血液循环较差,所以绝大多数药物吸收速率和起效时间较慢。因此,急症老年患者宜采用静脉给药。

并非所有药物在吸收方面都存在年龄差异。当然,也可能老年人对药物的吸收虽有减少,但因增龄后药物消除减慢而致使血药浓度无明显改变。

(二)药物的分布

药物的分布是指进入血液循环后向组织器官或体液转运的过程。药物分布不仅关系到药物的储存蓄积、消除速率,也影响药效和毒性。影响药物分布的因素很多,除药物本身性质外,主要有机体组成成分、血浆蛋白结合率、组织器官的血液循环、体液pH值、组织器官对药物的亲和力等。其中主要影响因素是机体组成成分和血浆蛋白结合率。老年人随年龄的增长而发生的机体组织构成的改变会影响药物在体内分布,进而影响药物的疗效和毒性。其影响因素主要有以下几个方面。

1.机体组织构成比的改变 随着年龄的增长,老年人体液总量较年轻人明显下降,在20~80岁人体总水分无论绝对值还是相对值均减少约15%,细胞内液也相应减少,体内水分占总体重的比例由年轻时的61%降为53%。与此同时,脂肪的含量则相对增加,从15~60岁有代谢活性的组织逐渐被脂肪取代。一般老年男性脂肪从占体重18%增至36%;女性从33%增至48%。这种变化使水溶性药物更易集中于中央室,如对乙酰氨基酚、安替比林、乙醇、地高辛、哌替啶等水溶性药物其分布容积减少,血药浓度高峰浓度增加,容易发生中毒反应。有研究报道,50岁以上者乙醇、吗啡、哌替啶等血药峰浓度要比50岁以下者高约70%。因此,老年人应用此类药物时应适当减少剂量。而脂溶性药物更易分布于周围脂肪组织,分布容积增大,作用持久、延长。如亲脂性高的地西泮、苯巴比妥、利多卡因等的脂溶性较奥沙西泮强,因此,在脂肪组织中暂时的蓄积增加,且随年龄的增加而增大,导致血药浓度的峰值减小,半衰期延长,作用持久。因此,老年人使用该类药物时应适当延长给药间隔时间。

2.药物与血浆蛋白结合率的改变　药物进入血液循环后,依据药物的理化性质,不同程度地与蛋白结合,结合后的药物一方面因分子变大而不能穿透细胞膜,不易转运,降低药物的效能;另一方面则使药物延缓、降低代谢和排泄速率。因此,药物与蛋白的结合程度会影响药物的分布、对靶组织的作用强度和药物代谢、排泄或消除过程。

（1）血浆蛋白含量的影响　血浆蛋白结合率对药物分布的影响取决于血浆蛋白含量和药物的竞争性置换作用。高蛋白结合率（>85%）药物由于与蛋白结合减少而引起血浆游离药物增高使作用增强,易致毒性反应。如注射等剂量的哌替啶在老年人血浆中的游离药物浓度比年轻人约高 1 倍,总浓度也较高,这可能是哌替啶对老年人镇痛效果较好的原因之一。老年人血浆蛋白随增龄而下降,40 岁到 70 岁,白蛋白含量自 40 g/L 左右减至 32 g/L 左右,当患有营养不良、慢性消耗性疾病和慢性肝肾疾病时,血浆白蛋白减少更为明显。因此,使其结合药物的量相应减少,血液中呈游离状态的药物增多,血药浓度升高,药物的毒副反应加大。与白蛋白结合率较高的常用药物有华法林、呋塞米、地西泮、阿司匹林、萘普生、普萘洛尔、苯妥英钠等。因此,老年人在临床用药时应注意减少剂量。

（2）竞争性抑制的影响　药物相互作用亦影响药物蛋白结合率。同时应用多种药物,可通过竞争蛋白结合部位而引起蛋白结合率和分布容积的变化。老年人往往由于同时患有多种疾病出现多药联合应用,这些药物在体内竞争性地与蛋白结合,通过竞争性抑制使血药浓度升高。如水杨酸与甲苯磺丁脲合用时易导致低血糖;抗心律失常药胺碘酮与地高辛合用,可将地高辛从结合蛋白中置换出来,使地高辛游离型血药浓度升高而发生强心苷的毒性作用,应加注意。因此,老年人应用多种药物时应注意药物间的相互作用。对于治疗指数小的药物尤其注意监测血药浓度的变化。另外老年人在应用蛋白结合型药物或同时应用多种蛋白结合型的药物时,需要考虑白蛋白含量的变化和药物相互之间的竞争性影响来调整剂量。

综上所述,药物分布的年龄相关性变化较为复杂,既取决于老年人的解剖与生理变化的影响,又取决于药物的理化性质和药动学特征。总之,老年人药物分布的特点:与血浆蛋白结合率高的药物游离药物浓度升高和分布密集增大,药物作用增强,易出现不良反应。水溶性药物分布容积减少,脂溶性药物分布容积增大;一般除了蛋白结合率极高的药物,分布容积越小的药物排泄越快,在体内存留时间越短,分布容积越大则药物排泄越慢,在体内存留时间越长。因此,药物分布容积的改变会影响给药剂量和间隔。

【议一议】
药物与血浆蛋白结合为什么重要,有哪些影响?

（三）药物的代谢

药物的代谢是指药物被机体吸收后,在机体作用下发生的化学结构转化,又称生物转化。药物代谢主要在肝。多数药物在肝经过氧化、还原、分解、结合等方式,其药理作用被减弱或消失。只有少数药物经过代谢才能发挥治疗作用（如环磷酰胺）。影响其代谢的因素主要包括以下几种。

1.肝血流量减少　药物进入人体后在肝经氧化、还原、水解等一系列代谢过程后最终被排出体外。随着年龄的增长,肝重量减轻,从 20～80 岁减轻约 35%;肝血流量从 30 岁后每年减少 0.3%～1.5%,在 65 岁时减少达 40%;老年人肝合成蛋白能力及肝药酶活性下降。这些变化可对某些经肝代谢的药物发生影响。肝血流量减少使肝高摄取率药物的清除率降低,消除减慢。尤其是口服药物如普萘洛尔、维拉帕米等的首过消除明显降低，血药浓度升高。如口服单剂量普萘洛尔后老年人的血药浓度明显高于年轻人。在多次给药时普萘洛尔的稳态血药浓度70岁者为40岁者的4倍。

2.肝微粒体酶活性降低　老年人肝微粒体酶活性降低，受此酶灭活的药物半衰期（$t_{1/2}$）显著延长，血药浓度升高。如异戊巴比妥在年轻人约25%在肝氧化，老年人只有12.9%，等剂量的异戊巴比妥在老年人的血浓度约高1倍，作用时间也有所延长。地西泮半衰期的延长与年龄的增加呈正相关，20岁时$t_{1/2}$为20 h，80岁以上约为90 h，其不良反应发生率从1.9%升至7.1%～39%。苯巴比妥、安替比林、对乙酰氨基酚、保泰松、吲哚美辛、利多卡因、氨茶碱、三环类抗抑郁药等有类似现象。肝微粒体酶在老年人不易受药物诱导增生，长期应用上述药物较少发生耐受性。老年人药物肝代谢较为复杂，很多因素可影响肝代谢，如营养状况、环境因素、病理状态、遗传因素、联合用药等，有些药物在肝内受多种酶系统代谢，而产生不同的影响。

但是并非所有老年人的肝微粒体酶都减少，其个体差异超过年龄差异，不能按年龄推算肝药酶的活性。现有资料表明，药物的第二相代谢即结合反应不受年龄变化影响，如异烟肼、肼屈嗪、普鲁卡因胺的乙酰化反应，乙醇的脱氢酶亦不受影响，这些药物的体内代谢并不减慢。

特别值得注意的是，一般的肝功能检查并不能有效地反映肝对药物代谢的能力。迄今尚无使人满意的测定肝代谢的定量指标，这也是强调老年人用药方案必须个体化的原因之一。对主要经过肝代谢灭活或经肝生物转化而显效的药物，肝功能降低使药物的代谢减慢，作用时间延长，不良反应增加，同时对肝的损伤增加。因此，老年人应用主要经肝脏代谢的药物时应减少剂量，一般为青年人的1/3～1/2剂量；用药时间间隔也应延长，特别是患有肝病的老年患者，用药时更应注意剂量和给药时间间隔。注意监测血药浓度。

（四）药物的排泄

药物的排泄是指药物及其代谢产物通过排泄器官或分泌器官排出体外的过程。大多数药物主要经肾排泄。由于老年人肾血流量减少，40岁以后的肾血流量每年减少1.5%～1.9%，65岁时肾血流量仅为年轻人的50%；有效肾单位数量和体积也显著减少；肾小球滤过率下降，80岁以上的老年人肾小球滤过率仅为60～70 ml/min，比年轻人下降46%；肾小管的分泌和重吸收功能减退；老年人肌酐清除率也降低等使老年人排泄能力下降。这些因素均可使主要由肾以原形排泄的药物清除率减低，体内蓄积；药物的血浆浓度升高，药物半衰期延长，药物的不良反应增多甚至出现毒性反应，如青霉素、头孢噻吩、氨基糖苷类、四环素、地高辛等。庆大霉素、青霉素的半衰期在老年人可延长1倍以上，苯巴比妥和地高辛延长约一半。同时由于老年人有不同程度的肌肉萎缩，加之体力下降、活动减少等因素的影响，以血清肌酐清除率来反映其肾功能变化更为准确。

除以上药代动力学改变外，由于老年人药物作用的靶细胞的敏感性增强，在相同的血药浓度下药物的效应增强，不良反应也增多。因此，在给予这类药物时应注意减少剂量或延长给药间隔时间，以免因药物积蓄而加重不良反应。此外由于老年人的肾功能减退，使之对肾毒性的药物更为敏感，如不恰当应用氨基糖苷类抗生素，容易导致急性肾衰竭。总之，老年人药物代谢的变化是一个复杂的问题，不同研究的结论可能会有差异。在临床工作中应注意监测血药浓度的变化及临床疗效，随时调整用药及观察药物毒副作用。

二、老年人药物效应动力学的特点

药物效应动力学简称药效学,是研究药物对机体的作用及作用机制的科学,包括药物的药理作用、作用机制、不良反应等。为临床筛选疗效高、毒性小的药物,避免毒副作用,达到安全、合理用药的目的。老年人的生理、生化功能衰退,适应力与内环境稳定调节能力下降使药效学发生改变。临床资料显示,老年人对药物的反应较年轻人强,易发生不良反应甚至中毒。一方面是由于药动学作用,即血药浓度随年龄的增高而增高;另一方面是由于药效学作用,即靶细胞或器官的敏感性增加,造成相同血药浓度下的效应增强。与药动学相比,老年人的药效学研究尚较少。

(一)中枢神经系统

1. 神经结构的改变 人类神经组织发育较迟,衰萎较早。且中枢神经系统的神经细胞无再生能力。因此,随年龄增加,脑皮质和脑白质均减少,皮质尤为显著;脑回萎缩;大脑重量可减轻 20% ~ 25% ,脑内神经元数量逐年减少,导致神经传导速度减慢;80 岁脑重量可减少约 10% ,神经传导速度较 50 岁减慢 10% ~ 15% 。由于脑细胞及神经功能有足够储备,因此,在一般情况下,老年人仍能保持正常的脑及神经功能。但由于脑循环血管阻力增加,脑血流量、脑内各种生物活性物质如儿茶酚胺合成减少,酶活性改变等因素,使老年人对中枢神经抑制药的敏感性趋于增高,易致药效增强、不良反应增多。此外,老年人中枢胆碱能神经功能障碍,学习和记忆力均减退,常不能按医嘱用药。

2. 神经生理功能的改变 老年人中枢神经系统生理功能的改变,影响了对中枢神经系统药物的敏感性。老年人对地西泮、硝西泮比年轻人敏感,如地西泮对老年人产生"宿醉"等副作用发生率是年轻人的二倍,硝西泮引起的尿失禁、活动减少等,仅见于老年人。老年人对苯二氮䓬类药物敏感性增高的原因可能是体内与苯二氮䓬受体结合的配体减少,使机体对外源性配体的敏感性增高。巴比妥类在老年人常可引起精神症状,从轻度的烦躁不安到明显的精神病,因此,老年人不宜使用该类药物。另外,老年人对其他中枢抑制药物的反应性也有变化,如氯丙嗪常可引起较强的中枢抑制效应;吗啡易产生呼吸抑制,还可引起敌对情绪;三环类抗抑郁药可引起精神错乱等。

其他具有中枢抑制作用的药物(如降压药、抗组胺药等)的中枢抑制作用在老年人较明显,如利舍平可能引起精神抑郁、自杀倾向等。耳毒性药物(如氨基糖苷类抗生素、依他尼酸、丙酸类解热镇痛药等)易致老年人听力损害甚至耳聋。抗精神病药甲硫哒嗪、氯丙嗪易使老年人产生锥体外系症状,还可引起体位性低血压并干扰体温调节等;老年人对疼痛的耐受性较高,但应注意镇痛药可使老年人的内环境稳定机制更不稳定;解热镇痛药则多由于老年人的血浆白蛋白减少等而使药效学增强,故必须注意调节剂量。

(二)心血管系统

老年人的心血管系统功能减退。心肌收缩力减弱,心输出量减少 30% ~ 40% ,导致各组织器官的血液灌流量也相应减少,以肝、肾、脑的血流量减少最为明显;同时老年人血管内弹性纤维减少,血管基底膜普遍增厚,使器官和组织的有效灌注减少,均影响药物的吸收和分布。因此,老年人通过口服、皮下注射、肌内注射给药时,由于药物的吸收和扩散能力下降,导致药物的起效时间延迟或药物作用下降。

老年人循环功能的储备及自我调节能力减退,心脏对各种刺激的反应也明显下降。如老年人对异丙肾上腺素的正性频率作用的敏感性降低,对β受体阻断药如普萘洛尔的负性频率作用也减弱。可能与β受体数目或密度减少、亲和力降低和受体后腺苷酸环化酶的活性降低有关。老年人由于对儿茶酚胺转化能力下降引起血浆去甲肾上腺素浓度增高,而使β受体数目向下调节,但也有报道老年人β受体数目无明显减少。故老年人应用β受体激动药或阻断药的剂量必须因人而异。老年人血管α受体的变化报道不一。

老年人血压随年龄增长而上升,压力感受器反应障碍,血压调节功能不全。老年人对降压药的耐受性较差,易产生体位性低血压;对升压药的反应也较强,尚应考虑到动脉硬化的潜在危险性,在应用拟交感胺类药物时可引起血压骤升,诱发脑出血等。

地高辛是治疗心力衰竭最常用药物,老年人由于肾清除率降低等变化,使药物敏感性增高,毒性反应如恶心、低血钾症及心律失常较多见,地高辛中毒的发生率与死亡率均明显高于年轻人。因此,给药方案应相应调整并个体化。另外,有水钠潴留作用的药物如糖皮质激素、保泰松等及对心脏有负性肌力作用的药物(如β受体阻断药、钙通道阻滞药等)均可诱发或加重心力衰竭,老年心力衰竭患者应慎用。

(三)内分泌系统

随着年龄增长,机体内分泌功能发生变化。胰、甲状腺、睾丸、肾上腺重量减轻,各种激素水平产生明显地减少,女性雌激素减少尤为明显,与之相适应的各种受体的数量也有所改变,糖皮质激素、促甲状腺激素、生长激素受体也随细胞老化而减少,从而导致反应性的差异。因此,老年人糖皮质激素对葡萄糖代谢的抑制作用较成年人可降低 3~5 倍,机体对糖皮质激素的反应性降低。老年人耐受胰岛素及葡萄糖的能力均下降,大脑耐受低血糖的能力也较差,易发生低血糖昏迷。

老年人性激素分泌减少可出现各种不适症状甚至引发疾病,适当补充性激素具有缓解作用,但大量长期应用时会引起新的平衡紊乱,如雌激素引起女性子宫内膜及乳腺的癌变,雄激素引起男性前列腺肥大或癌变等,应慎用。

老年机体对外界刺激的反应能力降低,还表现在对机体的调节能力下降。如长期应用利舍平,因交感神经递质耗竭,可出现肾上腺素受体的向上调节,但在老年机体这种调节能力下降。

(四)免疫系统

随着年龄增大,免疫系统产物减少,如 T 细胞数量减少及 T 细胞应答缺陷,T 细胞调控网络失去平衡等影响细胞免疫效应。抗体类型分布异常,如 IgA、IgG 增加,IgM 减少;血清中自身抗体增高等使体液免疫也下降。因此,老年人易患严重感染性疾患。此外,随年龄增长,自身免疫抗体出现的频率增高,免疫性疾患、肿瘤等较为常见。

老年人体液免疫和细胞免疫功能均衰退,在病情严重、全身状况不佳时,往往伴有机体防御功能的严重损害或完全消失,可能使抗生素治疗失败,因此,抗生素用量宜略增加(排除肝肾功能不足等因素后),并适当延长疗程以防复发。另外,老年人药物变态反应发生率并未因免疫功能下降而降低,特别是骨髓抑制、过敏性肝炎、间质性肾炎及红斑狼疮等反应的发生率与年轻人无明显差异。

(五)其他方面的变化对药效学的影响

老年人肝细胞及肾单位大量自然衰亡,肝、肾血流量明显减少,功能相应降低,因此,对损害肝或肾的药物耐受性明显下降。肝功能不全患者应用在肝中浓度高或主要经肝代谢和灭活的药物,如氯霉素、四环素、红霉素等,可引起异常毒性反应,应慎用或禁用;肾功能减退使氨基糖苷类抗生素等经肾消除且具有肾毒性的药物毒性增加。

老年人机体水分含量减少,细胞内水分可减少21%,由于脂肪组织增多,使体内水分绝对量和相对量均减少。因此,作用较强的利尿药或泻药易致老年人失水、失钠、失钾,严重时可发生休克。

老年人对肝素和口服抗凝血药非常敏感,易致出血反应。这可能与凝血因子的合成不足有关,也可能与受体对药物的敏感性增高有关。一般剂量下即有可能引起持久性血凝障碍。

关于老年机体对药物作用反应性改变的机制研究不多。一般认为,随着年龄的老化,基因表达、转录和翻译过程都普遍下降,导致与年龄有关的蛋白质转换率降低,使酶对刺激的诱导反应随增龄而下降。这可能是老年机体对各种外界环境因素包括对药物的反应性降低的分子基础。

三、老年人常用药物的不良反应

按照世界卫生组织国际药物监测合作中心的规定,药物不良反应(adverse drug reaction,ADR)是指正常剂量的药物用于预防、诊断、治疗疾病或调节生理功能时出现的有害的和与用药目的无关的反应。该定义排除有意地或意外的过量用药及用药不当引起的反应。老年期药动学和药效学的变化;老年人因同时患多种疾病,常先后或同时应用多种药物,容易出现药物相互作用等原因,使老年人药物不良反应的发生远比年轻人多见,表现更为复杂,其中有些不易察觉或是无预兆症状,甚至可加重原发病或导致死亡。但是由于目前多数疾病并没有老年人药物治疗的特殊规范,在常规用药的情况下,也易出现不良反应。由此可见,老年人用药治疗过程复杂,应该特别加强对药物不良反应的观察,以便及早发现、及时处理,力争减轻药物不良反应造成的伤害。

(一)药物不良反应

1.药动学参数对药物不良反应的影响 药动学参数是反映药物在体内动态变化规律性的一些常数,定量描述了药物在体内经时过程的动力学特点及作用变化规律。其中药物半衰期、血浆蛋白结合率、分布容积、在肝代谢方式、肾的排泄率及其形式均与老年人药物不良反应发生的关系较为密切。因此,了解药物的药动学特点对预测药物不良反应发生的概率有一定临床意义。药动学参数对药物不良反应的影响有以下几点。

(1)半衰期 老年人应用半衰期长的药物,容易引起蓄积,药物不良反应的发生率增高。

(2)血浆蛋白结合率 药物的血浆蛋白结合率为1%~99%,一般由于老年人血浆蛋白减少,在使用蛋白结合率高的药物时,游离型血药浓度高,易出现ADR。

(3)分布容积 药物的分布容积是反映药物在体内分布的参数,分布容积在

0.14~0.29 L/kg(10~20 L)表示药物主要在细胞外液(血浆、组织间液)分布;0.3~0.6 L/kg(21~42 L)表示药物主要在细胞外液和细胞内液分布;分布容积很大时(显著大于 0.6 L/kg),表示药物主要在周围组织或器官分布,容易出现积蓄,导致 ADR增多。

(4)肝功能　老年人肝功能减退,当药物需通过肝生物转化成活性物质后才发挥药效时,药效可能降低或延迟。而主要在肝代谢灭活和首关效应明显的药物,则可因血药浓度增高,药物不良反应发生率增高。

(5)肾功能　由于老年人肾功能减退,容易导致药物半衰期延长和蓄积,是老年人药物不良反应发生增多最常见的原因之一。

2.药效学改变对药物不良反应的影响　药效学改变对药物不良反应的影响有以下几点。

(1)中枢神经系统　老年人脑萎缩,脑神经细胞数目减少,脑血流量降低,导致中枢神经系统功能减退;中枢抑制药的作用增强,如服用巴比妥类催眠药后,常出现兴奋躁狂或次晨的宿醉现象;吗啡的镇痛作用时间显著地长于年轻人,呼吸更易抑制;地西泮引起的醒后困倦或定位不准反应;利舍平引起明显的精神抑郁和自杀倾向。

(2)心血管系统　老年人每搏心输出量、心脏指数及动脉顺应性下降,总外周阻力上升,压力感受器的敏感性降低,对缺氧、儿茶酚胺等刺激的反应明显下降,对 β 受体激动药和阻断药反应性均降低,应用降压药、利尿药易引起直立性低血压。

(3)血液系统　老年人肝合成凝血因子的能力衰退,血管发生退行性病变,止血反应减弱,故对肝素和口服抗凝血药物非常敏感,一般治疗剂量可引起持久血凝障碍,并有自发性内出血的危险。

(4)内分泌系统　随着增龄各种激素受体数量的改变,从而导致对药物反应性的差别。更年期后适当补充性激素可缓解机体的不适症状和防止骨质疏松。但不宜大量长期使用,因雌激素的过量引起子宫内膜和乳腺癌,雄激素的过量可造成前列腺肥大或癌变。老年人对胰岛素和葡萄糖的耐受力下降,大脑对低血糖的耐受力亦差,在使用胰岛素时,易引起低血糖反应或昏迷。老年人的细胞和体液免疫功能减弱,一般主张无肝功能、肾功能障碍患者,抗菌药物的剂量可稍增加或疗程适当延长,以防感染复发。

3.老年人不良反应发生率高的原因

(1)剂量过大　多数老年人需药量比年轻人少,若不注意剂量调整,即发生过量中毒反应。

(2)多药合用且疗程长　老年性疾病的一个明显特点是多病并发,且患病的频率随增龄而增加。如同时患有高血压、慢性支气管炎、肺气肿等慢性重症,且常并发其他疾病。因此,老年人用药机会和种类明显增多,疗程延长。在工业化国家,65 岁以上老年人的药品消耗量占总人群药品消耗量的 1/4~1/2,老年人病床占用率约达 33%,如英国医疗保健的药物开支中 30% 用于老年人,75 岁以上的人中有 3/4 是常规用药者,其中 2/3 的人每天用药 1~3 种,1/3 的人每天用药 4~6 种。因合并用药的机会多,导致体内药物产生相互作用出现不良反应。研究发现,使用 5 种以下药物时不良反应发生率为 4.2%,合用 6~10 种时发生率为 10%,11~15 种时为 28%,16~20 种时高达 54%。

(3)依从性差 老年人因记忆力、担心药物不良反应等原因常见依从性差,用药剂量不当。服药剂量不足使症状不能控制;而擅自增量往往导致毒性反应;突然停药在许多情况下可引起停药综合征及症状反跳。

(4)对药物敏感性增高 如某些镇静药可引起中枢过度抑制,中枢抗胆碱药引起痴呆,抗精神病药引起行为异常等。

(5)自身稳定机制降低 老年人许多重要器官的储备能力和对内环境的调节功能减弱,致使药物不良反应的发生率随年龄增长而增多。

(6)滥用非处方药物 老年人生活阅历丰富,有一定的用药经验,也常从医生、病友、科普读物、报纸广告中获得某些用药知识。因此,老年患者本身对用药的主观选择愿望高,盲目地追求新药、贵药、进口药、补药等他们心目中的好药。

(二)老年人常见药物的不良反应

1.中枢神经系统药物

(1)镇痛药 老年人应用阿片类镇痛剂时,由于中枢神经系统功能减退和分布容积减小,药物的镇痛作用和持续时间,可随年龄增长而延长;同时中枢抑制剂降压作用增强。因此,用药时必须注意呼吸抑制及直立性低血压的发生,老年人对阿片类镇痛药引起的便秘、消化道作用也较敏感,故常需要合用泻药。

(2)镇静催眠药 本类药物中最常用的是苯二氮䓬类药物,小剂量可减轻或消除焦虑、紧张及恐惧,对各种原因引起的焦虑症均有显著疗效;中等剂量有明显镇静、催眠作用。常用药物有地西泮、艾司唑仑等,老年人对这类药物的敏感性增加,而且由于这类药物的蛋白结合率高,分布容积较大,其活性代谢产物的半衰期显著延长,如地西泮的活性代谢产物去甲地西泮的半衰期在老年人为 128 h,中青年人为 48～60 h。因此,老年人应用的剂量必须减半或更少,否则有引起严重中枢抑制的可能。已有中枢兴奋性减低的患者尤应慎用。一般临床经验认为老年人应用中枢神经抑制药,其剂量仅为青年人的 1/2。

治疗剂量常见不良反应有轻度头晕、乏力、困倦、口干、腹泻、便秘及视力模糊等;嗜睡、困倦等不良反应在老年人仍常见。大剂量可导致共济失调、意识障碍、精神错乱,严重时可引起昏迷、呼吸抑制。

(3)抗抑郁药 三环类抗抑郁药是主要的药物,老年人常用的丙米嗪、去甲丙米嗪及阿米替林等药物,其血药浓度比年轻人高,分布容积较大,清除半衰期也长 2 倍,由于其治疗作用和毒性反应均与血药浓度密切相关。因此,老年人易出现不良反应,主要包括 M 胆碱受体阻断所致的阿托品样副作用,如口干、便秘、肌肉震颤及直立性低血压,严重的心律失常、心力衰竭等毒性反应。

(4)抗帕金森病药 左旋多巴及其复方制剂是治疗帕金森病的重要药物。胃内 pH 值增高和肠蠕动减慢可增加药物的吸收,药物的分布容积较小。老年人对左旋多巴作用的耐受力减低,并由于外周多巴脱羧酶随年龄增长而减少,故通过血脑屏障入脑组织后脱羧为多巴胺而起效的药量相对增多,故需要减少药量。

不良反应有消化道症状、直立性低血压、心律失常、不自主异常运动、精神障碍、症状波动等。

2.解热镇痛药及抗炎药 非甾体抗炎药是老年人慢性疼痛的最常用药物。这类药物的血浆蛋白结合率高,分布容积小,因此,在老年人蛋白减少和肾功能减退的情况下会导致游离药物浓度升高,特别是在加大用药剂量时,容易出现不良反应。常见的不良反应有胃肠道反应如恶心、呕吐、食欲下降、腹痛等,严重时可引起胃肠道出血;过敏反应也常见;水杨酸类还可引起眩晕、耳鸣、听力下降等症状。

3. 心血管系统药物

(1)强心苷类　主要用于治疗急慢性心功能不全。血浆蛋白结合率低,在体内消除主要以原型经肾小球滤过。以地高辛为例,大部分以原型经肾排出,地高辛清除率与肌酐清除率呈线性关系,有关报道老年人平均地高辛半衰期为 70 h,较中青年 30 ~ 40 h 高 1 倍,且临床发现老年人地高辛中毒者明显增多,这与老年人肾功能降低,肾血流量下降及心肌退行性改变有关。对非急性心衰者地高辛用量为 0.5 mg/d,4 d 后改为 0.125 mg/d 维持剂量,但应注意老年人个体差异很大,临床应用一定强调个体化,找出适合老年人自己的用量是极重要的,住院患者应检测地高辛血浆浓度。

强心苷类药物中毒表现有消化道反应,如食欲缺乏、恶心、呕吐;中枢神经及视觉影响,如眩晕、视力障碍、黄视绿视;心脏毒性(如快速异位心律失常)常见于心室过早搏动、二联律;窦性心动过缓及房室传导阻滞。当心室率突然由慢增快为 120 次/min 以上,或低于 60 次/min,发现以上中毒表现的任一情况,应立即报告以便及时处理。老年人用药后由于分布容积减小,肝肾对药物的消除减慢。即使给予相等剂量,老年人的血药浓度比中青年人高 2 倍;加上老年人均趋于心动过缓和血钾偏低,对强心苷的敏感性增高。所以,发生心律失常、消化道症状等不良反应的概率较高。

(2)血管经张素转换酶抑制剂和血管紧张素Ⅱ受体阻断剂　两类药均能使血管张力降低,血管扩张,常用于治疗高血压、心功能不全、心肌梗死及其他肾病。本类药物作用强、疗效高,不易产生体位性低血压,长期用药对脂肪和糖代谢无不良影响。因为对老年人降压作用较敏感,老年人应从小剂量开始并监测血压调整剂量。口服易吸收,24 h 内 92% 以上药物由尿排出,如卡托普利、培哚普利等血浆蛋白结合率较低,分布容积小,药物主要以原型从肾脏排出。

常见的不良反应有皮疹和瘙痒、干咳、味觉障碍、高血钾等,血管紧张素Ⅱ受体阻断剂血浆蛋白结合率较高,不良反应较少。

(3)β受体阻滞剂　常用于治疗高血压、心绞痛及心律失常。以普萘洛尔、美托洛尔为例,药物的脂溶性较高,分布容积较大,老年人对药物的代谢与排泄能力均降低,常见的不良反应有乏力、嗜睡、直立性低血压和心动过缓,老年人还可出现神志模糊。此类药物可引起支气管平滑肌收缩,故有支气管哮喘史、慢性阻塞性肺疾病的患者慎用;能延缓胰岛素使用后血糖水平变化,易掩盖胰岛素引起的低血糖反应,因此,糖尿病患者慎用。

阿替洛尔口服吸收快,85% ~ 100% 以原型由尿排出,血浆药物半衰期为 6 ~ 8 h,老年人可延长达 22 h,故老年人用药应适当延长给药间隔。不良反应为易诱发加重心衰,故心衰者不宜使用。

(4)钙离子通道阻断剂　常用于高血压和冠心病的治疗。氨氯地平的血浆蛋白结合率较高,分布容积大,主要通过肝代谢,肝功能损害者应减少剂量,由于其代谢产物不具药理作用,所以,肾功能下降对剂量的影响较小。常见不良反应有直立性低血压、心动过缓、踝部水肿、乏力、眩晕等。老年人压力感受器敏感性减退,调节血压功能稍差,易造成血压波动及体位性低血压,尤其在使用降压药物治疗时,一定要严密监测血压,嘱患者变换体位要缓慢。

(5)利尿药 利尿药直接作用于肾,促进肾排出过多水和电解质,使尿量增多,临床多用于治疗各种水肿、心功能不全及高血压。常用利尿药有呋塞米、氢氯噻嗪及保钾利尿药等。呋塞米作用强且迅速短暂,多用于严重水肿,急性肺水肿和急性脑水肿等;氢氯噻嗪是临床常用的口服利尿药和降压药;保钾利尿药包括螺内酯和氨苯蝶啶。这类药物的血浆蛋白结合率及分布容积均在中等水平。氢氯噻嗪与洋地黄类药物同时使用治疗心力衰竭时,当发生低血钾时更易诱发洋地黄中毒,故应注意补钾或与保钾利尿剂合用以防发生低血钾;低血钾的表现为腹胀、肌无力、恶心、呕吐等。另外老年人对体液调节功能逐渐减退,肾浓缩功能减退和口渴感觉较迟钝,还容易出现过度失水,易致摄入液体量不足,更促进低血容量和低血压发生,造成全身重要脏器供血不足,甚至发生功能障碍。呋塞米、氢氯噻嗪可使尿酸排出减少,易引起高尿酸血症;氢氯噻嗪可抑制胰岛素分泌及葡萄糖利用,且使血脂、血糖升高,长期用药应监测血尿酸、血糖及血脂,对痛风患者禁用该类利尿药;糖尿病、高脂血症患者慎用。

(6)硝酸甘油 老年心绞痛患者舌下含服吸收迅速,2~3 min起效,4~5 min达血药浓度高峰,持续时间10~45 min,主要在肝代谢、肾排泄,药效维持24 h,老年人肝肾功能减退,故硝酸甘油作用明显增强,剂量不宜过大,青光眼者慎用。

不良反应主要有血管扩张作用引起血管搏动性头痛、头晕、皮肤潮红,一般用药数日后自行消退,还有血压下降、心动过速,偶尔有体位性晕厥。

4.呼吸系统药物

(1)茶碱类 主要用于支气管哮喘的治疗。以氨茶碱为例,药物的血浆蛋白结合率不高,分布容积较小,加之药物在体内的生物转化率个体差异大,老年人较易发生药物不良反应,常见有恶心、呕吐、头痛、烦躁、易激动,静脉注射浓度过高、速度过快可出现心律失常、肌肉颤动、血压骤降等,与β受体激动剂合用有协同作用,但大剂量合用可导致不良反应增加。

(2)β受体激动剂 用于治疗各种原因引起的支气管阻塞性疾病,以常用药物沙丁胺醇为例,药物的血浆蛋白结合率较高及分布容积较大,老年人和长期用药者对药物的敏感性降低。主要不良反应有头痛、头晕、心悸、手震颤等,加大用药剂量会导致不良反应增加。

5.化学治疗药物

(1)抗菌药 抗菌药物种类繁多,依据其作用机制、抗菌谱和亲组织性的不同而选择用药,药物不良反应依据其药动学而迥异。

各类抗生素的主要不良反应:①青霉素类的过敏反应,少见粒细胞和血小板减少、肝肾损害;②头孢菌素类较常见过敏反应,消化道反应少见,有转氨酶升高;③喹诺酮类药物常见消化道反应,其他有过敏反应、眩晕、肝肾损害等;④氨基糖苷类抗生素低浓度呈抑菌作用,高浓度为杀菌作用,肌内注射吸收迅速,在体内半衰期为2~4 h,大部分以原型由肾排出。本类药物主要用于革兰阴性细菌感染。链霉素、庆大霉素先影响前庭功能,出现眩晕、恶心,如不及时停药,继之出现耳鸣耳聋,则不易恢复;卡那霉素耳毒性较大,易致难以恢复的神经性耳聋;老年人听力原本易减退,感觉迟钝,加之肾功能减退,则更易出现耳毒性副作用,应严密观察患者有无眩晕、耳鸣,及时发现并向医生报告。本类药对肾有损害,可引起蛋白尿、血尿等,停药后一般可恢复,新霉素毒性强,目前已少用。卡那霉素、庆大霉素、链霉素三种药物肾毒性依次递减,但用药超过 5 天,应常规做尿液检查。老年人由于肝肾功能的减退,影响对药物的消除作用,使血药浓度升高,代谢过程发生改变,可能导致药物不良反应增加或加重,使用利尿药治疗高血压在老年人常见,是加重抗菌药物肾损害的重要因素之一。

(2)抗病毒药 抗病毒药大致可分为化学合成药和生物药两类。化学合成药的常见不良反应有消化道反应、眼震、肌痛,有些药物可导致骨髓抑制和肝肾损害。生物药如干扰素可引起过敏反应、消化道症状及肝肾功能异常,脱发也较常见。

(3)抗恶性肿瘤药 抗恶性肿瘤药主要通过影响核酸生物合成、直接破坏 DNA 并阻止其复制、干扰转录过程阻滞 RNA 合成、影响蛋白质合成、影响激素平衡等途径发挥作用。用药后患者大多会出现不同程度的不良反应,主要包括:①骨髓抑制,常见引起白细胞、血小板减少;②胃肠反应,口腔炎和胃炎;③心肌损害、肝损害、肾损害及膀胱毒性,出血性膀胱炎;④毛囊损害,脱发;⑤免疫抑制;⑥神经毒性及耳毒性等。

6.降血糖 药降血糖药包括胰岛素和口服降糖药。胰岛素常用的有速效及长效胰岛素,分别于餐前 0.5 h 及早餐前 1 h 皮下注射。胰岛素促进糖、脂肪、蛋白质代谢,使血糖降低,多用于 1 型糖尿病及 2 型不宜用口服降糖药控制者。口服降糖药常用类型有磺脲类及双胍类,D_{860} 餐前服用,持续作用 6~12 h;格列本脲作用比 D_{860} 强,口服吸收快,作用持续 24 h,上述药物均在肝内代谢,肾排出。

其主要不良反应有低血糖和过敏反应。低血糖反应常由胰岛素过量,进食不足,运动过度引起。表现为饥饿感、软弱无力、出汗、心悸,严重者致昏迷死亡。嘱患者注射胰岛素必须与饮食配合好,运动时随身带糖果,且不要剧烈运动。胰岛素可引起轻度皮肤过敏,偶见过敏性休克,反复注射部位皮下组织可出现红肿硬结脂肪萎缩。服用 α 葡萄糖苷酶抑制剂常出现消化道症状。磺脲类格列齐特副作用最小,很少发生低血糖;而 D_{860}、格列本脲对磺胺类药物过敏者禁用。老年人由于肝肾功能减退,调节功能和适应能力下降,对低血糖反应特别敏感,易发生用药后低血糖反应,若与 β 受体阻滞剂合用更易发生低血糖,特别是夜间低血糖已成为老年糖尿病患者不可忽视的死亡原因,故老年患者应随身携带糖果。

7.糖皮质激素 老年患者应用糖皮质激素类较年轻患者更易出现消化性溃疡、出血和穿孔,易致骨质疏松症,延缓创伤愈合。故老年患者使用时应特别重视各类药物不良反应的观察。

8.中药及中成药 老年人对中药及中成药存在接受程度高,而对其不良反应认知程度低。近年来随着临床药学研究的进展,显示中药及中成药导致的不良反应并不少见。其中老年人是高发人群。常见的不良反应主要有过敏反应,肾损害、肝损害和心脏损害。其中含马兜铃酸的中药引起的肾损害在近年来备受关注;中成药特别是提取物引起的过敏反应屡有报道,一些中药(如雷公藤)及其制剂甚至可引起肝肾及造血器官等多系统、多脏器的广泛损害。一直被认为是滋补药的人参等药物也被观察到可引起神经精神异常、心律失常等不良反应。此外,老年人由于肾功能减退,服用含钾、钠高的中药可能会导致或加重电解质紊乱,而使病情恶化。同时服用某些中药和合成药物可能导致相同作用叠加及不良反应,如同时服用银杏叶制剂与阿司匹林,可能引起出血现象。

笔记栏

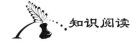

药物不良反应的监测方法

1. 自发呈报系统　最简单也是最常用的形式,分为正式和非正式自发呈报两种形式。前者指国家或地区设有专门的药物不良反应登记处,成立有关药物不良反应的专门委员会或监测中心,以收集、整理分析自发呈报的药物不良反应资料,并负责反馈。非正式自发呈报无正式登记处,也不设监测中心等组织,多是医生发现可疑的药物不良反应后向医药商或医药期刊投稿。

2. 记录联结　指通过一种独特方式把各种信息联结起来,可能会发现与药物有关的事件。记录联结是药物不良反应监测一种较好方法。如处方事件监测即在一定范围内搜集出相关药物的处方进行资料分析。

3. 医院集中监测　指在一定的时间(数月或数年)、一定的范围内对某一医院或某一地区内所发生的药物不良反应及药物利用详细记录,以探讨药物不良反应的发生规律。

4. 药物流行病学研究　常用方法包括病例对照研究、队列研究等。运用药物流行病学可以判断出药品和药物不良反应之间的关联强度,计算出药物不良反应的发生率。缺点是费用高,需要大型的数据库支持。

5. 强制性报告系统。

第二节　老年人安全用药的原则

据统计,我国每年5 000万住院患者中,至少有250万人的入院与药物不良反应有关,其中重症ADR 50万人,死亡19万人。老年人数量比年轻人高3倍以上,在所有药物不良反应致死病例中占一半。因此,老年人用药护理是一项十分复杂又十分具体的工作。工作成效直接关系到老年人的身体健康和生命安危,临床上必须给予足够的重视。老年人由于机体生理特点与年轻人有差异,使药物的体内过程及药理效应均发生改变,同时还存在着影响药物作用的其他因素,使老年人用药与年轻人相比有许多不同之处。这就要求医护人员要了解老年人的生理变化特点及药动学和药效学改变,结合患者病情全面综合分析,权衡利弊缓急,做到合理用药。

一、老年人用药的特点

(一)个体差异大

老年人健康状况各不相同,其实际年龄和生理年龄并非一致,即老龄和老化间存在差异。如有的未到60岁就老态龙钟、精力衰退;而有的80~90岁还白发红颜、步履稳健。由于现在还缺乏按生理年龄分组的标准,用药也不可能像婴幼儿那样有各种年龄或体重折算用药剂量的公式。这就造成了老年人用药的个体差异较其他年龄组为大。因此,老年人用药也就必须从老年人的生理、心理、病理、药理等各个方面的具体特点进行个体化的综合考虑。

(二)依从性差

依从性是指患者对医嘱执行的程度,就用药而言,即患者能否按医生处方规定用药。许多调查资料表明,老年人用药的依从性降低,如调查 60 位新近出院的老年患者,出院 6 周后有 48% 的人服药量比医嘱规定少了一半,而 26% 的人多服了规定量的一倍;对 357 位老年糖尿病或心脏病患者的调查,只有 42% 的患者按医嘱规定使用了镇静催眠药等。据统计,老年患者用药的依从性平均为 59%,亦即有将近一半的患者不能按规定用药,值得注意。患者不能严格按医嘱用药,不仅影响药物疗效,也影响对新药或不同用药方法的正确评价。影响老年人用药依从性的主要原因有:患者的生活环境、社会地位和文化程度、疗程的长短(越长,依从性越低)、服药种类(用药同时超过 4 种,则依从性显著降低)及患者的精神状态等。监测患者依从性的方法:①直接法,即测定患者血药浓度或尿药排泄量;②间接法,即疗效观察,与患者交谈了解,检查剩药数量等。

(三)不良反应发生率高

老年人药物不良反应比年轻人多见,且随增龄而增多。有报道认为老年人的药物不良反应发生率为年轻人的 2~7 倍,20~29 岁组不良反应发生率为 3%,61~70 岁组为 15.7%,71~80 岁组为 18.3%,80 岁以上组为 24%。

【议一议】
为什么老年人用药的不良反应发生率高?如何指导?

老年人用药研究是针对老年人生理、生化与病理生理特点,研究药物在老年人体内的药动学、药效学和不良反应,其目的在于提高药物对老年人的治疗效果,减少药物不良反应,做到合理用药。同时,通过药物对老年人机体功能影响的研究,有助于了解和掌握老年人机体活动与衰老的规律,为预防早衰、延年益寿提供科学依据。

(四)药物的不良反应与原发病不易鉴别

一般而言,药物出现不良反应,其表现不同于原有疾病的症状。如药物过敏性休克、药物性皮疹,其表现与原发疾病的表现可能完全不同。但是老年人由于药动学、药效学的特点,可能出现一些药物所致不良反应与原有疾病症状相同或症状不典型,以致药物的不良反应与原发病不易鉴别,影响老年人继续用药。如普萘洛尔治疗高血压,在症状控制后停药而发生反跳性高血压,钙拮抗剂治疗心绞痛发作等。

二、老年人安全用药的原则

(一)严格掌握适应证,恰当选择药物及剂型

用药目的是为了治疗及预防疾病,使用得当可以治疗疾病,使用不当又可致病。因此,在诊断明确之后,权衡利弊严格选药。选择疗效可靠、作用温和的药物,排除禁忌证。应劝告患者不要自选药物,尤其不要偏信广告,也不要滥用新药,避免发生不良反应。老年人并非所有疾病或症状都需药物治疗,如对失眠、多梦的老年人,有时只需调节生活习惯,晚间节制烟酒、咖啡等其他精神兴奋因素,而不必应用镇静催眠药;又

如对老年轻度抑郁症患者,可合理安排其生活,丰富生活内容使其不再感到孤独。

老年人用药时选用药物种类要少,最好不超过4种,有相同作用或相同副作用的药物应避免合用,以免药物相互作用而出现不良反应,如镇静药、抗抑郁药、血管扩张药、降压药物、利尿药均可引起体位性低血压反应,同时应用可增强反应,导致严重不良反应。

原则上老年人用药剂量应低于中青年人,中国药典规定60岁以上老年人只用成人量的3/4或1/2,老年人对药物反应个体差异大,要根据个体健康情况,疾病轻重及体重等酌情给予用药剂量,选择适合老年人的药物剂型。老年人多患慢性疾病常需长期服药,故主要以口服给药为主。有些老年人吞药有困难,尤其是量大时,不宜用片剂、胶囊,可选用液体剂型,必要时可注射给药。老年人胃肠功能不稳定,选用缓释剂型时应注意。原因是老年人胃排空变慢,肠道运动减慢,可使药物释放增加而致严重或罕见的不良反应,应尽量避免应用。

(二)提高老年人遵医嘱用药水平

老年患者是否遵医嘱用药可直接影响药物疗效,据统计75岁以上患者有近半数不能按医嘱规定用药,分析原因可能与对医嘱理解不清楚,记忆力减退忘记服药,视力、听力减退导致用药错误,患多种疾病用药多等因素有关。为提高遵医嘱用药水平,对老年患者应简化用药,减少用药种类、用药次数,对患者及其护理者说明正确用药方法,并将药品标签用大字标出,注明用法用量。

(三)合理使用保健药物

老年人服用保健药物的目的是增强体质、预防疾病、促进老年健康,尤其是颇具吸引力的抗衰老药物。但应注意到真正有效的抗衰老药物尚缺乏充分证据。应积极开展健康长寿的卫生常识教育,目前尚无一种药物能逆转衰老进程,更无所谓长寿药或妙方。企图依靠应用滋补药物补养身体、延年益寿、返老还童、永葆青春还有待进一步研究。因此,保健药品合理应用是极为重要的。目前市场销售保健药品种类多,由于我国经济发展,人民生活水平不断提高,社会盛行为老年人提供各种保健药品,大致分为蜂产品制剂、滋补强壮中药类、维生素类及微量元素等。老年人在选用保健药品时应根据药理试验结果和临床疗效评价结果,特别是对60岁以上老年人的药效评价,最好在医生指导下适当服用保健药品,适当补充维生素(如维生素E、维生素C)是有益的。

(四)给药方案应个体化

根据老年人药动学及药效学特点确定给药方案。许多药物在老年人半衰期延长,若用成年人的常规剂量和间隔往往容易导致中毒。原则上老年人用药剂量宜小,间隔宜长。故须仔细观察老年人用药效果与反应,找出不同个体间的用药规律。一般推荐用成人剂量的半量或1/3量作为起始量,也有人建议65岁以上剂量减少10%,75岁以上减少20%,85岁以上减少30%。经肾排泄的药物可按肌酐清除率的高低计算用药剂量(表5-1)。老年人用药剂量的个体差异很大,同龄老人的剂量可相差数倍之多。因此,老年人给药方案应个体化,定期检测药物浓度及肝肾功能,以正确评价疗效,同时及时发现不良反应。有条件时应进行治疗药物监测,其指征:①治疗指数小、毒性大的药物,如地高辛等;②具有非线性动力学特征的药物,如苯妥英钠、阿司匹林等;③心、肝、肾疾病患者;④多种药物联合应用时。

表 5-1　老年人给药时须调整剂量的常用药物

药物	建议剂量改变	机制
抗生素		
氨基糖苷类	按肾小球滤过率减量	肾小球滤过率降低
青霉素类	按肾小球滤过率减量	肾小球滤过率降低
抗心律失常药		
奎尼丁	减量	血浆清除率降低
普鲁卡因胺	按肾小球滤过率减量	肾小球滤过率降低
丙吡胺	按肾小球滤过率减量	肾小球滤过率降低
利多卡因	减量	肝血流量减少
强心苷类		
地高辛	按肾小球滤过率减量	肾小球滤过率降低
精神活性药物		
地西泮	减量,给药间隔延长	中枢神经系统敏感增高,半衰期延长
氯氮䓬	减量,给药间隔延长	中枢神经系统敏感性增高,血浆清除率降低,分布容积增大
丙米嗪	减量(有时达 50% ~70%)	未明(可能生物利用度增加)
阿米替林	减量(有时达 50% ~70%)	未明(可能生物利用度增加)
H_2 受体阻断药		
西咪替丁	减量	肾小球滤过率降低
利尿药		
噻嗪类	减量	反应增强
呋塞米	减量	反应增强
抗凝药		
华法林	减量	阻止凝血因子生成的敏感性增高

(五)适当联合用药

临床经验证明,药物不良反应发生率随用药种类增加而增加,用药种类越少,不良反应发生率就越低。故用一种药物有效,就无须用两种药,以免发生不必要的相互作用。如抗生素的联合应用,一般不应超过 3 种。老年人往往患有多种疾病,联合用药应保持警惕,在高血压等心血管疾病及肝肾功能不全时尤应注意。

(六)控制疗程并注意随访

许多药源性疾病往往是由于用药时间过长或剂量过大所致。因此,当病情好转或经治疗达到疗程时应及时停药或减量,治疗无效时应及时更换其他药物,即使需要长期应用的药物也应定期停用 1 ~ 2 d,以便发现或减少药物的不良反应。当患者出现新的病诉时要分辨是原有疾病加剧还是药源性疾病所致。

老年患者长期用药要定期随访,掌握影响药物疗效的各种因素,找到未能取得预期疗效的原因,发现有不良反应时应及早处理。应用对骨髓、肝、肾等有损害的药物时,还应定期检查,以便早期发现毒性反应。

第三节　老年人安全用药的护理

老年人由于营养状况、衰老进程、基础疾病等方面的个体差异,较年轻人更为显著的药物代谢过程的个体差异,同时由于记忆力减退,对药物治疗的目的、服药时间、方法等理解能力下降,往往会影响老年人的安全、及时、有效地用药。因此,老年人用药护理十分重要。

一、老年人安全用药评估

(一)老年人用药状况

老年人是否能及时发现用药疗效及不良反应,通过对老年人服药能力的评估,便于及时辅助老人用药和观察反应。

(二)老年人的用药史

详细评估老年人的用药史,特别是曾引起过敏和不良反应的药物,即老年人对药物了解的情况。

(三)老年人各系统的老化程度

详细评估老年人的各器官的功能情况,特别是肝、肾功能情况等,以判断药物使用是否合理。

(四)了解相关病史和用药史

在给药前应了解老年人的患病史,特别是有无容易对药动学造成显著影响的脏器(心、肝、肾等)疾病及其功能情况,如慢性心力衰竭可能引起血流减缓,慢性肝病导致肝功能减退和血浆蛋白减少,慢性肾病导致排泄功能障碍和血浆蛋白减少等均会严重影响药物的分布和代谢过程,使药物不良反应发生率增加。了解患者以往及近期的用药情况,包括以往是否使用过相同的药物,用药后有无药物不良反应及其表现,明确患者近期是否使用过相同或同类的药物,可避免重复或叠加用药,减少药物不良反应。

二、老年人安全用药护理

(一)密切观察用药反应

向用药者详细介绍药物的治疗作用和药物不良反应的表现,用药后应注意观察药物的治疗效果和是否发生药物不良反应。由于老年人反应较迟钝,脏器的储备能力差,而且个体差异大,药物不良反应的表现可能较为隐匿和更为复杂。加上老年人常存在沟通障碍,特别是脑卒中后遗症、老年痴呆的患者,因此,必须细心观察用药后出现的药物不良反应的表现,不能用原来疾病解释的临床表现或病情突然加重,均应考虑药物不良反应发生的可能。对于个体差异大、肝肾功能对药物代谢影响大、有效药物浓度范围狭窄的药物,如普萘洛尔、地高辛、利多卡因、阿米替林、庆大霉素、水杨酸等,通过血药浓度监测,可有效预防和减少药物不良反应的发生。

(二)控制影响药效和药动学的因素

用药者是否能按时、按剂量用药及其生活嗜好和饮食习惯也会对药物疗效和药动学产生影响,如吸烟可以显著降低茶碱、普萘洛尔的血药浓度;影响利多卡因在体内的分布;饮酒可加速巴比妥类的代谢;有些药物与浓茶、牛奶、豆浆等同时服用会影响药物的吸收;长期低蛋白饮食会导致蛋白结合率高的药物游离血药浓度升高;高钠饮食会降低利尿剂的治疗效果等。因此,针对个体的实际情况,对影响药效和药动学的因素进行干预,是用药护理过程所必需的。

按时、按剂量用药是保证用药疗效,减少药物不良反应最基本的措施。

(三)提高用药依从性

研究显示75岁老年人的用药依从性指数(compliance index, CI=已服药量/处方所开药量×100%)只有60%左右,在某些需要长期用药的慢性病,如支气管哮喘、高血压、糖尿病等,老年人用药依从性低已成为影响治疗效果最重要的因素。影响老年人用药依从性的主要因素:记忆力下降;活动不便而缺乏照料;担心药物的不良反应和存在偏见;用药种类剂量次数过于复杂;用药时间、剂量、疗程及注意事项等阅读或理解错误;不能正确掌握用药方法;药物的剂型不合适或口感差;受以往用药经验、广告宣传、经济条件等因素影响;由此可见,影响老年人用药依从性的因素众多,应有针对性地采取相应措施,以提高用药依从性。提高老年人用药依从性的基本措施包括以下几方面。

1. 用药方式。用药方式尽量简单,尽量减少用药种类和次数;用药途径应结合老年人的生活习惯及自理能力,如果口服给药与注射给药效果相近,尽量采用口服方式,方便老人自己用药。

2. 指导患者采取措施防止漏用、错用药物。如把药物放在水壶、饭桌等经常接触或显眼的地方,将用药剂量、用药次数等用大号字体标记,由家属或患者用小药盒把每次用服药物配好放置在易于取用的地方。

3. 详细解释用药方法、剂量和注意事项,训练其掌握正确用药方法,观察患者是否能正确复述和操作。

4. 对孤寡独居,活动不便的老年人应协助其取得家属邻居和社区服务机构的帮助,定时提醒和协助患者用药。

5. 及时了解患者对药物剂型、口感的反应,更换影响接受程度的药物。

6. 详细解释药物治疗作用,可能出现的不良反应及应对方法。

7. 尽量消除患者的疑虑,长期用药物时注意选择患者经济条件允许的药物,建立良好的护患关系,增强患者的信任感,强调遵医嘱规范用药的重要性。

(四)指导合理用药

合理用药是指安全、有效、经济、必需的个体化给药。老年人基础疾病的不同、健康价值观、经济条件医疗卫生条件、文化水平、信息来源渠道及其判断力的差异均会对老年人的用药观念产生影响。随着生活水平的提高,老年人追求健康的意识增强以及部分媒体不科学的宣传影响,在合理用药教育及药物规范管理相对滞后的情况下,老年人不合理用药,特别是非处方药的不合理使用已经成为广受关注的健康问题,因此,把合理用药的教育纳入用药过程护理和健康指导内容很有必要。

1. 老年人不合理用药的主要表现

(1)根据经验决定用药,老年人特别是有慢性疾病者,常喜欢根据以往的用药经验,固执己见地选择药物和用药剂量,有时甚至拒绝医护人员和药师的指导,跟随广告宣传用药。

(2)部分老年人错误认为新药、进口药、价格高的药治疗效果更好,不考虑自身情况盲目跟随用药,追求新药、进口药、价格高的药。

(3)由于不了解药物的化学成分造成多种商品名不同、化学成分相同的药物合用;面面俱到用药,认为每种药物各有作用。中药和合成药物各有优点,难以取舍而造成用药种类繁多。

(4)迷信和过度依赖药物的作用。主要表现在滥用抗感染药物,对解热镇痛抗炎药的依赖性用药及过于迷信维生素、抗衰老药、滋补药等在强身健体、益智延年方面的作用,大量或长期使用这类药物。

2. 老年人合理用药健康指导

(1)强调专业用药代替经验用药,并通过讨论说服来改变患者不合理用药的行为。

(2)强调在治疗过程中根据具体疾病,个体差异等综合因素选择药物。

(3)强调在使用非处方药时应在药师的指导下,了解药物的成分以避免重复用药。

(4)强调简单用药原则,用药种类越多,ADR 的发生率越高,如同时使用 5 种药物药物不良反应的发生率为 4.2%,超过 10 种时增加到 24.2%。

(5)强调理性用药,避免在没有明确适应证情况下随意用药,尤其是预防性使用抗感染药、解热镇痛抗炎药、大量长期服用维生素、抗衰老药和包括中药在内的滋补药等。

第四节　家庭用药的指导

老年人常一人同时患有多种疾病,需要长期服用多种治疗药物,由于缺乏正确用药的知识,老年人常存在不安全用药行为,为了提高老年人的自我管理能力和服药依从性,避免盲目滥用各种保健品的服药,应积极开展健康教育,加强社区、家庭等社会支持系统的功能,达到帮助老年人安全用药的目的。

一、老年人家庭用药注意事项

1. 明确诊断和用药指征　在选用药物时必须诊断明确,有用药指征,尤其是抗生素和抗菌药,采用合理的用药方案,少而精的选用药物,防止多用、滥用。

2. 科学选药　选用疗效肯定、副作用少、不良反应轻的药物,尽量少用补药。

3. 正确用药　选择合适的剂量与合理的疗程。老年人用药宜从小剂量开始,一般推荐用成人用量的 1/2 或 1/3 为起始量,然后根据病情及疗效再调整剂量,对于肾功能减退者,应根据其肌酐清除率水平酌情调整剂量及给药间隔时间,疗程应视病情与主要脏器功能而定。服药目的要明确,剂量、疗程、减量、停药与否,要遵医嘱,禁忌盲目服用任何药物。一般疾病的用药种类以单一用药为适宜,注意个体差异,合并用药时最好不超过 4 种药。

4. 加强协调,监督,提高用药依从性。

5. 密切观察药物的副作用 老年人对药物的副作用表现不典型,但神经、精神症状较突出,用药中出现类似老化现象加重(如健忘、意识模糊、焦虑、抑郁、食欲下降等),应首先考虑与药物的关系。对以往有过不良反应的药物应记录,便于治疗时参考,首次用药应严密观察,出现副作用须及时停药。

6. 常用药物的注意事项

(1)抗生素类 选择对肝肾功能损害较小的药物,剂量及疗程应适当,避免因使用抗生素不当而致肠道菌群失调。

(2)强心苷类 地高辛是老年人常用强心药,因老年人肾功能减退,药物排泄速度慢,半衰期延长,故应定期监测或严密观察用药后的毒副作用,如食欲减退、黄绿视等。

(3)利尿药 老年人心力衰竭时食欲差,加上肝肾功能降低,易出现水电解质紊乱及酸碱失衡,故应用排钾利尿剂时应严密观察病情变化及监测血气、电解质,防止出现血钾紊乱情况,若出现心率突然缓慢应立即报告医生,及时处理,以免造成不良后果。

(4)降压药 老年高血压患者用药时应找出最佳剂量及用药时间,使血压稳定在一定水平,不应因用药不当使血压不稳定而造成心、脑、肾的缺血或脑出血的发生。

(5)解热镇痛药 老年人对解热镇痛药的作用较敏感,半衰期延长,故老人用此类药时应从小剂量开始,以免出现虚脱。若长期服用小剂量阿司匹林,易诱发胃黏膜刺激,因此要特别注意。

(6)降血脂类药 老年人因胃肠道老化,应用降血脂类药时易出现副作用,即胃黏膜出血,故应用此类药时应慎重。

(7)胰岛素类 老年人因肾功能减退,对胰岛素的灭活功能降低,而致胰岛素作用时间延长,易发生低血糖反应,用胰岛素时应监测血糖及尿糖,以便调整胰岛素用量,避免低血糖发生;但有些老年人肾糖阈高,血糖在 200 mg/d 以上时尿糖才显示阳性,故应监测血糖及做糖耐量试验。

综上所述,老年人用药应注意个体差异及综合药理学、药物动力学和生理病理情况等准确选择用药,并注意用药途径、疗程。提高用药的安全性及有效性,防止因用药不当而给患者造成痛苦和不可逆的损失。

二、老年人家庭用药照顾

(一)药品保存

1. 将内服、外用、注射类药物分类放入瓶中保存,放药的瓶子应密封。否则,药物潮湿后易变质。

2. 瓶外要贴上药名、剂量、服药次数、有效时间。标签清晰,名称完整,字要大。

3．一个瓶中或盒内不要放多种药。

4．家庭不宜储存过多的药物,定期检查,有过期、发霉、变色、混浊、沉淀等现象不能使用。

5．药柜或药箱存放在显眼方便拿到的地方,但是注意避免儿童取到,而且通风干燥,避免阳光直射。

6．液体、胰岛素注射剂、栓剂、生物制品要存放在冰箱内。

7．有些药物在光的作用下易分解失效,应避光保存,如奎宁、硝酸甘油、硝普钠等。这些药最好用棕色小瓶,不能阳光直射。

8．外用药物要用红色或其他醒目颜色标明,以免内服后中毒。

(二)协助用药

1．药物种类及服用方法见表5-2。

表5-2　药物种类及服用方法

给药时间	药物种类
餐前药	空腹时:迅速对全身起作用,如泻药、驱虫药、抑酸药 餐前:促进胃酸分泌药、增进食欲药、镇咳药、止吐药、健胃药、胃黏膜保护药、抗酸药、胃解痉药、收敛药、吸附药、肠溶片、滋补药
餐后药	餐后即服:易刺激胃黏膜的药,缓慢吸收的药(铁剂等) 餐后30 min:易刺激胃肠的药,促进消化吸收的药
餐间药	一般餐后2 h服用,吸收迅速、对胃肠刺激性小的药物,直接作用于胃壁的药物
固定时间服用的药	为了维持药物在血液中的浓度(如抗生素等)
睡前药	镇静催眠药、抑酸药
随时	发热、疼痛等对症药

2．服药照顾　①监督照顾对象按时按量正确服药;②为了避免药物误入气管而引起呛咳,要扶助照顾对象坐起再服药;③可自制家庭药盒,每天早晨将一天的药物放在规定的药盒中,提醒照顾者按时服药;④进行用药指导,解释用药目的、时间、方法,帮助老年人记忆服药方法;⑤协助危重或拒绝服药的照顾对象服药,将药片粉碎加水溶解后喂服或从胃管内注入;⑥训练照顾者自我服药能力。

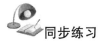 同步练习

一、选择题

1．老年人在用药期间,一旦出现新的症状,最简单、有效的干预措施是　　　　　( )

A．增加药物剂量　　　　　　　　　B．减少药物剂量

C．暂停用药　　　　　　　　　　　D．密切观察新症状

E．继续用药

2．老年人使用下列哪种药物不易引起体位性低血压　　　　　　　　　　　　( )

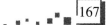

A. 降压药   B. 三环类抗抑郁药

C. 利尿剂   D. 氨基糖苷类抗生素

E. 青霉素 G

3. 中国药典规定老年人用药量为成人量的   (   )

A. 3/4   B. 1/4

C. 2/4   D. 1/3

E. 1/5

4. 有关老年人最佳用药时间,错误的是   (   )

A. 格列本脲、格列喹酮在饭前半小时用药

B. 二甲双胍应在饭后用药

C. 拜糖平与食物同服

D. 治疗变异型心绞痛主张饭后用长效钙拮抗剂

E. 健胃药应餐前服

5. 下列哪种药物在老年人体内的代谢减少   (   )

A. 阿米卡星   B. 庆大霉素

C. 普萘洛尔   D. 地高辛

E. 青霉素 G

6. 下列哪种药物在老年人体内的排泄减少   (   )

A. 地尔硫䓬   B. 哌替啶

C. 地西泮   D. 氨苯蝶啶

E. 氢氯噻嗪

7. 有关老年药效学改变的特点,错误的是   (   )

A. 对大多数药物的敏感性增高   B. 对大多数药物的作用减弱

C. 药物耐受性下降   D. 用药依从性降低

E. 以上均对

二、病例分析题

患者,男性,72 岁,确诊高血压 16 年,前列腺增生 1 年。定期服用贝那普利降压,血压波动在 (120 ~ 140)/(85 ~ 95) mmHg。1 d 前出现起立后双眼黑蒙、乏力、耳鸣,平卧数分钟后,症状缓解。患者平时常因失眠服用安定等镇静药,还使用高丽参等多种滋补药品。

问题:

(1) 该患者可能的药物不良反应有哪些?

(2) 预防患者的药物不良反应措施有哪些?

(3) 应如何加强患者的药疗健康指导?

(王淑英)

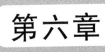

老年人的日常生活护理

张爷爷,85岁,退休工人。患有高血压、糖尿病十余年,长期服药控制血压、血糖。育有子女2人,已成家,均在外地工作。平日与老伴刘奶奶一起生活,日常起居饮食由刘奶奶照料。近来,刘奶奶因不小心摔倒导致手腕骨折入院治疗,出院后大部分日常生活仍不能自理。为便于照顾,子女商议父亲由儿子照料,母亲由女儿照料。

问题:

1. 两位老人的日常生活护理方面各应注意什么?

2. 将两位老人分开照料,很容易忽视老人生理方面的哪项需求?应如何弥补?

　　老年人的日常生活功能通常包括三个层次:基本的或躯体的日常生活活动能力、工具性日常生活活动能力和高级日常生活活动能力。老年人的日常生活护理应从这三个层面上给予帮助、补充和维持,使其在健康状态下独立、方便生活,进而提高老年人的生活质量。

第一节　日常生活护理的注意事项

一、鼓励老年人充分发挥其自理能力

　　Orem的自护理论认为,自我护理能力是一个身心发展趋于成熟或已成熟的人的一种综合能力,应予以维持和强化,但当个体因健康或其他原因无法自我照顾时,应由他人提供部分协助或完全照顾服务。在现实生活中,部分老年人可能存在两种情况:一是高估自己的健康状况,导致其存在健康问题时不能及时寻求帮助;二是低估自己的健康状况,以致其对护士产生过度依赖。因此,在制订护理计划前要对老年人生理状况、生活功能、心理情况等进行全面评估,既要注意到丧失的功能,还应该看到残存的功能。制订出既能满足老年人的生理需求,又能充分调动老年人主观能动性的计

划,最大限度地发挥其残存的功能,使老年人能树立信心,依靠自身的机体功能去改变和利用环境、适应生活。

二、注意保护老年人的安全

(一)针对相关心理进行护理

影响老年人安全的心理状态有两种:一是不服老;二是不愿麻烦他人,尤其是个人生活上的小事,愿意自己动手。如有的老年人明知不能独自上厕所,但却不要别人的帮助,结果难以走回自己的房间甚至发生跌倒;有的老年人想自己倒水,但提起暖瓶后,就没有力量控制好暖瓶而导致烫伤等。对此应多做健康指导,使老年人了解自身的健康状况和能力,对于有可能出现的危险因素应注意多加提醒。护士则应熟悉老年人生活规律和习惯,及时给予指导和帮助以满足其生活所需,并给予足够的尊重以尽量减少其因需要他人照顾而带来的无用感、无助感。

(二)加强防护

老年人由于器官功能衰退、疾病影响及生活环境等造成的不安全因素严重地威胁老年人的健康,甚至生命。老年人常见的安全问题,如跌倒、服错药、坠床、交叉感染、用电安全等,护士应意识到其重要性,采取有效的防护措施,保证老年人的安全。

1. 防坠床 经评估有坠床风险的老年人应及时预防,如床头悬挂防跌倒标志,改变体位时动作应缓慢或有人搀扶,指导老人穿着轻便、松紧合适的防滑鞋等。入睡期间应有专人守护或定时巡视。睡眠中翻身幅度较大或身材高大的老年人,应在床旁有相应护挡;如果发现老年人睡近床边缘时,要及时护挡,必要时把老年人推向床中央,以防坠床摔伤;意识障碍的老年人应加床档。

2. 防止交叉感染 老年人免疫功能低下,对疾病的抵抗力弱,应注意预防感染。尽量避免去人多的地方,不宜过多会客,必要时可谢绝会客。患者之间尽量避免互相走访,尤其有发热、咳嗽等感染症状的老年人更不宜串门。

3. 注意用电安全 向老年人宣传用电安全知识,强调不要在电热器具旁放置易燃物品;在插座或开关旁不放有水的东西;及时检修、淘汰陈旧的电器;经常维护供电线路和安全漏电保护装置;在不使用和离开时应关闭电源和熄灭火源。购置新型的电炊具和电热器具时,应评估老年人是否能正确掌握使用方法,以消除安全隐患。对记忆力明显减退的老年人,应尽量选择带有明显温度标志、控温功能或过热/超时断电保护或鸣叫提醒功能的电器,可减少因遗忘引发意外。

三、尊重老年人的个性和隐私

(一)尊重老年人的个性

个性是指每个人所具有的个别的生活行为和社会关系,以及与经历有关的自我意识。个体由于有着自己独特的社会阅历和生活史,其思维方式和价值观也不尽相同。人们常能从自己的个性中发现自我价值。尤其是老年人有丰富的社会经验,为社会贡献了毕生精力,为家庭做了很大贡献,从生活经历而来的自我意识很强烈,如果受到侵害,其尊严将被损伤。对老年人个性的关怀,首先是尊重其本性,关怀其人格和尊严。

(二)尊重老年人的隐私

日常生活中部分生活行为需要在私人空间中开展,如排泄、沐浴、性生活等。为保证老年人的隐私和舒适的生活,有必要为其提供适当的独立空间。但在现实生活中,由于老年人的身体状况、生活方式、价值观、经济情况等有个体差异,很难对此做出统一的规定。理想状况下老年人最好能有其单独的房间,且要与家人的卧室、厕所相连,以方便联系;窗帘最好为两层,薄的纱层既可透光,又可遮挡屋内情况,而厚的则可遮住阳光以利于睡眠。但无论是家庭还是老年养护机构,很多都不能满足以上条件,此时可因地制宜地采取一些措施以保护老年人的隐私,如在多人房间时应用拉帘或屏风进行遮蔽。

第二节　环境设置

【讨论】
　　根据老年人特点,探讨老年人生活环境设置的要求。

老年人的生活环境主要包括室内环境和室外环境,二者的设计均应从"健康、安全、便利、整洁"四方面进行考虑;以老年人周边环境为出发点,从老年人的衣着、床单位、室内外等方面去除妨碍生活行为的因素;或调整环境,使环境能补偿机体缺损的功能,促进生活功能的提高。

一、室内环境

(一)室内温度、湿度、采光及通风

室内温度、湿度、采光、通风应适宜,使老人感受到安全与舒适。老年人的体温调节能力降低,室温应以 22 ~ 24 ℃较为适宜;室内湿度以 50% ~ 60% 为宜;老年人视力下降,因此应注意室内采光适当,尤其要注意老年人的暗适应能力低下,一定要保持适当的夜间照明,如保证走廊和厕所的灯光,在不妨碍睡眠的情况下安装地灯等。但老年人对色彩感觉的残留较强,故可将门涂上不同的颜色以帮助其识别不同的房间,也可在墙上用各种颜色画线以指示厨房、厕所等的方位;居室要经常通风以保证室内空气新鲜,特别是老年人活动不便而在室内排便或失禁时,易导致房间内有异味。有些老年人嗅觉迟钝而对这些气味多不注意,但对周围的人会造成不良影响。应注意及时迅速清理排泄物及被污染的衣物,并打开门窗通风换气。

(二)室内设备

老年人居室内的陈设应尽量简洁,一般有床、柜、桌、椅即可,且家具的转角处应尽量用弧形,以免碰伤。家庭日常生活用品及炊具之类最好不在老年人居室内存放,以免发生磕碰、绊倒。对于能离床活动的老年人来说,床的高度应便于老年人上下床及活动,其高度应使老年人膝关节成直角坐在床沿时两脚足底全部着地,一般以从床褥上面至地面 50 cm 为宜,这也是老年人的座椅选择高度。如有能抬高上身的或能调节高度的床则更好。床上方应设有床头灯和呼唤铃,床的两边均应有活动的护栏。

应尽量保持室内通风,有条件的情况下室内应有冷暖设备,夏季使用空调时应注意避免冷风吹在身上及温度不宜太低。而冬季取暖设备的选择应慎重考虑卫生且安全,并且在使用过程中意识到其不足以及时正确应对;煤油炉或煤气炉对嗅觉降低的

老年人来说有造成煤气中毒的危险,同时易造成空气污染和火灾;电暖炉使老年人不愿活动;使用热水袋易引起烫伤;电热毯的长时间使用易引起脱水;冬天有暖气的房间较舒适,但容易造成室内空气干燥,可应用加湿器或放置植物以保持一定的湿度,并注意保持室内空气清新。

(三)厨房与卫生间

厨房与卫生间是老年人使用频率较高而又容易发生意外的地方,因此其设计一定要注意安全,并考虑到不同老人的需要。厨房地面应注意防滑,水池与操作台的高度应适合老年人的身高,煤气开关应尽可能便于操作,用按钮即可燃着的较好。厕所应设在卧室附近,且两者之间的地面不要有台阶或其他障碍物,有条件时两侧墙壁应设扶手以防跌倒。夜间应有适当的照明以看清便器的位置,对于使用轮椅的老年人还应将厕所改造成适合其个体需要的样式;老年人身体的平衡感下降,因此浴室周围应设有扶手,地面辅防滑砖。如果用浴盆,应带有扶手或放置浴板,浴盆底部还应放置橡皮垫。对于不能站立的老年人也可用沐浴椅。沐浴时浴室温度应保持在 24 ~ 26 ℃,并设有排风扇以便将蒸汽排除,以免因温度过高而影响老年人的呼吸。

二、室外环境

(一)满足无障碍要求

老年人由于生理和心理条件的变化,自身的需求与现实的环境之间有了较大的距离,使老年人与环境的联系发生了障碍。无障碍环境是专为老年人和残疾人创造的增进性环境。无障碍设计的基本依据是轮椅者活动方式和其对空间的要求,在不同程度上具有与老年人相类似的特征。故而,在有条件时应尽可能考虑无障碍设计,以促进老年人生活的独立。此外,老年人一系列生理衰退的变化给环境提出了新的要求,用以弥补老年人感知功能减退的环境措施:明确的视觉中心、放大的字体、增强色彩对比度、运用熟悉的符号,提供能面对面交谈的扶手、坡道等,通过这些特殊措施使环境得到弥补和强化,从而使老年人的行动无障碍。

(二)要具有易识别性

视力和记忆的衰退和建立新概念的困难,使老年人在一个不熟悉的环境里很难确认方位。在较大的居住区内,单调、重复、缺乏标志性的建筑往往给老年人判别方位带来较大困难,给他们户外活动行为带来一定的障碍。老年人室外居住环境标志性的创造可通过空间的层次和个性来创造,以合理的空间序列,并利用熟悉的道路形式等方法提高识别性。各种细部的处理,如材料、质感、色彩和形式的变化,也可突出空间的特征和个性。树立标志物是另一加强景观环境可识别性的辅助手段,如以适当的高度起到导向作用,或运用对比协调的手法,将不同于周围环境的形象突出出来,有助于加强老年人室外居住环境的可识别性。

(三)应易于控制和选择

有边界限定和细部处理的空间有助于空间的使用和控制。老年人对小空间有着特殊意义的偏好,一些大而非限定的空间使用率较低,老年人进入此类空间后易失去空间自我感和控制感。因此,对老年人而言,具有特殊设计的小空间才能充分满足老年人小群体交往的需要。这些小空间并不被完全隔离,应具有相互联系和通透性,在这些小空间内活动,保持着相对独立,老年人有较强的安全感,同时又能吸引其他老年人的参与。空间内可设置适当的座位区和活动区,座位区可设在屋檐下、太阳下、树荫下或亭廊内等不同位置。

(四)具有易达性和易交往性

老年人需要与家庭成员、与邻里、与外界社会交往,而户外活动场所是老年人与外界交往的主要场所,其位置宜选择在老年人易于相聚、交通便利的地方,如居住单元入口处、专用活动场地、绿地、文化中心等。

第三节　沟　通

老年人随着社会角色的转换、闲暇时间增多,易出现怕孤独、寂寞和空虚,因而对沟通的需要相对增加。但因工作及家庭角色转变,使自我价值感降低,导致主动沟通的意愿有所减弱;加之衰老与疾病导致表现力、感知力、理解力等沟通能力有所降低,影响了沟通效果,进而会影响老年人的身心健康。因此,在照料老年人的过程中,应注意根据老年人的特点选择有效的、可操作的沟通方式。

一、非语言沟通的技巧

非语言沟通对于因逐渐认知障碍而越来越无法顺利表达和理解谈话内容的老年人来说极其重要。在应用各种方式的非语言沟通过程中必须明确:老年人可能因其功能障碍而较为依赖非语言沟通,但并非意味着其心理认知状态也退回孩童阶段。所以,要避免不适宜的拍扶头部等让老年人感觉不适应和难以接受的动作;要尊重和了解老年人的个性和社会文化背景,以免影响沟通效果;注意观察何种沟通模式是老年人反应良好的特定方式,并予以强化和多加运用。

【思考】
　与听力障碍的老人沟通时,可以采用哪些沟通技巧?

(一)触摸

触摸可表达触摸者对老年人的关爱,帮助其了解周围环境。然而,触摸并非万能,若使用不当,可能会增加躁动或触犯老年人的尊严等。因此在使用该沟通模式的过程中要注意以下几点。

1. 维护老年人的尊严及尊重其社会文化背景　如因检查需要进行触摸涉及老年人的隐私时,应事先得到老年人的允许,且应注意不同社会文化背景下的触摸礼节。

2. 渐进地开始触摸,并持续性观察老年人的反应　例如,从单手握老年人的手到双手合握;进行社交会谈时,由 90～120 cm 渐渐拉近彼此距离;在触摸过程中观察老年人面部表情和被触摸的部位是松弛(表示接受且舒适)或是紧绷(表示不舒适),身体姿势是退缩的向后靠或者是接受的前倾,都可为下一步措施的选择提供依据。

3. 确定适宜的触摸位置　最易被接受的部位是手,其他适宜触摸的部位有手臂、背部与肩膀。头部则一般不宜触摸。

4. 实施有准备的触摸　事先让老年人知道触摸者的存在,部分老年人因视力、听力的渐进丧失,易被惊吓,应尽量选择从功能良好的一边接触老人,并注意触摸老人前给提示信号,避免突然从背后或暗侧给予触摸。

5. 注意保护老年人易破损的皮肤　可适当涂抹乳液,尤其须避免拉扯和摩擦。

6. 对老年人的触摸予以正确的反应　护士应学习适当的接受老年人用抚摸头发、手臂或脸颊来表达谢意,而不要一味地以老年人为触摸对象。

(二)身体姿势

当语言无法准确交流时,可适当运用身体姿势辅助表达。日常生活中能有效强化沟通内容的身体姿势:挥手问好或再见;伸手指出物品所在地、指认自己或他人;模仿和加大动作以表示日常功能活动,如洗手、刷牙、梳头、喝水、吃饭;手臂放在老年人肘下,或让老年人的手轻钩治疗者的手肘,协助其察觉要他同行的方位等。运用身体姿势沟通时应注意以下几点。

1. 与听力下降的老年人沟通　要面对老年人,利于老年人观察口形的变化,并加上缓和、明显的肢体动作来有效的辅助表达。

2. 与使用轮椅代步的老年人沟通　注意不要俯身或利用轮椅支撑身体进行沟通,而应适当坐或蹲在旁边,并维持双方眼睛于同一水平线,以利于平等的交流与沟通。

3. 无法用口头表达清楚的老年人　可鼓励他们以身体语言来表达,再给予反馈,以利于双向沟通。

(三)倾听

老年人是家庭的长者,部分老人遇事好啰唆,很希望他人特别是年轻人多听他们的教诲。因此,护理老年人时耐心地倾听也非常重要。倾听时应注意以下几点。

1. 眼睛接触　眼神的信息传递是脸部表情的精华所在,所以保持眼神的交流非常重要。尤其在与认知障碍的老年人交流时,须提供简要的线索和保持眼神的交流,以提高老年人的注意力。

2. 态度良好　倾听时要集中注意力和保持开朗的情绪去感受对方所想要传达的信息。沟通过程中护士应保持脸部表情平和,说话声音要略低沉平缓且带有适度的热情,说话时倾身向前以表示对对方的话题有兴趣,但应注意不要让老年人有身体领域被侵犯的不适。

3. 适时反馈　倾听时,适时对老年人点头或说"嗯""是"表示赞同,脸部用表情传达惊喜、欢乐、担心、关怀、有兴趣等情绪。同时仔细观察和发现老年人脸部表情反映出其内心的正向情感(欢乐、幸福、兴趣等)或负向情感(如焦虑、害怕、担心、生气、挫败感等)。适时鼓励与协助老年人表达其担心与挫败,减轻其烦躁,并帮助护士判断疾病的状态等。

二、语言沟通的技巧

(一)提高语言沟通技能

1. 善于引导谈话　与老年人谈话时,要用尊敬的语言及称呼,使老年人感到亲切。为了激发老年人的谈话兴趣,可以让老人谈谈以前的得意事,或请他传授知识,谈其不平凡的身世,成功的经验,称赞其学识渊博,与老人建立起一个融洽的谈话氛围。

2. 重视反馈信息　与老年人谈话时,应对所理解的内容及时反馈。例如适时地回应"嗯""对",表示已理解了老年人的情感。同样,在向老年人传递信息时,可采用目光接触,简单发问等方式探测对方是否有兴趣听,是否听懂等,以决定是否继续谈下去和如何谈下去。这样能使谈话双方始终融洽,不至于陷入僵局。

3.处理好谈话中的沉默 沉默本身也是一种信息交流,能够起到"此时无声胜有声"的作用。在与老年人谈话时,也可运用沉默的手段交流信息,但长时间的沉默又会使双方情感分离,应予避免。打破沉默的最简单方法是适时发问。

(二)善于使用美好语言

1.安慰性语言 美好的语言,不仅使老年人听了心情愉快,感到亲切温暖,而且还有治疗疾病的作用。护理人员每天频繁与老年人接触交往,如果能注意发挥语言的积极作用,必将有益于老人的身心健康。

2.鼓励性语言 护理人员对老年人的鼓励,实际上是一种心理支持。对调动老年人与疾病做斗争的积极性是非常重要的。所以,应学会对不同的老年人采用不同的鼓励性话语。

3.积极的暗示性语言 可使老年人有意无意地在心理活动中受到良好的刺激。如看到老年人精神状态比较好,可以暗示说"最近气色不错,说明治疗很有效"。

4.指令性语言 有时对某些老年人必须严格遵照执行的动作和规定,护理人员指令性语言也是必需的。例如,静脉点滴时指令老人"不能随意调快速度";告诉有肾病和心脏病的老年人"一定要低盐饮食"等。

三、语言沟通的方式

(一)口头沟通

口头沟通对外向的老年人而言,是抒发情感和维护社交互动的好途径,而书信沟通则更适合内向的老年人。随着年龄渐增,较少参与社会活动,不论老年人原先的人格特征如何,都可能变得比较退缩与内向而影响其语言表达能力,甚至可能会有寂寞和沮丧等情绪。最好的解决方法是为老年人提供足够的社交平台与自我表达的机会,予以正向鼓励,但不管老年人是选择接受或拒绝参与都应予以尊重。

(二)电话访问或视频通话

利用电话或网络可克服时空距离,有效追踪老人的现况,甚至还可以进行咨询、心理疏导或给予诊断、治疗。除了应避开外出、用餐与睡眠时间外,理想状况下最好能与老年人建立习惯性的电话或视频联系,使其感觉到与外界沟通的喜悦。

当电话或视频访问对象有听力障碍、失语症或定向力混乱时,需要特别的耐心并采用有效的方法。例如:不断提醒自己说话速度放慢和尽可能咬字清楚;要求失语症的老年人以其特殊的语言重复所听到的内容,譬如重复重要字句,或敲打听筒/键盘以表示接收到信息;对于认知渐进障碍的老年人,应在开始沟通时,明确介绍访问者与老年人的关系以及此次电话访问的目的。为减少误解的发生,必要时还需以书信复述信息;另外,听力困难的老年人可鼓励安装扩音设备,可直接放大音量以利于清晰听懂,其效果较助听器为佳。

(三)书面沟通

只要老年人识字,结合书写的方式进行沟通可针对老年人记忆减退的特点而发挥提醒的作用,也可提高老年人对健康教育的依从性。但与老年人沟通中使用书写方式要注意以下几点:①为了便于看清,应选择较大的字体,且注意文字颜色应与背景颜色对比度较高;②对关键的词句应加以强调和重点说明(如选用不同的字体、颜色等);③用词浅显易懂,尽可能使用非专业术语;④运用简明的图表和图片来解释必要的过程;⑤合理运用小标签,如在小卡片上列出每日健康流程该做的事,并且贴到常见的地方以防记错和遗忘。

第四节 皮肤护理与衣着卫生

皮肤指身体表面包在肌肉外面的组织,是人体最大的器官,主要承担着保护身体、排汗、感觉冷热和压力的功能。皮肤覆盖全身,它使体内各种组织和器官免受物理性、机械性、化学性和病原微生物性的侵袭。随着年龄的增加,皮肤逐渐老化,其生理功能和抵抗力降低,皮肤疾病逐渐增多。因此做好皮肤护理、保持皮肤清洁、讲究衣着卫生,是老年人日常生活护理必不可少的内容。

一、皮肤的日常清洁

(一)老年人的皮肤特点

【想一想】
老年人皮肤特点中迟钝与敏感是否有冲突?

老年人的皮肤有4个特点:①萎缩,皮肤起皱变薄,干燥松弛,光泽减退,弹性减少,血管脆性增加,易出现紫癜、瘀斑等;②增生,颜面部出现皮赘、老年疣、老年皮脂腺痣、樱桃样血管瘤、日光性角化病等;③迟钝,皮肤的功能降低,容易受热中暑、受凉感冒,皮肤的反应性减退,易受损伤,对细菌、病毒、真菌等病原微生物的防御力也削弱;④敏感,对某些因素作用后的反应过于强烈,如皮肤干燥、瘙痒、疼痛等。

(二)皮肤的一般护理

1. 预防皮肤损伤　老年人皮肤损伤后伤口愈合比年轻人慢。应避免风吹、日晒、雨淋,根据环境温度及时增减衣服,帽子、口罩、围巾、手套、棉鞋等要备齐;天寒地冻,减少外出,雨天路滑,谨防摔倒。

2. 注意饮食起居　尽量减少浓茶、咖啡、辣椒、海鲜等刺激性饮食及烟酒等不良嗜好,可有效防止皮炎、湿疹、荨麻疹等瘙痒性皮肤病的发生。内衣宽松适度,以棉织物为好,不易过敏,不刺激皮肤。

3. 讲究洗澡方法　建议老年人根据自身习惯和地域特点选择合适的沐浴频率。洗澡宜在饭后2 h进行,以免影响食物的消化吸收或引起低血糖、低血压等不适。室温调节在24～26 ℃,水温不宜过高,以40 ℃左右为宜。桑拿浴和冷水浴对老年人不太适宜。沐浴时间以10～15 min为宜,以免时间过长发生胸闷、晕厥等意外。洗浴时应注意避免碱性肥皂的刺激,而宜选择弱酸性的硼酸皂、羊脂香皂或沐浴液等,以保持皮肤pH值在5.5左右。沐浴的毛巾应柔软,洗时轻擦,以防损伤角质层。洗浴后及时外涂少许保湿润肤品。

(三)皮肤瘙痒的护理

皮肤瘙痒是老年人常见的主诉,可干扰患者的正常睡眠,降低患者生活质量,并造成焦虑及其他严重的心理问题。引起皮肤瘙痒的常见原因:①局部皮肤病变,最常见的是皮肤干燥,因老年人皮脂腺及汗腺分泌功能减退而引起,常见的加重诱因包括气温变化、毛衣刺激、过频洗澡、洗澡水过热等。除此之外皮肤瘙痒还可见于多数皮疹、急性剥脱性皮炎、牛皮癣、脂溢性皮炎及皮肤感染等病症。②全身性疾病,慢性肾衰竭或肾功能减退的患者80%~90%伴有瘙痒;肝胆疾病引起胆汁淤积时可在黄疸出现前或与黄疸同时出现瘙痒;真性红细胞增多症、淋巴瘤、多发性骨髓瘤、巨球蛋白血症和缺铁性贫血等在瘙痒的同时伴有血液系统的异常表现;甲状腺功能减退、糖尿病、某些恶性肿瘤及药物过敏均可引起全身瘙痒。③心理因素,较少见,如有些恐螨症或抗拒入住养老院的老人可能出现。

针对老年人皮肤瘙痒,可提供以下护理措施:①一般护理,洗澡过频者应减少洗澡次数;洗澡水不宜过热;忌用碱性肥皂;适当使用润肤用品,特别是干燥季节可于浴后涂擦润肤油,以使皮肤保留水分,防止机械性刺激;避免非棉质衣物直接接触皮肤;饮食宜清淡,特别是冬季应多吃养血润燥的食物,如芝麻、花生等,忌烟酒、浓茶及咖啡,少用辛辣刺激性食物。②对因处理,根据瘙痒的病因逐个检查筛排,并对因治疗。③对症处理,可使用低浓度类固醇霜剂擦皮肤,适当应用抗组胺类药物及温和的镇静剂亦可减轻瘙痒,防止皮肤继发性损害。④心理护理,找出可能的心理原因加以疏导,或针对瘙痒而引起的心理异常进行开导。

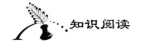

知识阅读

老年人皮肤瘙痒应做到"六戒"

(1)忌搔抓摩擦　因患者不断搔抓摩擦而使皮损浸润、肥厚、苔藓样变,形成愈抓愈痒、愈痒愈抓的恶性循环。

(2)忌热水烫　热水烫皮肤可促使病情恶化,特别是一些急性湿疹、皮炎,烫后皮肤毛细血管扩张、红肿、糜烂及渗出等更为严重。

(3)忌肥皂洗　应尽量避免使用肥皂等碱性洗涤剂,以免加剧瘙痒。

(4)忌搽化妆品　各种化妆品中都含有香精、色素、防腐剂等成分,这些成分中又有重金属铅、汞、铁以及甲醛,会刺激皮肤,增加刺痒感。

(5)忌饮食不适宜　食用海鲜、鱼、虾、羊肉、春笋、浓茶、咖啡、酒类及辛辣刺激性食物等可使病情反复或加重,常吃新鲜绿叶蔬菜、水果、肉皮等富含维生素C、维生素E及人体必需氨基酸的食物,以促进血液循环,改善表皮细胞代谢功能,减轻皮肤刺激程度。

(6)忌乱搽药物　根据病因和皮肤损害性质进行有针对性的治疗,不宜自行乱搽药。

二、衣着卫生

人到老年,同样需要关注穿衣打扮。良好的穿戴,可以提高自信心,也是对他人的尊重。选择老年人衣着时应注意以下几点。

1. 选择适合老年人个性的服饰 衣服款式要符合容易穿脱、不妨碍活动、宽松、便于变换体位的特点。衣服穿脱容易对于老年人来说至关重要,即使是自理能力有损的老年人,也要尽量鼓励与指导其参与衣服的穿脱过程以尽可能最大限度地保持和发挥其残存功能。因此衣服的设计要注意便于穿脱,如拉链上要留有指环,便于老年人拉动;上衣的设计应多以前开襟为主;减少纽扣的使用,尽量使用橡皮筋代替,或可选用魔术贴取代纽扣;如实在坚持使用,也要注意纽扣不宜过小,以方便老年人自行系扣。此外,老年人的平衡感降低应避免穿过长的裙子或裤子以免绊倒。做饭时的衣服应避免袖口过宽,否则易着火。为了舒适衣服要合身,但不能过紧,更不要压迫胸部。

2. 关心其衣着的社会性,尊重老年人的习惯 注意衣服的款式要适合老年人参与社会活动。衣着色彩要注意选择柔和、不褪色、容易观察是否干净的色调。条件允许时鼓励老年人的服饰打扮可适当考虑流行时尚,如选择有朝气的色调、大方别致的款式及饰物等。

3. 选择质地优良的布料 有些衣料,如毛织品、化纤织品,穿起来轻松、柔软、舒适,但对皮肤有一定的刺激性,如果用来制作贴身衣着的内衣,就有可能引起瘙痒、疼痛、红肿或水疱。尤其是化纤织物有些成分很可能成为过敏原,一旦接触皮肤,容易引起过敏性皮炎,且这类织物带有静电,容易吸附空气中的灰尘,易引起支气管哮喘。因此,在选料时要慎重考虑,尤其是内衣,应以透气性和吸湿性较高的纯棉织品为好。

4. 注意衣着的实用性 老年人体温调节中枢功能降低,对寒冷的抵抗力和适应力降低,因此在寒冷时节要特别注意衣着的保暖功效。夏天天气炎热,穿丝绸衣服更凉快,棉质衣服吸汗透气也好洗。

5. 在鞋子的选择 首先应选择大小合适的鞋。如果鞋子太大,行走时会不跟脚而引起跌倒。如果过小,又可因压迫和摩擦造成皮肤破损,特别是患有糖尿病的老年人更应注意;其次应注意避免鞋底太薄、太平。老年人脚部肌肉因老化而发生萎缩,如鞋底太薄,行走时可引起脚痛。如鞋底太平,则无法对足弓提供足够的支撑,易使脚部产生疲劳感。因此应选择鞋底有一定厚度、后跟高度在 2 cm 左右的鞋,以减轻足弓压力;最后,无论在室内还是室外,老年人均应选择有防滑功能的鞋,以免发生跌倒。

第五节 营养与饮食护理

由于老年人机体代谢减慢,消化吸收能力差及部分老年人因牙齿缺失和松动,咀嚼功能差,饮食品种受限,易导致营养不平衡,而引起老年人患有各种疾病,可通过合理膳食并加强锻炼来改善营养状况,防止营养性并发症的发生。

一、饮食与营养

营养与饮食是维持生命的基本需要,是维持、恢复、促进健康的基本手段。进入老年期后,因消化系统的结构与功能发生了改变,老年人在饮食与营养的需求上相对于年轻人有很大的不同。为促进老年人的健康与疾病的早日康复,在饮食与营养方面进行调整和改善也是老年人日常生活护理的一个重要内容。

（一）老年人的营养需求

1. 碳水化合物　碳水化合物供给能量应占总热量的 55% ~ 65%。随着年龄增加、体力活动和代谢活动的逐步减低,人体对于热能的消耗也相对减少。通常 60 岁以后热能的摄入应较年轻时减少 20%,70 岁以后减少 30%,以免过剩的热能转变为脂肪储存在体内而引起肥胖或超重,并诱发一些常见的老年病。

2. 蛋白质　老年人的体内代谢过程以分解代谢为主,对蛋白质的吸收利用率降低,过多的蛋白质可加重老年人的消化系统和肾的负担,因此每天的蛋白质摄入不宜过多,蛋白质供给量应占总热量的 15%。还应尽量保证优质蛋白应占摄取蛋白质总量的 50% 以上,如豆类、鱼类等可以多吃。

3. 脂肪　老年人对脂肪的消化功能下降,且通常老年人体内脂肪组织所占比例随年龄而增加,因此膳食中的脂肪不宜过多;但另一方面,若进食脂肪过少,又将导致必需脂肪酸缺乏而发生皮肤疾病,并影响到脂溶性维生素的吸收,因此脂肪的适当摄入也十分重要。总的原则:由脂肪供给能量应占总热能的 20% ~ 30%,并应尽量减少膳食中饱和脂肪酸和胆固醇的摄入,如多吃一些花生油、豆油、橄榄油、玉米油等,而尽量避免猪油、肥肉、牛油等动物性脂肪。

4. 无机盐　老年人容易发生钙代谢的负平衡,特别是绝经后的女性,由于其内分泌功能的衰减可导致骨质疏松的高发。因此应强调适当增加富含钙质的食物的摄入,并增加户外活动以帮助钙的吸收。由于老年人消化功能减退,应选择容易吸收的钙质,如奶类及奶制品、豆类及豆制品,以及坚果,如核桃、花生等;此外,铁参与氧的运输与交换,缺乏可引起贫血,应注意选择含铁丰富的食物,如瘦肉、动物肝、黑木耳、紫菜、菠菜、豆类等,维生素 C 可促进人体对铁的吸收;老年人往往喜欢偏咸的食物,容易引起钠摄入过多但钾摄入不足,钾的缺乏则可使肌力下降而导致人体有倦怠感。

5. 维生素　维生素在维持身体健康、调节生理功能、延缓衰老过程中起着极其重要的作用。富含维生素 A、维生素 B_1、维生素 B_2、维生素 C 的饮食,可增强机体的抵抗力,特别是 B 族维生素能增加老年人的食欲。应鼓励老年人多选择蔬菜和水果等食物以增加维生素的摄入,且有较好的通便能力。

6. 膳食纤维素对老年人有特殊的作用　因为老年人消化系统功能减弱,平滑肌紧张蠕动缓慢,随着年龄的增长,老年人便秘的发病率增高,而适当的膳食纤维素可刺激肠蠕动,能有效防治便秘,同时膳食纤维素还可吸附由细菌分解胆酸等生成的致癌和促癌物质、促进胆固醇的代谢、预防心血管疾病、降低餐后血糖和防止热能摄入过多。因此老年人的膳食要注意摄入足够的膳食纤维,在每日膳食中安排一定数量的粗粮、水果、蔬菜。

7. 水分　有研究表明,失水 10% 就会影响机体功能,失水 20% 即可威胁生命。如果水分不足,再加上老年人结肠、直肠肌肉萎缩,肠道中黏液分泌减少,很容易发生便秘,严重时还可发生电解质失衡、脱水等。但过多饮水也会增加心、肾功能的负担,因此老年人每日饮水量一般以 1 500 ml 左右为宜。饮食中可适当增加汤羹类食品,既能补充营养,又可补充相应的水分。

笔记栏

(二)老年人的饮食原则

1. 食物易消化,粗细搭配 老年人由于牙齿脱落或松动、消化吸收能力减弱、胃肠道蠕动减弱等原因,往往难以全面、有效地获取营养物质。为提高老年人的营养摄入量,老年人所使用的食物要软、烂,易于消化。且主食中要有玉米、荞麦、小米、燕麦等粗粮,粗细搭配,以补充细粮中缺失的矿物质、维生素、膳食纤维,保证营养摄入的均衡。

2. 饮食清淡,限制食盐、油脂等的摄入 老年人膳食的制作以炖、蒸、煮为主,清淡饮食,避免食用过咸、过酸、过甜、过辣、油腻或煎炸食物。过咸可影响心肾功能,过甜易引起高血糖或肥胖,过酸、过辣对肠胃的刺激、伤害较大,油腻、煎炸不利于吸收并易引发心脑血管疾病和癌症。

3. 少量多餐,饮食多样 老年人的咀嚼功能弱,进食时间长,且消化功能减退,一次进餐量不宜过多,一日可进餐 4～6 次。而且饮食种类宜多样,肉类、蛋类、奶类、豆类及蔬菜、水果均应适量食用,并且要多喝水,保持大便畅通。

(三)老年人的膳食指导

中国老年人膳食指南指出,食物要粗细搭配、松软、易于消化吸收;合理安排饮食,提高生活质量;重视预防营养不良和贫血;多做户外活动,维持健康体重。中国营养协会《中国居民膳食指南(2016)》平衡膳食宝塔中包含了人每天应吃的主要食物种类,宝塔共分 5 层,各层位置和面积不同,在一定程度上反映出各类食物在膳食中的地位和应占的比重。谷类食物位居底层,老年人平均每天吃 200～350 g,其中粗粮∶细粮∶薯类=1∶2∶1;蔬菜和水果居第二层,每天应吃 400～500 g 蔬菜和 200～400 g 水果;鱼、禽、肉、蛋等动物性食物位于第三层,每天应吃 150 g(其中鱼虾、禽类 50～100 g,畜肉 50 g,蛋类 25～50 g);奶类和豆类食物合居第四层,每天应吃相当于液态奶 300 g 的奶类及奶制品,以及大豆类和坚果 30～50 g;第五层塔顶是烹调油和食盐,每天烹调油 20～25 g,食盐不超过 5 g。此外,饮水与运动也是平衡膳食宝塔的重要组成部分,建议老年人每天至少喝 1 200 ml 水,每天进行累计相当于步行 6 000 步以上的活动量,最好达到 1 万步。

二、老年人的饮食护理

(一)烹饪时的护理

1. 老年人咀嚼、消化吸收功能低下者 蔬菜要细切,肉类最好切成肉末,烹制方法可采用煮或炖,尽量使食物变软而易于消化。但应注意易咀嚼的食物对肠道的刺激作用减少而易引起便秘,因此应多选用富含纤维素的蔬菜类,如青菜、根菜类等烹制后食用。

2. 吞咽功能障碍者 某些食物很容易产生误咽,对吞咽功能障碍的老年人更应该引起注意,如酸奶、汤面等。因此,应选择黏稠度较高的食物,同时要根据老年人的身体状态合理调节饮食种类。

3. 味觉、嗅觉等感觉功能低下者 饮食的色、香、味能够明显刺激食欲,因此味觉、嗅觉等感觉功能低下的老年人喜欢吃味道浓重的饮食,特别是盐和糖,而这些调味品食用太多对健康不利,使用时应特别注意。有时老年人进餐时因感到食物味道太淡而没有胃口,烹调时可用醋、姜、蒜等调料来刺激食欲。

(二)进餐时的护理

1.一般护理 进餐时,室内空气要新鲜,应定时通风换气、去除异味;老年人单独进餐会影响食欲,因此应尽量安排与他人一起进餐以增加进食量;鼓励自行进食,对卧床的老年人要根据其病情采取相应的措施,如帮助其坐在床上并使用特制的餐具(如床上餐桌等)进餐;在老年人不能自行进餐,或因自己单独进餐而摄取量少,并有疲劳感时,可协助喂饭,但应注意尊重其生活习惯,掌握适当的速度与其相互配合。

2.上肢障碍者的护理 老年人患有麻痹、挛缩、变形、肌力低下、震颤等上肢功能障碍时,自己摄入食物易出现困难,但有些老年人还是愿意自行进餐,此时可选择各种特殊的餐具。如可用老年人专用的叉、勺,以便于握持,亦可将普通勺把用纱布或布条缠上即可;有些老年人的口张不大,可选用婴儿用的小勺加以改造;使用筷子的精细动作对大脑是一种良性刺激,因此应尽量维持老年人的这种能力,可用弹性绳子将两根筷子连在一起以防脱落。

3.视力障碍者的护理 对于视力障碍的老年人做好自行进餐的护理非常重要。照顾者首先要向老年人说明餐桌上食物的种类和位置,并帮助其用手触摸以便确认。要注意保证安全,热汤、茶水等易引起烫伤的食物要提醒注意,鱼刺等要剔除干净。视力障碍的老年人可能因看不清食物而引起食欲减退,因此,食物的味道和香味更加重要,或者让老年人与家属或其他老年人一起进餐,制造良好的进餐气氛以增进食欲。

4.吞咽能力低下者的护理 由于存在会厌反应能力低下、会厌关闭不全或声门闭锁不全等情况,吞咽能力低下的老年人很容易将食物误咽入气管。尤其是卧床老年人,舌控制食物的能力减弱,更易引起误咽。因此,进餐时老年人的体位非常重要。一般采取坐位或半坐位比较安全,偏瘫的老年人可采取侧卧位,最好是卧于健侧。进食过程中应有照顾者在旁观察,以防发生事故。同时随着年龄的增加,老年人的唾液分泌也相对减少,口腔黏膜的润滑作用减弱,因此进餐前应先喝水湿润口腔,对于脑血管障碍及神经失调的老年人更应如此。

第六节 排泄护理

排泄是机体将新陈代谢的产物排出体外的生理过程,是人体的基本生理需要之一,也是维持健康和生命的必要条件。而排泄行为的自理则是保持人类尊严和社会自立的重要条件。但老年人随着年龄的不断增加,机体调节功能逐渐减弱,自理能力下降,或者因疾病导致排泄功能出现异常,发生尿急、尿频甚至大小便失禁等现象,有的老年人还会出现尿潴留、腹泻、便秘等。排泄问题是机体老化过程中无法避免的,常给老年人造成很大的生理和心理压力,护士应妥善处理,要体谅老年人,尽力给予帮助。

一、排泄环境的布置

排泄环境必须具备以下条件,以达到舒适的排泄过程,帮助排泄自理:创造合适的条件,树立排泄自理的目标,采取舒适的排泄姿势,安全的排泄过程,清洁并清除异味,保护隐私。

二、排泄用具的选择和护理

老年人开始有尿意后容易提前排泄,所以卫生间应设置在老人易达到的地方。厕所内部要设置扶手防治跌倒。夜间如厕跌倒的危险性增大,到达厕所的走廊及厕所的光线必须充足。不能上厕所时,在床或床边使用移动便器。坐姿排泄比较舒适,从床上训练移动至坐姿,配备扶手,会有安全感,家具在居室放置要合适。必须在床上排泄时,尽量不使用尿布,选择便器为佳。选择纸尿布时尽量使用垫衬,或不妨碍活动的内裤型。

三、排泄障碍及护理

详见本书第二章。

第七节　休息、睡眠与活动的护理

一、休息

休息是指一段时间内相对地减少活动,使身体各部分放松,处于良好的心理状态,以恢复精力和体力的过程。休息并不意味着不活动,有时变换一种活动方式也是休息,如长时间做家务后,可站立活动一下或散散步等。老年人相对需要较多的休息,并应注意以下几方面的指导。

(1)注意休息质量,有效的休息应满足三个基本条件:充足的睡眠、心理的放松、生理的舒适。因此简单的卧床限制活动并不能保证老年人处于休息状态,有时这种限制甚至会使其感到厌烦而妨碍了休息的效果。

(2)卧床时间过久会导致运动系统功能障碍,甚至出现压疮、静脉血栓、坠积性肺炎等并发症,因此应尽可能对老年人的休息方式进行适当调整,尤其是长期卧床者。

(3)改变体位时要注意预防直立性低血压或跌倒的发生,如早上醒来时不应立即起床,而需在床上休息片刻。伸展肢体,再准备起床。

(4)看书和看电视是一种休息,但不宜时间过长(一般不超过4 h),应适时举目远眺或闭目养神来调节一下视力。看电视不应过近,避免光线的刺激引起眼睛的疲劳。看电视的角度也要合适,不宜过低或过高。

二、睡眠

1.老年人的睡眠特点及影响因素　充足的睡眠对老年人的健康十分重要。据有关资料表明,老年人每天至少需要6 h的睡眠时间。除此之外,老年人的睡眠模式也随年龄增长而发生改变,出现睡眠时相提前,表现为早睡、早醒;也可出现多相性睡眠模式,即睡眠时间在昼夜之间重新分配,夜间睡眠减少、白天瞌睡增多。有许多因素可影响老年人的生活节律而影响其睡眠质量,如躯体疾病、精神疾病、社会家庭因素、睡眠卫生不良、环境因素等。而睡眠质量的下降则可导致烦躁,精神萎靡,食欲缺乏,疲乏无力,甚至疾病的发生,直接影响老年人的生活质量。

2.促进睡眠的措施

(1)放松技术　研究显示肌肉逐渐放松、背部按摩、音乐疗法、用摇椅等可促进身体和精神的放松,对一过性、短期睡眠障碍甚至慢性失眠均有效。

(2)调整睡眠环境　有研究表明,噪声可影响睡眠的连续性和睡眠结构(包括浅睡、深睡、做梦),但用耳塞阻断噪声的效果还不确切。在各类保健机构,报道了很多方法来提高睡眠质量,尤其是减少觉醒频率,如加强晚间护理、循环疼痛护理以减少睡眠中疼痛干扰、恰当的环境明暗度及二便失禁的护理等。

(3)睡眠-觉醒周期生理节奏的调整　过度的白天瞌睡会破坏夜间睡眠,而短时的瞌睡几乎没有负性影响,适当增加白天的活动对夜间睡眠有利。在对精神科病房的调查研究中发现,强制的睡眠和起床时间没给睡眠带来好处。

(4)改变深部体温对深度睡眠有影响　主动地做体力运动或被动地使体温升高如洗热水澡均可使老人易入深度睡眠,一般建议白天多做运动,临近睡眠时洗个热水澡较好。

3.改善老年人睡眠的护理　日常生活中可采取以下措施来改善老年人的睡眠质量:①对老年人进行全面评估,找出其睡眠质量下降的原因进行对因处理。②提供舒适的睡眠环境,调节卧室的光线和温度,保持床褥的干净整洁,并设法维持环境的安静。③帮助老年人养成良好的睡眠习惯,老年人的睡眠存在个体差异,为了保证白天正常活动和社交,使其生活符合人体生物节律,应提倡早睡早起,午睡的习惯。对已养成的特殊睡眠习惯,不能强迫立即纠正,需要多解释并进行诱导,使其睡眠时间尽量正常化。限制白天睡眠时间在1 h左右,同时注意缩短卧床时间,以保证夜间睡眠质量。④晚餐应避免吃的过饱,睡前不饮用咖啡、酒或大量水分,并提醒老人于入睡前如厕,以免夜尿增多而干扰睡眠。⑤情绪对老人的睡眠影响很大,由于老人思考问题比较专注,遇到问题会反复考虑而影响睡眠,尤其是内向性的老年人。所以要调整老年人的睡眠,首先要调整其情绪,有些事情或问题不宜晚间告诉老年人。⑥向老年人宣传规律锻炼对减少应激和促进睡眠的重要性,指导其坚持参加力所能及的日间活动。⑦镇静剂或安眠药可帮助睡眠,但也有许多副作用,如抑制机体功能、降低血压、影响肠胃蠕动和意识活动等,因此应尽量避免选用药物帮助入睡。必要时可在医师指导下根据具体情况选择合适的药物。

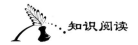
知识阅读

老年人睡前5禁忌

1.忌临睡前吃东西　临睡前吃东西,会加重肠胃负担,影响入睡。

2.忌睡前饮浓茶、喝咖啡　咖啡、浓茶等属刺激性饮料,能使人精神亢奋。入睡前喝了可出现睡眠困难。

3.忌睡前用脑过度　临睡前用脑过度使大脑处于兴奋状态,难以入睡,时间长了,可导致失眠。

4.忌睡前情绪激动 人的喜怒哀乐都容易引起神经中枢的兴奋和紊乱,使人难以入睡,甚至造成失眠。因此,睡前要尽量避免大喜大怒或忧思恼怒,使心情平稳。

三、活动

生命在于运动。老年人通过适度的活动,能促进身体健康,延缓衰老进程,增强和改善脏器功能,调整心态,提高机体抗病能力。因此,了解影响老年人活动的因素,评估其活动能力,选择适合老年人的活动方式,采取必要的防护措施,协助老年人活动能力的自立,是日常生活护理的重要内容。

(一)老年人活动对机体各系统的影响

1.神经系统 可通过肌肉活动的刺激,协调大脑皮质兴奋和抑制过程,促进细胞的供氧能力。特别是对脑力工作者,活动可以解除大脑疲劳,促进智能的发挥,并有助于休息和睡眠。

2.心血管系统 活动可促进血液循环,使血流速度加快、心排血量增加、心肌收缩能力增强,改善心肌缺氧状况,促进冠状动脉侧支循环,增加血管弹性。另外,活动可以促进脂肪代谢,加强肌肉发育。因此活动可有效预防和延缓老年心血管疾病的发生和发展。

3.呼吸系统 老年人肺活量减少、呼吸功能减退,易患肺部疾病。活动可提高胸廓活动度,改善肺功能,使更多的氧进入机体与组织交换,保证脏器和组织的需氧量。

4.消化系统 活动可促进肠胃蠕动,增强消化液分泌,有利于消化和吸收,促进机体新陈代谢,改善肝、肾功能。

5.肌肉骨骼系统 活动可使老年人骨质密度增厚,韧性及弹性增加,延缓骨质疏松,加固关节,增加关节灵活性,预防和减少老年性关节炎的发生。运动还可使肌肉纤维变粗,坚韧有力,增加肌肉活动耐力和灵活性。

6.其他 活动可以增加机体的免疫功能,提高对疾病的抵抗力。对于患糖尿病的老年人来说,活动是维持正常血糖的必要条件。另外,活动还可以调动积极的情绪。总之,活动对机体各个系统的功能都有促进作用,有利于智能和体能的维持和促进,并能预防心身疾病的发生。

(二)影响老年人活动的因素

1.心血管系统

(1)最高心率(maximum heart rate,MHR)下降 运动时的MHR可反映机体的最大摄氧量。研究发现,当老年人做最大限度的活动时,其MHR要比成人低。这是因为老年人的心室壁弹性比成年人弱,导致心室的再充盈所需时间延长。

(2)心排血量下降 老年人的动脉弹性变差,使其血压收缩上升,后负荷增加。外周静脉滞留量增加,外周血管阻力增加,也会引起部分老年人出现舒张压升高。所以,当老年人增加其活动量时,血管扩张能力下降,引起回心血量减少,造成心排血量减少。

2.肌肉骨骼系统　肌细胞因为老化而减少,加上肌张力下降,使得老年人的骨骼支撑力下降,活动时容易跌倒。老化对骨骼系统的张力、弹性、反应时间以及执行能力都有负影响,这是造成老年人活动量减少的主要原因之一。

3.神经系统　老年人神经系统的改变多种多样,但是对其活动的影响程度却因人而异。老化可造成脑组织血流减少、大脑萎缩、运动纤维丧失、神经树突数量减少、神经传导速度变慢,导致对刺激的反应时间延长,这些可从老年人的运动协调、步态中看出。除此之外,老年人因为前庭器官过分敏感,导致对姿势改变的耐受力下降及平衡感缺失,故应提醒其注意活动的安全性。

4.其他　老年人常患有慢性病,使其对于活动的耐受力下降。如帕金森病对神经系统的侵害可造成步态的迟缓及身体平衡感的丧失;骨质疏松症会造成活动受限,而且容易跌倒造成骨折等损伤。此外,老年人还可能因为所服用药物的作用或副作用、疼痛、孤独、抑郁、自我满意度低等原因而不愿意活动。不仅如此,由于科学技术的发展,现代人活动的机会越来越少。例如,由于时间和空间的限制,无法亲身参与运动而只能选择看电视、上网等以端坐为主的活动;汽车的逐步普及减少了步行的机会;电梯的使用减少了爬楼梯的机会等。因此,适当安排一些体育活动是维持良好身体状况的必要途径。

(三)老年人活动的指导

1.老年人的活动原则

(1)正确选择　老年人应根据自身年龄、体质状况、运动基础及场地条件,选择适当的运动项目及适宜的运动量。锻炼计划的制订应符合老年人的兴趣并考虑其能力,而锻炼目标的制订则必须考虑他们对自己的期望,这样制订出来的活动计划老年人才会觉得有价值而容易坚持。

(2)循序渐进　机体对运动有一个逐步适应的过程,所以应先选择相对易开展的活动项目,再逐渐增加运动的量、时间、频率。且每次给予新的活动内容时,都应该评估老年人对此项活动的耐受性。

(3)持之以恒　锻炼是一个积累的过程,需要强调运动的规律和强度,只有坚持经常性、系统性,才能逐渐达到目的。一般要坚持数周、数月甚至数年才能取得效果,且取得疗效以后,仍需坚持锻炼,才能保持和加强效果。

(4)运动时间　老年人运动的时间以每天 1 ~ 2 次,每次 30 min 左右,一天运动总时间以不超过 2 h 为宜。运动时间可选择在天亮见光后 1 ~ 2 h。此外,从人体生理学的角度看,傍晚锻炼更有益健康。无论是体力的适应力和敏感性,均以下午和黄昏时为佳。饭后则不宜立即运动,因为运动可减少对消化系统的血液供应及兴奋交感神经而抑制消化功能,从而影响消化吸收,甚至导致消化系统疾病。

2.老年人的活动项目　适合老年人运动的项目应以低、中等强度的有氧运动为主,如散步、慢跑、游泳、太极拳及气功等。

3.老年人的活动强度　有效的运动要求有足够而又安全的强度,健康老年人的活动强度应根据个人的能力及身体状况来选择适合自己的体育锻炼,并应掌握运动强度和时间。判断活动量是否合适有以下三种方法。

(1)运动后的心率　最简便的监测方法是以运动后的心率作为衡量标准。对于一般老年人来说,运动后最适宜心率(次/min)=170-年龄。而身体强壮者,运动后的心率可稍高些,最高心率(次/min)=180-年龄。运动后达到最适宜心率,且全身有热感或微微出汗表明活动量合适。

(2)运动后心率恢复到运动前的时间　运动结束后3~5 min内恢复到运动前的心率,表明运动量适宜。如果运动时身体不发热或无出汗,脉搏次数不增或增加不多,心率在运动结束后3 min内恢复到运动前的心率,则表明运动量过小。如果运动后虽然达到了最适宜心率,但运动结束后需10 min以上才能恢复到运动前心率,则表明运动量过大。

(3)自我感觉　运动后精力充沛、睡眠好、食欲佳,表明运动量适宜。如果运动后感到疲劳、头晕、心悸、气促、睡眠不良,运动时出现严重的胸闷、气喘、心绞痛,或出现心率减慢、心律失常等情况时,表明运动量过大,应立即停止运动,及时检查治疗。

(四)老年人活动的注意事项

1.场地的选择　活动场地应尽可能选择空气新鲜、安静清幽的庭院及操场、公园、海滨、树林、湖畔、疗养院等。注意气候变化,老年人对气候适应调节能力较差,夏季高温炎热,户外运动要防止中暑;冬季严寒冰冻,户外活动要防跌倒和感冒。

2.服饰的选择　衣裤要宽松、舒适,最好是运动服,随季节注意衣服的增减。运动鞋要选择大小合适、穿着舒适、鞋底软有弹性并防滑、鞋帮稍有硬度,可起到保护踝关节又便于活动的作用。老年糖尿病患者尤其要注意鞋的选择。

3.活动项目的选择　老年人需禁忌快跑等速度类项目、球类等对抗性强烈的运动项目、竞技体操类等转变体位过多的运动项目、集体拔河活动或举重练习等负重类的运动项目。患有急性疾病、出现心绞痛或呼吸困难、精神受刺激、情绪激动或悲伤时应暂停运动锻炼。

4.其他　活动前不要喝含有咖啡因的饮料,以免运动时心率增加过快。运动后不宜立即停下、蹲坐休息,不要立即洗热水澡,以防虚脱与晕倒,要逐渐放松,做慢步走、甩手等活动,直到心率降至比静息状态下的心率高10~15次/min为止。年老体弱、患有多种慢性病的老年人或平时有气喘、胸闷、心慌、气促或全身不适等情况,应在医生指导下进行活动,以免发生意外。

(五)患病老年人的活动

老年人常因疾病困扰而导致活动障碍,特别是卧床不起的患者,如果长期不活动很容易导致失用性萎缩等并发症。因此,必须帮助各种患病老年人进行活动,以维持和增强其日常生活的自理能力。

1.瘫痪老年人　可借助助行器等辅助工具进行活动。一般说来,手杖适用于偏瘫或单侧下肢瘫痪患者,前臂杖和腋杖适用于截瘫患者。步行器的支撑面积较大,较腋杖的稳定性高,多在室内使用。选择的原则:两上肢肌力差、不能充分支撑体重时,应选用腋窝支持型步行器;上肢肌力较差、提起步行器有困难者,可选用前方有轮型步行器;上肢肌力正常,平衡能力差的截瘫患者可选用交互型步行器。

2.为治疗而采取制动状态的老年人　制动状态很容易导致肌力下降、肌肉萎缩等并发症,因此应尽可能小范围的制动或处于安静状态,在不影响治疗的同时,尽可能地做肢体的被动运动或按摩等,争取早期解除制动状态。

【做一做】
请根据老年人的活动原则,为老年人制订一份详细的运动计划。

3.不愿甚至害怕活动的老年人　部分老年患者因担心病情恶化而不愿活动,对这类老人要耐心说明活动的重要性及其对疾病进程的影响并可鼓励其一起参与活动计划的制订,尽量提高其兴趣和信心而愿意活动。

4.痴呆老年人　为便于照料,人们常期望痴呆老年人在一个固定的范围内活动,因而对其采取了有许多限制的活动。但其实这种活动范围的限制,只能降低其生活质量。护士应该认识到为延缓其病情发展,必须给予痴呆老年人适当的活动机会,以及增加他们与社会的接触。

第八节　性需求和性生活卫生

一、老年人的性需求

性是人类的基本需要,其重要性与空气、食物相当,不会因为疾病或年龄的不同而消失,即使患慢性病的老年人仍应该和有能力享有一定的性活动。健康的性生活包括以许多不同的方式来表达爱及关怀,而不只是性交而已。适度、和谐的性生活对于老年人夫妻双方的生理与心理、社会健康都有益处,而且这种益处是日常生活中其他活动所不能取得的。相对于年轻人来说,老年人的性生活更注重其相互安慰、相互照料等精神方面的属性。据统计,丧偶独居老年人平均寿命要比有偶同居者少7～8年,虽然有子女在旁,但两代人毕竟有思想差距,在许多事中子女无法代替伴侣,孤独感仍十分明显。性生活会使老年夫妻双方更多地交流感情,产生相依为命的感觉,使晚年的生活变得丰富,从而有效地减少孤独、寂寞、空虚等影响寿命的不良情绪。

二、老年人的性生活现状

在中国传统文化中,人们对性是讳莫如深的,许多人谈性色变。更有甚者,认为性即是生殖,除了为达到怀孕目的以外,不可以有性生活。对于老年人的性问题,民众还是存在一些偏见,认为老年人不会有性需求,更不会有性行为。并且这种偏见同样被老年人所接受,他们不敢、不情愿也不好意思通过正常的交友或是婚姻的途径满足生理和心理需求,只能苦苦压抑,日积月累有些老人便会逐步形成极度饥渴的性心理。当偶遇性刺激时,他们的伦理意识和法制观念都极易在瞬间崩溃而对社会造成伤害。

近年来随着信息技术的发展,人们可通过多种途径如媒体、书籍、宣传讲座等获取性知识,对性知识的了解也有所增加,也在一定程度上减少了人们对性的避讳及对性的错误认识。在江西省一项关于城市离退休老年人性功能的调查中发现,在65～70岁的老年男性中,没有性要求者只占12%,高达88%的老年男性在生理上仍然具备着较强的性欲望。同时现代医学研究也证明绝大部分老年人的性生活可以持续到70岁以上,部分人可以持续到80岁以上,个别的到90岁仍有性要求。且年龄越小、文化程度越高、适量饮酒的老年男性,当他们每天睡眠超过6 h,每天运动超过2 h,家庭和睦,生活满意度高的,其性满意度也较高。而交流沟通不畅容易引发老年人的性神经功能紊乱,导致心理障碍甚至精神疾患,从而影响了老年人的性生活。

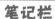

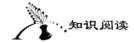

老年人保持适当的性生活有多方面的裨益

1. 适当的性生活有利于身心健康和延年益寿。

2. 适当的性生活可防止性生理早衰。

3. 性爱能缓和紧张情绪,可促进新陈代谢,改良血管循环,提高自身的免疫能力,减少疾病。

4. 性爱有助于提高记忆力,且可延年益寿。

5. 精液对于杀死卵巢癌细胞有显著效果。

6. 有利于深化夫妻感情,对家庭和谐、社会和蔼具有不可低估的作用。

三、影响老年人性生活的因素

(一)老年人的生理变化

最显而易见的是,在外观上头发变白稀疏、皮肤有皱纹或出现斑点、驼背、缺牙等;在女性则有乳房下垂的情形,这些改变常影响老年人的心理,可直接或间接影响老年人的性生活。正常老化虽然会引起性器官或性反应发生改变,但不会导致无法进行性行为或无法感受性刺激。

1. 男性的改变　从生理学角度看,老年男性主要表现为睾丸分泌性激素的功能减退,雄性激素生成减少,神经传导速度减慢,需要较长时间才能达到勃起,而勃起的持续时间也会比年轻时短,且阴茎勃起的角度、睾丸上提的状况均有减低。除此之外,老年男性射精前的分泌物及精液减少,且并非每次的性交都有射精,射精后阴茎较快软化,性潮红的情形也较少发生,且缓解期延长。

2. 女性的改变　女性在老化过程中,由于雌激素分泌减少,大阴唇变平,较难分开,小阴唇颜色也有所改变,阴蒂包皮有萎缩,但阴蒂的感觉仍然存在;在性行为中阴道内润滑液产生较慢、较少且需要较直接的刺激,在性交当中可能会产生疼痛的感觉;高潮期时间变短,高潮时子宫收缩也可能造成疼痛,子宫上提的情形会减低且较慢,性潮红发生率可能较少或消失,乳房的血管充血反应会减少或消失,肌肉强直的情形也会降低。部分有骨质疏松症的女性常会引起背痛、失眠,进而影响性生活的质量。

(二)老年人常见疾病

患有心肌梗死、慢性阻塞性肺疾病、糖尿病及泌尿生殖系统疾病的患者或其配偶常认为性生活会导致疾病的复发甚至死亡。心肌梗死的患者对性活动更常会出现害怕的心理,担心心脏是否能负荷这样的活动。但有研究表明,在性交时或性交后的心源性死亡实际是很少见的,相反有很多理由支持适当的性活动可使患者得到适度活动的机会,并使身心放松。

女性糖尿病患者可由于阴道感染导致不适或疼痛,而男性患者勃起功能障碍(erectile dysfunction,ED)的可能性是普通人的2~5倍,但其性欲不受影响;关节炎患者则常苦于肢体活动上的不舒适或不便;前列腺肥大的老年人常害怕逆向射精,轻度的前列腺炎在射精后可能会引起会阴部疼痛;在帕金森病患者中,由于神经症状的存在,以及普遍存在的情绪沮丧,都可能在男性患者中导致ED并降低性欲;患有慢性阻塞性肺疾病的老年人由于气短往往会妨碍正常的性生活。

除上述疾病外,一些药物的副作用也常是影响性功能的重要因素,较明显的药物包括:抗精神病药物,可抑制勃起或射精的能力;镇静催眠药物,能抑制个体的性欲;一些抗高血压药物、心脏病药或部分β交感神经阻断剂等。因此在评估药物治疗效果或了解患者自行停药原因时也应考虑这方面的可能性。

(三) 老年人与性有关的知识、态度

老年人的性问题得到关注是近期的事情,即使在美国、日本等发达国家也是1970年后才有较多的文献探索。由于缺乏足够的科学验证及探讨,目前在社会上仍流传着许多误解。例如:性是年轻人的事,老年人仍有性需求或性生活就是"老不正经";老年男性射精易伤身,导致身体虚弱;老年女性在停经后性欲就会停止等,这些观念无形中让老年人对性生活望而却步。

随着老化的进展,老年人的性能力及其对性刺激的反应发生了变化,由于缺乏相关的知识,多数老年人并不了解上述变化是正常现象,因而降低了性生活的兴趣。甚至有些老年人对这些改变感到恐慌,认为自己的性能力已经或将会丧失,因而完全停止性生活,不再与伴侣有身体上的亲密接触。

除此之外,老年人常因外表的改变而对身体的性吸引力及性能力失去信心,还有些由于退休丧失了社会学角色,就认为自己也应从性生活中退出等。老年人的性生活常遇到阻碍,而很大的一部分是来自于这些似是而非的观念,影响了老年人对性问题的认知。因此,消除这些误区是处理老年人性问题的关键,也是护士必须面对的问题。

(四) 他人的影响

老年夫妻之间的沟通对性需求的满足可起到关键性的影响作用。夫妻中如有一方只沉溺于孩子、事业或其他,而忽略了另一方的性需求,对配偶不再显示性兴趣或性关注,就很容易导致对方受到性伤害甚至婚姻破裂;从身体外观来看,女性比男性老得快,绝经后外表变化更加明显,导致部分老年女性对自己的性吸引力缺乏信心,从而对自己的丈夫表现出或拒之千里或过于亲近讨好,如果对方不理解甚至以嘲讽的态度相对时,就很容易造成矛盾;老年人往往将性能力视为自身总体能力的象征,如不能理解正常老化对性能力的影响,特别是男性步入老年期后出现性反应减退时可造成其对于性生活的畏惧,而后者又可立即造成明显的勃起功能障碍,从而严重影响性生活质量。此时更加需要对方的理解与支持,否则很容易造成性生活就此中断甚至婚姻解体。

照顾者的知识态度也是老年人性生活的主要影响因素之一,特别是部分或完全丧失自理能力的老年人。目前我国的养老方式仍以家庭养老为主,多数居家老年人的照顾者为其子女,而他们一般很少顾及老年人性方面的需求。少部分子女多的家庭甚至将老年人当成负担,老年夫妻由不同的子女进行赡养而长期处于分居状态。更多的家庭由于居住条件有限,老年夫妻往往要和孙辈同居一室,根本不能保证私人空间。寡

居或鳏居老年人的性需求是目前老年护理中的一大难题,相当数量的子女会反对父亲或母亲再婚,一方面是觉得不光彩,更重要的原因是不愿多赡养一位老人,或是牵涉到遗产分配的问题。

(五)社会文化及环境因素

社会上有许多现实的环境与文化因素影响着老年人的性生活。长期养老机构中房间设置往往如学生宿舍般的"整洁",即使夫妻同住者的房间也只放置两个单人床,衣服常没有性别样式的区别,或浴厕没有男女分开使用的安排,这些都不利于性别角色的认同。其他如中国传统的面子、羞耻等价值观,造成老年同性恋、自慰、再婚等很难被社会接受,都有可能导致老年人正常的性需求无法满足。

四、对老年人性生活的护理评估

虽然在文献中不难找到各种理想的性生活标准,但由于人们身心、社会文化的影响,性对每个人可能有不同的意义。因此,在评估及处理性问题时应注意个体差异。

1.评估的内容及方法

(1)收集病史及客观资料　在评估中须了解老年人的一般资料、性认知、性态度、性别角色及自我概念,以及其婚姻状况、宗教信仰、疾病史及性生活史,还应包括性生活现况,如性欲、性频率、性满意次数、性行为成功次数等。并且还要了解老年人对治疗或咨询的期望。配偶或性伴侣的评估对问题处理的成败有不可忽略的重要性,因此也应该作为评估的重要组成部分,具体包括配偶或性伴侣的一般资料、性认知、性态度、性别角色、自我概念,以及其对性生活的期望及配合情况等。

(2)身体检查　通过相应检查来协助确认老年人的性生活是否存在问题。常见的检查有阴茎膨胀硬度测验、海绵体内药物注射测试、神经传导检查、阴茎动脉功能检查等。

2.护士的态度及准备　在处理老年人的性问题前,应用丰富的专业知识和专业的态度来协助老年人,才能得到其信任与合作。应掌握正确的性知识,了解不同的社会文化及宗教背景,能坦然、客观地面对性问题,并注意真诚地尊重老年人的个人及家庭。

3.评估时的注意事项　护士必须仔细并具有专业的敏感性,同时应尊重老年人的隐私权。一般而言,老年人多不会主动地表达有性问题方面的困扰,有些会从睡眠情形不佳,如失眠,或表现出焦虑不安的现象等问题谈起;有些则习惯从"别人"的问题谈起;有些则需要用较含蓄的言语来沟通,如"在一起""那事儿"等。这时就需要有相应的"倾听"与"沟通"的技巧。

在评估中,若遇到老年人几乎没有性生活或频率异常等问题时,一定不要面露惊讶或做出草率的判断。性生活本身就是千变万化的,更无须用频率的高低来衡量老年人的性生活是否正常。性器官的大小与性的满足无关。

总之,护士需具有正确的专业知识、专业态度和沟通技巧才能发现问题。在确认问题的性质后,还应评估自己是否有能力处理,是否需要转介给其他的专业人员,如性治疗师、婚姻咨询专家等。

五、老年人性生活的护理与卫生指导

(一) 一般指导

1. 树立正确的性观念　应对老年人及其配偶、照顾者进行有针对性的健康教育，帮助他们克服传统文化和社会舆论对性的偏见，将性活动当作有利于健康的一种正常生理需要来看待。

2. 鼓励伴侣间的沟通　鼓励和促进老年人与其配偶或性伴侣间的沟通，只有彼此之间坦诚相对，相互理解和信任，各项护理措施和卫生指导才能取得良好的效果。

3. 提倡外观的修饰　须提醒老年人在外观上加以装扮，除了适当的营养休息以保持良好的精神外，在服装发型上应注意性别角色的区分，有条件时应鼓励依个人的喜好或习惯做适当修饰，如女性使用香水、戴饰物等，男性使用古龙水、刮胡子等。

4. 营造合适的环境　除温度、湿度适宜外，基本的环境要求应具有隐私性及自我控制的条件，如门窗的隐私性、床的高度以及适用性等；在过程当中也不应被干扰，在时间上应充裕，避免造成压力。

5. 多方式性满足　性交不是性满足的唯一方式，对于老年人来说，一些浅层的性接触（例如彼此之间的抚摸、接吻、拥抱等接触性性行为）也可以使其获得性满足。也就是说，在老年性生活里，性交并不一定是获得性满足的主要途径，年轻时激烈的性行为，这时可被相对温和的情感表达方式所取代。

6. 其他　在时间的选择上以休息后为佳，有研究表明男性激素在清晨时最高，故此时对男性而言是最佳的时间选择；低脂饮食可保持较佳的性活动，因高脂易引起心脏及阴茎的血管阻塞而造成 ED；老年女性停经后由于雌激素水平下降而导致阴道黏膜干涩，可使用润滑剂来进行改善。事实上由于停经后没有怀孕的忧虑，更利于享受美好的性生活。

> 【做一做】
> 请用所学知识，对社区老年人的性生活进行评估并制订相应计划。

(二) 性卫生的指导

性卫生包括性生活频度的调适、性器官的清洁以及性生活安全等。其中性生活频度的调适是指多长时间一次性生活比较合适，由于个体差异极大，难以有统一的客观标准，一般以性生活的次日不感到疲劳且精神愉快较好；性器官的清洁卫生在性卫生中十分重要，要求男女双方在性生活前后都要清洗外阴，即使平时也要养成清洗外生殖器的习惯，否则不洁的性生活可以引起生殖系统感染；在享受美好的性生活时，应提醒老年人必要的安全措施仍应注意，如性伴侣的选择及避孕套的正确使用等。

(三) 对患病老年人的指导

1. 对患心脏病的老年人指导　可由专业的心肺功能检测决定患者是否能承受性交的活动量（相当于爬楼梯达到心跳 174 次/min 的程度），此外还需从其他方面减轻心脏的负担，譬如避免在劳累、饱餐或饮酒后进行，最好在休息后进行，甚至可与医师的用药取得协调，在性活动前 15~30 min 服用硝酸甘油，以达到预防效果。

2. 对呼吸功能不良的老年人指导　此类患者应学会在性活动中应用呼吸技巧来提高氧的摄入和利用，平日亦可利用适当运动来锻炼呼吸功能。时间上可选择使用雾化吸入治疗后，以提高患者的安全感。而早晨睡醒时，须注意口鼻分泌物是否已清除，以免分泌物较多而妨碍呼吸功能。在姿势安排上，可采用侧卧或面对背的姿势以减轻负担,或进行中以侧卧方式休息。

3.对其他老年人的指导　对前列腺肥大患者,应告知逆向射精是无害的,不要因此而心生恐惧;糖尿病患者可以通过使用药物或润滑剂等改善疼痛症状;关节炎患者可通过改变姿势或服用止痛药等方法以减轻不适的程度,或在性活动前30 min泡热水澡,可使关节肌肉达到放松舒适的状态。

(四)配合各种医疗处置时的护理措施

老年男性常见的性问题为ED,特指在50%以上的性交过程中,不能维持足够的勃起而进行满意性交。ED在各年龄段男性中均有发生,但其发生率随年龄增加而不断增高。老年ED多为器质性而非心理性的,但心理因素往往和器质性因素共同作用,在器质性因素的基础上加上忧虑常会加重病情。因此,对于ED患者,性伴侣的支持、理解与专业人士的指导均非常重要。医学上有多种方法可以协助老年ED患者改善其性功能,可在考虑老年人及其性伴侣意愿的基础上进行选择,但任何方法都应配合适当的护理措施。

1.真空吸引器　真空吸引器有手控及电动之分,其原理及措施是类似的。使用时将吸筒套在阴茎上,吸成真空,强迫血液流入阴茎海绵体,造成充血,再以橡皮套套入阴茎根部,造成持续性效果,应特别注意的是,每次使用不可超过30 min,以免造成异常勃起。这种方法需经专业人员的协助与教导才可使用。

2.使用前列腺素注射　此方法是由男性老年人或其性伴侣将前列腺素注射到海绵体。注射后5~10 min开始生效,持续时间30~40 min,在时间的掌握上若较佳,较易达到彼此满意的状态。

3.人工阴茎置入　将人工阴茎以手术方式置入,术后需在专业人员的指导下练习正确的操作技术,才能正式使用,一般在6周后才可恢复性生活。

4.药物使用　常见的口服药物有枸橼酸西地那非(即伟哥),在受到性刺激的前提下可帮助ED患者产生勃起。但当该药物与硝酸酯类药物一起使用时,能引起严重的低血压,因此服用硝酸酯类药物的ED患者禁用枸橼酸西地那非。在选择口服药物前应确认老年人对药物有正确的认识,且在服药上严格执行医嘱,避免错误地认为药量与勃起硬度或勃起时间成正比而造成不必要的伤害。

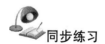同步练习

一、选择题

1.下列关于老年人日常生活护理叙述不正确的是　　　　　　　　　　　　( )

　A.护理人员应尽可能帮助老年人完成力所能及的事

　B.老年人免疫功能低下,应避免去人多的地方

　C.应尊重老年人的个性与隐私

　D.老年人易出现跌倒、坠床等安全问题,应注意及时评估与防护

　E.影响老年人安全的心理状态包括不服老和不愿意麻烦他人

2.下列关于老年人室内环境描述正确的是　　　　　　　　　　　　　　　( )

　A.老年人怕冷,室内温度越高越好

　B.为预防老年人感冒,应避免开窗通风换气

C. 夜间应关闭所有灯,以免影响老年人睡眠

D. 室内湿度以 50% ~60% 为宜

E. 老年人对色彩感觉的残留较弱,房间装饰以白色较好

3. 下列关于老年人室内设备描述正确的是 （ ）

  A. 老年人居室内的陈设应尽量丰富多样

  B. 床的高度一般从床褥上面至地面以 70 cm 为宜

  C. 室内取暖设备最好采用煤气炉

  D. 家具的转角处应尽量用弧形,以免碰伤

  E. 为防止老人跌倒,床两边应避免安装护栏

4. 赵某,75 岁,有听力障碍,护士在与其沟通时下列哪项技巧最妥当 （ ）

  A. 触摸   B. 用缓和、明显的肢体动作辅助表达

  C. 眼睛接触   D. 适时反馈

  E. 采用安慰性语言

5. 下列不属于语言沟通技巧的是 （ ）

  A. 善于引导谈话   B. 重视反馈信息

  C. 使用鼓励性语言   D. 处理好谈话中的沉默

  E. 应用身体姿势辅助表达

6. 下列关于老年人皮肤的一般护理描述正确的是 （ ）

  A. 为保持皮肤清洁,应每天洗澡   B. 洗澡时,室内温度越高越好

  C. 沐浴时间应在 30 min 以上   D. 沐浴时尽量用碱性肥皂

  E. 沐浴后可涂少许保湿护肤品

7. 李老太,70 岁,近来因皮肤瘙痒严重影响其正常睡眠,下列关于该患者的护理措施中正确的是
                             （ ）

  A. 增加洗澡次数   B. 洗澡水温度宜高

  C. 可适当使用润肤用品   D. 沐浴时尽量用碱性肥皂

  E. 可进食浓茶、咖啡等饮料

8. 刘大妈,65 岁,脑卒中康复治疗后仍遗留有不同程度的功能障碍,部分日常生活活动无法自
理,护士指导患者穿衣时最应强调 （ ）

  A. 款式容易穿脱   B. 选择有朝气的色调

  C. 衣服应保暖   D. 衣服应柔软、舒服

  E. 应考虑流行时尚

9. 下列关于老年人的饮食原则,错误的是 （ ）

  A. 食物易消化   B. 粗细搭配

  C. 饮食清淡   D. 少量多餐,饮食多样

  E. 增加盐的摄入量

李奶奶,62 岁,身体状况较好,每天坚持锻炼。请根据以上内容回答第10~12题。

10. 护士可指导李奶奶选择 （ ）

  A. 竞技类运动项目   B. 强度较大的项目

  C. 举重练习   D. 快跑、踢球

  E. 散步

11. 李奶奶运动后的最佳心率是 （ ）

  A. 120 次/min   B. 108 次/min

  C. 130 次/min   D. 140 次/min

  E. 90 次/min

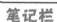

12. 下列不属于李奶奶运动中应注意的事项是 （ ）

    A. 选择空气新鲜的公园或操场　　　　B. 夏季防止中暑

    C. 冬季注意保暖　　　　　　　　　　D. 衣服应宽松舒适

    E. 活动前可喝点咖啡

13. 下列有关老年人性生活的护理,错误的是 （ ）

    A. 树立正确的性观念　　　　　　　　B. 鼓励伴侣间的沟通

    C. 提倡外观的修饰　　　　　　　　　D. 营造合适的环境

    E. 可进行激烈的性行为

二、病例分析题

    患者,男,65 岁,身体素健。近来因前列腺炎到泌尿科就诊。问诊中医生了解到近两个月患者无性生活。体检中发现收缩压 160 mmHg,舒张压 90 mmHg,既往无高血压史。在泌尿科诊治后,医生让患者再到高血压科进行相关诊治。

    问题:

    (1)分析影响该患者性生活的因素有哪些?

    (2)护理评估还应了解哪几方面的问题?

    (3)针对患者的性功能障碍,制订健康指导方案。

(刘腊梅)

第七章

老年人的健康保健

> 李大爷,患高血压十余年,平时凭感觉服药,这次血压高 190/98 mmHg 住进医院重症监护病房,子女及老伴每周探望两次,住院一周后,患者出现情绪烦躁,发脾气,甚至打骂医护人员的情况,拒绝治疗与护理。经与主管医生协商,李大爷可以回到家中继续治疗与护理。
>
> 问题:
> 1. 李大爷在住院期间为什么会出现这种情绪?
> 2. 如何做好家庭护理? 家庭护理的原则及注意事项有哪些?
> 3. 如何做好李大爷健康保健工作?

随着社会老龄化的发展,健康老龄化越来越受到人们重视,做好老年保健工作,为老人提供满意而适宜的医疗保健服务,是我国社会当前十分重要的任务。这不仅有利于老年人健康长寿,延长自理生活年限,还会促进社会稳定发展。

第一节 老年保健概述

相对于年轻人来说,老年人随着年龄的增长,健康状况逐渐减退,老年人受到更多慢性病的影响,其健康需求更复杂,需要更全面而细致的健康照顾,尤其是对老年重点保健人群。因此,做好老年保健工作,对预防疾病、促进功能恢复、提高老年人的生活质量具有重要意义。

一、老年保健的概念

世界卫生组织的老年卫生规划项目提出,老年保健是指在平等享用卫生资源的基础上,充分利用现有的人力、物力,以维护和促进老年人健康为目的,发展老年保健事业,使老年人得到基本的医疗、护理、康复、保健等服务。老年保健的目标并非单纯延长老年人的预期寿命,而是最大限度地延长老年期独立生活自理的时间,缩短功能丧失和生活上依赖他人的时间,提高老年人生命质量,实现健康老龄化。老年保健的范畴包括健康咨询、健康指导、健康教育、定期体检、功能训练、访问指导、建立健康手册或档案等。老年保健组织对于保障老年人的健康和生活具有重要意义。在老年保健组织中,护理人员应该发挥更大的作用,把"老有所养、老有所医、老有所学、老有所为、老有所乐"的要求具体地落实。

二、老年保健重点人群

(一)高龄老人

根据老年学划分,高龄老人是指80岁以上的老年人,随着人们生活水平的逐步改善,高龄老人比例将会逐渐增高。高龄老人是体质脆弱的人群,其中60%~70%的人有慢性疾病,常有多种疾病并发,易出现多系统功能衰竭,住院时间也较其他人群长。随着年龄的提高,老年人的健康状况每况愈下,同时心理健康状况问题频发,因此,高龄老年人对医疗、护理、健康保健等方面的需求大。

(二)独居老人

随着人口老龄化、高龄化快速到来,加之我国过去几十年推行的计划生育政策,家庭,特别是城市家庭,已趋于小型化,仅有老年人组成的家庭比例在逐渐增高。我国农村青年人外出打工者人数众多,老年人独居现象比城市更为普遍。独居老人外出看病困难多,对医疗保健和社区服务需求更加迫切。因此,帮助老人购置生活必需品,定期巡诊、送医送药上门,为他们提供健康咨询或开展社区老人保健服务是非常必要的。

(三)丧偶老人

丧偶老人比例随年龄增高而增加,女性丧偶的概率高于男性。丧偶对老年人的生活影响极大,带来的心理问题也极其严重。多年共同生活所形成的相互关爱和支持的平衡状态,因丧偶突然打破,使丧偶者失去了关怀及照顾,丧偶老人会感到孤独、乏味、绝望,甚至最终会积郁成疾。据世界卫生组织报告,丧偶老人的孤独感与心理问题发生率均高于有配偶者,丧偶对老人健康伤害很大,尤其是新丧偶者,常常导致原有疾病复发加重。

(四)患病老年人

患病后,老年人身体状况差,生活自理能力下降,需要全面系统的治疗,因此经济负担加重。有些老年人为减轻经济压力,自行购药、服药,结果延误了对病情的诊断和治疗。所以,必须做好老年人的健康检查、保健咨询、健康教育,以促进老年人的康复。

(五)新近出院老年人

近期出院老年人,身体健康并未完全恢复,常需要继续治疗和及时调整治疗方案,如遇到各种不利因素,疾病就可能复发,有时甚至导致死亡。所以,从事社区医疗保健的人员应根据情况,定期随访老年患者。

(六)精神障碍老年人

精神障碍的老年人主要是指痴呆老人,包括老年性痴呆和血管性痴呆。随着人口老龄化,高龄老人的增多,痴呆老人也会不断增加。老年人因为痴呆生活失去规律,不能自理,从而加重原有的疾病。因此,精神障碍的老年人需要的医疗和护理服务高于其他人群,必须引起全社会的重视。

笔记栏

三、老年保健的基本原则

为了做好老年保健工作,世界许多国家积极探索老年保健的发展策略和行动方案,老年保健原则是开展老年保健工作行动的准则,为今后老年保健提供工作指导。

(一)全面性原则

老年健康包括生理健康、心理健康和社会健康三方面的健康,因此,老年保健也必须是多维度和多层次的。既包括老年人的躯体、心理以及社会适应能力与生活质量等方面的问题,也包括疾病和功能障碍的治疗、预防、康复及健康促进。因此,制订一个全面系统的老年保健计划是必要的。一些国家已经把保健服务和计划纳入保健组织机构,保健机构和社会服务统一协调,很好地适应了老年人的健康需求。

发达国家非常重视以家庭护理为特色的家庭保健计划项目,医护人员以及其他服务人员能够为居家老人提供诊断、治疗、护理、康复指导,还可以提供心理咨询等服务,深受老年人欢迎。

(二)区域化原则

老年保健的区域化原则是指为了使老年人能方便、快捷的获得保健服务,提供以社区为基础的老年保健。社区老年保健工作的重点是针对老年人独特的需要,确保在要求的时间、地点,为真正需要服务的老年人提供社会援助。主要体现在通过家庭、邻里与社区建立医疗保健和生活照料服务,帮助老年人克服困难,更好的生活。为此,保健服务机构的医师、护士、健康教育者、社会工作者等接受老年学、老年医学和老年护理学的培训,能够为老年人进行疾病的早期预防、早期发现和早期治疗,并能进行营养、安全、环境问题及心理精神问题的识别。

(三)费用分担原则

老年保健需求日益增长,财政支持相对紧缺,老年保健的费用必须采取多渠道筹集社会保障基金的办法,即政府承担一部分、老年人自己承担一部分、保险公司的保险金补偿一部分。这种"风险共担"的原则越来越为大多数人所接受。政府承担一部分,这部分主要来源于税收,许多国家都在为保持这部分经费做出努力。保险公司的保险金,老年人在有劳动能力时交纳一定数量的信托基金,退休后则可以享有医疗保障,还可以通过参加其他保险得到更多补偿。

(四)功能分化原则

老年保健的功能分化是指在对老年保健的全面性充分认识的基础上,对老年保健的各层次有足够的重视。它体现在老年保健计划、组织和实施及评价等方面,如由于老年人疾病有其特征和特殊的发展规律,老年护理院和老年医院的建立就成了功能的最初分化;再如老年人可能存在特殊的生理、心理和社会问题,不仅需要从事老年医学研究的医护人员,还要有心理学家、精神病学家及社会工作者参与老年保健。因此,在老年保健的人力配备上要有明确的功能分化。老年保健的功能分化随着老年保健的需求而增加。

(五)联合国老年政策原则

1.独立性原则

（1）老年人应当借助收入、家庭和社区支持及自我储备去获得足够的食物、住宅及庇护场所。

（2）老年人应当有机会继续参加工作或其他有收入的事业。

（3）老年人应当能够参与决定何时及采取何种方式从劳动力队伍中退休。

（4）老年人应当有机会获得适宜的教育和培训。

（5）老年人应当能够生活在安全和与个人爱好及能力变化相适应以及丰富多彩的环境中。

（6）老年人应当能够尽可能长时间生活在家中。

2. 参与性原则

（1）老年人应当保持融入社会，积极参与制定和实施与其健康直接相关的政策，并与年轻人分享他们的知识和技能。

（2）老年人应当能够寻找和创造为社区服务的机会，在适合他们兴趣和能力的位置上做志愿者服务。

（3）老年人应当能够形成自己的协会或组织。

3. 保健与照顾原则

（1）老年人应当得到与其社会文化背景相适应的家庭和社区的照顾保护。

（2）老年人应当能够获得卫生保健护理服务，以维持或重新获得最佳的生理、心理与情绪健康水平，预防或推迟疾病的发生。

（3）老年人应当能够获得社会和法律的服务，以加强其自治性、权益保障和照顾。

（4）老年人应当能够利用适宜的服务机构，在一个充满温暖和安全的环境中获得政府提供的保障、康复、心理和社会性服务及精神支持。

（5）老年人在其所归属的任何一种庇护场所、保健和治疗机构中都能享受人权和基本自由，包括充分尊重他们的尊严、信仰、利益、需求、隐私，以及对其自身保健和生活质量的决定权。

4. 自我实现或自我成就原则

（1）老年人应当能够有追求充分发展他们潜力的机会。

（2）老年人应当能够享受社会中的教育、文化、精神和娱乐资源。

5. 尊严性原则

（1）老年人应当能够生活在尊严和安全中，避免受到剥削和身心虐待。

（2）老年人无论出于任何年龄、性别、种族背景、能力丧失或其他状态，都应当能够被公平对待，并应独立评价他们对社会的贡献。

四、老年保健的任务

老年保健的任务，就是用老年医学、老年护理学知识做好老年病防治工作，监测和控制老年病的发生和发展。开展老年人群健康教育，指导他们的日常生活及健康锻炼，提高他们的自我保健能力、健康意识，延长他们的健康期望寿命，提高他们的生活质量，为他们提供良好的医疗保健服务。这些保健服务的开展，有赖于一个完善的医疗保健服务体系，也就是说，需要在老年医院或老年病房、中心服务机构、社区家庭中充分利用社会资源，做好老年保健工作。

(一)医院内的保健护理工作

医护人员必须掌握老年疾病的临床表现及特征,用老年医学和护理学知识开展有针对性的住院老年人的治疗、护理和健康教育工作。

(二)服务机构的保健护理工作

服务机构是指介于医院与社区家庭之间的老年人服务机构,如老年人护理院、老年疗养院、敬老院、老年公寓、日间老年护理站等,这些机构所提供的老年保健护理工作,帮助指导老年人按时服药、锻炼身体,帮助解决老年人日常生活的问题及心理问题。

(三)社区家庭中的医疗保健护理工作

社区家庭中的医疗保健服务,是为老年人提供方便医疗护理服务的主要形式,能为老年人提供基本的医疗护理、康复、健康保健等服务,是社会老年保健工作的重要内容之一,它可以在很大程度上减轻社会医疗的负担,满足老年人不想离开家庭和社区的需求。

五、老年保健的策略

由于社会经济条件和文化背景的差异,不同国家老年保健制度和体系也不尽相同。我国老年保健事业的关键是在现有的经济条件和文化基础上,建立符合我国国情的老年保健制度和体系。

构建完善的多渠道、多层次、全方位的(包括政府、社区、家庭和个人)共同参与的老年保障体系,进一步形成老年人口寿命延长、生活质量提高、人际关系和谐、社会保障有力的健康老龄化社会的老年服务保健网络。根据老年保健目标,针对我国国情和老年保健体系,将我国老年保健策略归纳为6个"有所",即"老有所医""老有所养""老有所乐""老有所学""老有所为"和"老有所教"。

(一)老有所医——老年人的医疗保健

老有所医关系到老年人的生存质量,因为大多数的老年人的健康状况随着年龄的增长而下降,健康问题和疾病逐渐增多。在我国老年人口的医疗保健状况受经济发展总体水平的影响,在医疗保健资源方面存在着不足和地区间不平衡。对老年人而言,医疗困难是突出问题,其主要影响因素是经济困难。要解决老年人口的医疗保障,就要进行医疗保健制度的改革,即逐步实现社会化的医疗保险,运用立法的手段和国家、集体、个人合理分担的原则,将大多数的公民纳入这一体系中,才能改变目前支付医疗费用的被动局面,真正实现"老有所医"。

(二)老有所养——老年人的生活保障

在中国养老的主要形式是家庭养老,由于家庭养老功能的逐渐弱化,社会养老正逐步取代家庭养老,主要是社会福利保健机构养老。建立社区老年服务机构,增加养老资金的投入,确保老年人的基本生活和服务保障,将成为老有所养的重要方面。

(三)老有所乐——老年人的文化生活

老年人在劳动生产岗位上奉献了一生,应该是他们享受晚年生活乐趣的时候了。政府、社会团体和社区都有责任为老年人的"老有所乐"创造条件,要组织老年人参加各种社会文化活动,提高他们的身心健康水平和文化修养。"老有所乐"所包括的内容十分广泛,如社区内可为老人建立老年活动中心,开展琴棋书画、文体娱乐活动,养花养草,组织观光旅游等活动。

(四)老有所学和老有所为——老年人的发展与成就

老年人在人生岁月中积累了丰富的经验和广博的知识,虽然在体力和精力上不如青年人和中年人,但仍是社会的宝贵财富,是社会主义物质文明和精神文明的创造者、继承者和传扬者。不少老年人仍然在不同岗位上发挥特长,老骥伏枥,壮心不已。因此,老年人仍然存在一个继续发展的问题。

老有所学在我国最常见的形式是老年大学。老年人可根据自己的兴趣爱好,选择学习内容,如医疗保健、绘画、烹调、下棋、少儿教育等,这些知识有助于老年人发挥潜能。

老有所为可分为2类:①直接参与社会发展,将自己的知识和经验直接用于社会活动中,如从事各种技术咨询服务、医疗保健服务、人才培养等;②间接参与社会发展,如献计献策、社会公益活动、编史或编写回忆录、参加家务劳动支持子女工作等。老有所为既提高老年人在社会和家庭中的地位,又增加了个人收入,对进一步改善自身生活质量起到了积极的作用。

(五)老有所教——老年人的教育及精神生活

老年群体一般是相对脆弱的人群,身体、心理极易受到伤害,造成老年人的心理失衡,良好的精神文化生活是老年人健康与生活质量的保证。因此,我们有责任帮助老年人进行科学教育,让他们过上健康、丰富、高品位的精神文化生活。

第二节 健康老龄化

健康老龄化就是要在社会老龄化的情况下,通过全社会的共同努力,改善老龄群体的生活和生命质量,实现健康老龄化社会,使老年人健康幸福地度过晚年。中国必将进入一个老龄社会,问题是怎么进入一个健康的老龄化社会,这里不仅是人口结构问题,还有经济社会体制政策等一系列问题,即人口经济社会健康老龄化。如果只是研究如何照料老人,是治标之方,研究如何让老年人更健康才是治本之策。

健康老龄化在1987年5月召开的世界卫生大会上首次提出。1990年9月,世界卫生组织在哥本哈根老龄大会上第一次把"健康老龄化"作为一项战略目标提出来,1992年联合国第47届大会通过了《2001年全球解决老龄化问题的奋斗目标》,强调要"开展健康老龄化运动"。1993年,第15届国际老年学学会布达佩斯大会上,进一步倡导"科学要为健康的老龄化服务"。1996年3月中国老龄协会提出"面向21世纪,积极倡导和促进健康老龄化是我国老龄化的战略方向"。《中国国民经济和社会发展第十三个五年规划纲要(草案)》提出,积极应对人口老龄化,促进人口均衡发展。目前,我国正在制订健康老龄化战略规划,从生命全程角度对所有影响老年健康的因素进行综合系统干预。继续加强老年人健康管理和慢病防控,包括老年人的营养监测和膳食指导及老年人口腔的健康教育和义诊等。同时,要积极推进医养结合,建立医疗机构和养老机构的长效合作机制,推动养老服务延伸到社区和家庭。

一、健康老龄化的含义

(一) 健康老龄化的概念

健康老龄化是指个人在老年期间,躯体、心理、智力、社会、经济五方面的功能仍能保持良好的状态。健康老龄化并非指老年人长寿不生病,而是指老年人健康和独立生活的寿命延长;尽可能缩短残疾与依赖他人生活的时间;健康老龄化不仅延长老年人的生物学年龄,也应延长老年人的心理和社会年龄。延长老年人的健康预期寿命,提高生活质量。

(二) 健康老龄化的内涵

健康老龄化包括以下几方面的含义。

1. 健康老龄化的目标是老年人口群体的大多数人健康长寿,体现在健康的预期寿命的提高。

2. 健康老龄化不仅体现为寿命长度,更重要的是寿命质量的提高,老年人口健康寿命的质量是有客观标准的,也是可以量化的。

3. 人类年龄结构向老龄转变,一方面,要求有相应的"健康转变"来适应;另一方面,要求把健康的概念引申到社会、经济和文化诸方面。

4. 人口老龄化是一个过程,要从个体和群体增龄的过程中认识老年人群的健康状况的前因后果、来龙去脉及发展趋势。把老年群体健康看作是进入老年前的婴幼儿、青少年和成年后各阶段所有制约健康因素的最综合、最集中和最终的表现,历史地、全面地认识老年人的健康,它同所有人的福利都联系着。

5. 健康老龄化是人类面对人口老龄化的挑战提出的一项战略目标和对策,它是建立在科学认识的基础上的。

6. 健康老龄化是同各个年龄段的人口,同各行业都有关系的一项全民性保健的社会系统工程,需要全党全民长期不懈的努力才能逐步实现。

(三) 健康老龄化的外延

健康老龄化的外延包括3部分内容。

1. 老年人个体健康　老年人具有良好的身心健康和社会适应能力。

2. 老年人群体健康　即老年健康预期寿命延长,并与社会整体相协调。

3. 人文环境健康　有良好的老龄化的社会氛围及社会发展的持续性、有序性并符合规律。

二、健康老年人的标准

老年人处在老化和多病的年龄阶段,是一个比较脆弱的群体。部分老年人患有多种慢性疾病,但他们精神、睡眠、饮食状态良好,能够适应各种复杂的生活环境。而有些老年人看似健康,但很多器官却有明显的退行性改变和生理功能减退。如何判断老人是否健康,以下是部分有关部门所提出的标准。

(一) 中华医学会老年医学会提出的标准

1996年中华医学会老年医学会提出了修改的健康老年人的10条标准。

1. 躯体无明显畸形,无明显驼背等。

2. 无偏瘫、老年性痴呆及其他神经系统疾病,神经系统检查基本正常。

3. 心脏基本正常,无高血压、冠心病(冠状动脉供血不足、心绞痛、陈旧性心肌梗死)及其他器质性心脏病。

4. 无慢性肺部疾病,无明显肺功能不全。

5. 无肝肾疾病、内分泌代谢疾病、恶性肿瘤及影响生活功能的严重器质性疾病。

6. 有一定的视听功能。

7. 无精神障碍,性格健全,情绪稳定。

8. 能恰当地对待家庭和社会人际关系。

9. 能适应环境,具有一定的社会交往能力。

10. 具有一定的学习、记忆能力。

(二)世界卫生组织提出的老年健康 10 条标准

1. 有充沛的精力,能从容不迫地担负日常生活和繁重的工作,而且不感到过分紧张疲劳。

2. 处事乐观,态度积极,乐于承担责任,事无大小,不挑剔。

3. 善于休息,睡眠好。

4. 应变能力强,能适应外界环境各种变化。

5. 能够抵抗一般性感冒和传染病。

6. 体重适当,身体匀称,站立时,头、肩、臂位置协调。

7. 眼睛明亮,反应敏捷,眼睑不易发炎。

8. 无龋齿,不疼痛,牙龈颜色正常,无出血现象。

9. 头发有光泽,无头屑。

10. 肌肉丰满,皮肤有弹性。

这 10 条标准具体地阐述健康的定义,体现了健康所包含的体格方面、心理方面和社会方面的三个内容。第一,阐明健康的目的,在于运用充沛的精力承担起社会任务,而对繁重的工作不感到过分的紧张和疲劳;第二,则强调心理健康,处处表现出乐观主义精神和对社会的责任感及积极的态度;第三,应该具有很强的应变能力,对外界环境(包括自然环境与社会环境)各种变化的适应能力,以保持同各种变化不断趋于平衡完美的状态;第四,又从能够明显表现体格健康的几个主要方面提出标准,诸如体重(适当的体重可表现出良好的合理的营养状态)、身材、眼睛、牙齿、肌肉等状态。

三、影响健康老龄化的因素

(一)社会及卫生服务体系

老年期是人生最后一个阶段,由于老化,在预防疾病、促进健康方面有更多需求。所以有质量的初级卫生保健、健全的医疗保险制度是健康老龄化的基本条件。

(二)个人因素

个人因素包括不良生活方式、文化程度、收入状况、遗传因素和个人心理因素等。

(三)社会环境

周围人群的文化程度决定一个特定社会如何看待老年人和老龄化过程;社会支持

不足,社会保障不完善会引起老人老无所养、老无所医,增加各种疾病的发病率、死亡率。

(四)生活条件

生活条件包括饮用水、空气和食品质量及居住环境等。

四、实现健康老龄化的主要途径

让广大老年人尽可能长地保持生活自理能力,积极参加社会活动。我国实现健康老龄化的目标必须从个体、家庭、社区、社会等多层面共同努力,采取积极措施。

(一)增强自我保健意识

老年人要增强自我保健意识,积极锻炼身体,注重个人修养,尤其要注意树立正确的健康观念,养成良好的生活习惯和行为方式。根据世界卫生组织1997年的报道,人的健康和寿命60%取决于自身。因此,自身因素是健康的第一要素。

(二)家庭支持

家庭应积极承担养老责任,给老年人生活、精神和经济上的支持。每个家中都会有老人,每个人都会老,尊重老年人,关爱老年人,是我们所有人义不容辞的责任。

(三)健全各种保障体系

加强老年人的社会保障,积极发展老年人的医疗保险制度,重视他们的精神文化生活,打造适宜老年人的健康环境,开展老年人的健康研究、老年病研究,积极发展老年医学及护理教育,普及推广全科医疗及社区护理,提高改善老年人医疗服务质量,发挥老年群体力量,积极开发利用健康老年人力资源,实现自我管理和自我服务的目的。

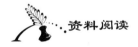 资料阅读

新的研究结果

近十年中国高龄老人的日常生活自理能力每年都在改善。但实际测试的高龄老人的躯体活动能力反而下降了。两个结果并不矛盾,原因是,生活水平提高使高龄老人生活自理能力改善,但是医疗技术的进步挽救了老人的生命,生活质量却下降了,拉低了实际测试的高龄老人的躯体活动能力指数。因此,我们必须努力研究如何使亿万老人在寿命延长的同时,健康状况也得到改善,即实现健康老龄化。

五、积极老龄化

积极老龄化这一观念提出于2002年4月的马德里国际老龄大会上,这一新观念的提出基于健康老龄化。观念强调了老年人个人与老年群体不仅要在身体、社会、心

理各方面保持良好的状态,而且要积极面对晚年生活,继续为家庭为社会做出贡献。"积极老龄化"战略,要求各级政府及老龄人工作服务机构依照政府主导、社会参与、全民关怀的老龄事业发展方针,以及"老有所养、老有所医、老有所教、老有所学、老有所为、老有所乐"的目标,认真贯彻落实"老年人权益保障法"及其他地方老年法规,采取措施保护老年人的合法权益,提高老年人的生活质量与生活水平。各级政府及全社会要依据老年人的能力和愿望,充分让他们发挥余热,使他们感到活得有意义、有价值。

积极老龄化政策的关键是老年人的参与,使老年人有所作为,其目的在于鼓励老年人继续参加社会、经济、文化、精神等各方面的活动。可以在很大程度上提高老年人的自信与自尊,在潇潇洒洒继续生活的同时也增加了个人经济收入,提高了自我保障的能力。老年人不仅是被照顾的对象,也是社会发展的积极参与者,健康老龄化并不是我们的最终目标,让老龄人发挥出自己的政治、经济和文化的余热,增强国家的可持续性发展,使老年人成为社会经济发展的建设性力量,解决老龄化问题,这才是我们的终极目标。

为了使积极老龄化得到全社会的理解和支持,世界卫生组织认为,必须首先向社会宣传积极老龄化概念,摆脱对人口老龄化传统的认识误区,建立起积极老龄化的新观念。一方面要认识到人口老龄化是社会发展的必然产物,另一方面也要看老龄化给人类社会带来的严峻挑战;要看到老年人对社会经济发展曾经做出的贡献,也要看到继续发挥他们余热的必要性。

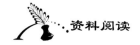

资料阅读

长寿的五大法宝

1. 多交朋友,可延寿 7 年。澳大利亚研究人员发现,朋友圈广的人平均延寿 7 年。所以,尽量在工作中多认识新面孔或主动向素未谋面的邻居问好。

2. 每周吃 5 次坚果,可延寿 3 年。美国洛玛连达大学调查发现,一周中有 5 d 坚持嚼坚果的人,比一般人多活 2.9 年。而每天吃 2 盎司(约合 57 g)坚果就足够了。

3. 每天吃一份未加工蔬菜,可延寿 2 年。该发现出自意大利研究人员的试验。但记住,一定是未加工的,因为蒸煮会消耗掉蔬菜中 30% 的抗氧化剂。但如何达到规定摄入量呢? 研究人员建议,把剁碎的辣椒、青椒、胡萝卜等蔬菜塞满面包,将其当成早餐或午餐。

4. 告诉自己"退休后的生活依旧五彩缤纷",可延寿 7.5 年。该研究出自耶鲁大学。专家们指出,老年人应多给自己的晚年生活找点儿乐子,培养些兴趣,或多做公益事业。《身心医学》杂志研究报告显示,无私的行为将对人的生活产生积极的影响,并能将注意力从一些让人不开心的事情上移开。

5.将身体质量指数保持在 25～35,可延寿 3 年。美国阿拉巴马大学研究人员发现,多余的脂肪会增加糖尿病、心脏病等概率。而身体质量指数[体重(kg)／身高(m²)]保持在 25～35 则会延迟这些疾病发生。但这需要坚持锻炼。杜克大学研究表明,如果有伴侣陪着锻炼,惯于久坐的男性每周锻炼 3 次的可能性将增加 50%。

第三节　社区老年保健及家庭护理

我国是人口大国,人口老龄化是我国在 21 世纪面临的主要社会问题之一。解决这一问题的好办法是实现"健康老龄化",而实现"健康老龄化"的基础与重要一环是做好社区老年人的保健和护理工作。全社会尤其是社区医务工作者,都应尊重和关心老年人,为他们创造良好的生活环境和社会环境,使他们能够健康地安度晚年。

一、社区老年保健的服务需求

(一)社区是老年保健实施的最主要场所

老年人主要生活场所在社区。联合国 1992 年第 47 次大会通过的"2001 年全球解决人口老龄化问题方面的奋斗目标"中的第三项目标:"支持以社区为单位,为老年人提供必要的照顾,并组织由老年人参加的活动。"老年人因常常患有不同的疾病,需要预防、医疗、康复、保健等长期关照,并且多数老年人愿意住在家中,不愿住进养老保健机构,所以,社区就成了实施老年保健的最主要的场所。

(二)依托社区服务的家庭养护是老年人保健的主要形式

提供老年人的医疗保健,解决他们就医不便的难题,家庭就成为老年人保健最基本的"结构"单位。充分利用健全家庭进行老年保健,不仅可以减轻社会对老年人的医疗负担,而且还满足了老年人不想脱离社区和家庭生活环境的心理。建立在社区服务基础之上的家庭养老是解决老年人保健养护的最主要而且现实的形式。

(三)社区老年保健的主要需求

老年保健的目标是使老年人的躯体、心理、社会三方面经常处于最佳状态,内容包括健康和保健需求、疾病的预防和医疗需求、护理需求、康复需求、心理健康服务需求。以上需求可以在社区实施,满足这些需求的方式也是多种多样的。

1.健康和保健需求　为了维护和促进老年人的健康,保持良好的独立生活的能力,提高生活质量,社区对老人进行定期体检和健康教育,及时发现疾病,预防疾病,同时使老年人掌握常见病的预防方法,提高自我保健意识和能力。

2.预防和医疗要求　老年人由于老龄化抵抗力降低,易感染疾病,所以社区要提供和承担老年人出现卫生问题时的首次服务,或称一级接触。设立老年门诊、经常出诊、家庭访视等。

3.护理需求　社区卫生保健人员执行并指导家庭人员和老年人学会在力所能及

的范围内可实施的护理技术,使老年人得到一般护理和专科疾病的护理。

4.康复需求　为了保持老年人正常机体功能,促进病残机体功能的恢复,社区要为老年人提供有效的康复服务、康复指导和功能康复评估等。如应用康复器材或手术进行康复,体育锻炼和功能锻炼,高级精神活动进行康复。

5.心理健康服务需求　开展心理咨询、社区健康教育等方式,使老年人及家庭成员认识心理健康和身体健康的关系,减少不良因素对心理健康的损害,认识到保持良好的心态对健康的重要性。

二、社区老年保健的预防原则

预防是社区老年保健的重要内容。目前,慢性病仍然是老年人的主要死亡原因。通过健康教育和咨询,建立健康的生活方式可以有效地阻止慢性病的发生,及时筛选出无症状的患者,阻止慢性病的进程,从而大大提高慢性病的诊治效果和逆转由慢性病导致的功能残疾和生活能力的下降。

与成人保健不同,老年期卫生保健大大突破了原有的三级预防的原则和界限,起源于中青年时期的老年期主要疾病(如心脑血管病)已失去了一级预防的机会,而二级和三级预防也变得模糊起来,因而应重视规范和充实适合老年人的四级预防保健。

(一)一级预防

一级预防又称病因预防,主要目的是切断各种健康危险因素和病因作用的途径,同时针对机体采取一些增进健康的措施。对未患病老年人要做好健康宣传教育及健康促进工作。首先要提高老年人对有害健康的生活方式或物质、不良行为与疾病关系的认识,改变对膳食、不良卫生行为的态度,继而采取一些干预措施,防止不良因素加速老化。

(二)二级预防

二级预防,即在疾病发生以后,通过早期发现、早期诊断、早期治疗等措施使疾病得到及时有效的控制,减少危害。

(三)三级预防

三级预防主要是在疾病后期采取各种康复手段预防并发症,防止病残,使之早日康复。

(四)四级(终极)预防

四级预防到了需要他人帮助的时候,老年人进入长期照料期。按照世界卫生组织的定义,长期照料(long term care,LTC)是指由非正式照料者(家庭、朋友和邻居)、正式照料者(卫生、社会和其他工作者)以及志愿者为因健康问题需要长期照料者提供的卫生和社会生活的服务。

三、老年人的家庭护理

伴随着老龄化社会的到来,家庭护理优势更加突出,老年人因为各项身体功能的衰退,易患各种慢性疾病,如常见的糖尿病、心脑血管病等,这些慢性疾病多数不可能完全治愈,急性发作期需住院治疗,病情稳定后需在家中静养。家庭老年护理主要是

【请回答】
　　如何做好社区老年保健工作?

针对老年人的身体状况及患病特点,在家中为他们提供预防性照顾及健康教育。

(一)老年家庭护理的必要性

1.老年人常患多种慢性病 老年人随着年龄的增高,户外活动会逐渐减少,体质会逐渐衰弱,视力、听力、记忆力、对外界变化的应变能力会逐渐减退;多数老年人都患有慢性疾病,这些慢性病多数不能完全治愈,致使部分的老年人生活上需要他人帮助,或者需要在家中长期治疗。因此,保持老年人的健康,促进疾病的康复,家庭护理极其重要。老年人在慢性疾病急性期需住院治疗,急性期过后,他们大多数时间还需要在家中继续康复治疗,此刻家庭的照顾护理尤其重要。

2.受传统观念的影响 中国人的家庭观念非常强,亲情关爱和自尊使老年人不愿意离开家庭去养老院等机构,老人们绝大多数都更希望能住在家中和家人在一起。

3.医疗机构不足 我国人口众多,老年人口的数量巨大,因此对医疗及养老机构的需求量也很大,但目前我国医疗资源不足,还不能满足老年人的医疗保健需求。

4.家庭经济因素 我国是经济发展极其不平衡的国家,医疗保险和预防保健服务制度需要进一步完善,有些地区老年人的经济条件很有限,看病难、吃药难的情况还时有发生。

(二)老年家庭护理的可行性

1.传统习惯 照顾老人、赡养老人历来就是中华民族的优良文化传统。家庭护理就是要发扬我们的优良文化传统,发扬尊老、爱老、敬老精神。这种精神对促进家庭和谐、社会和谐,促进精神文明建设是极有意义的。

2.熟悉的生活环境 老年人相对比较容易接受家庭护理。离开了工作岗位之后,家庭变成了老年人的主要活动场所,同家人生活在一起,就可以避免在陌生环境中所引起的焦虑、孤独等不良心理反应。

3.家庭护理对老年人的照顾极为有利 家庭护理对照顾者要求较多,照顾者要对老年人的生活习惯、脾气、兴趣爱好等都应有较深的了解,这样照顾起来才能做到更全面。护士可以对老年人和家属进行健康教育,充分发挥在家庭护理的优越性,为老年人创造舒适的休养环境,指导老年人合理膳食,利用简单的医疗器械,对老人的各种疾病进行特殊护理。

(三)家庭护理的原则

老年人一般最关心的是健康问题,因此,家庭护理就要以促进老年人健康为中心,在家庭护理中注意掌握以下原则。

1.全方位、多视角原则 老年人的健康,不仅包括躯体健康,也包括心理、社会等多个方面,每个方面又有很多层次。照顾老人因此要兼顾多层次、多侧面的特点。

2.持之以恒的原则 老年人所患疾病多是慢性疾病,都需要长期的护理,所以对老年人的照顾应持之以恒。家庭护理要做好长期护理的准备。

3.个体性和普遍性相结合的原则 需要护理的对象应是全体老年人,包括生病的老年人,也包括健康的老年人;护理的内容包括治疗、护理、教育、预防与康复等。老年人因为健康水平、文化程度、家庭状况等情况的差异,护理工作也应当要因人因时而异,具体情况具体分析和处理。

4.自主性原则 在护理过程中,避免患者对护理人员过分依赖,要充分调动老年人的主观能动性,能主动配合、自我训练、自我康复,自我管理。依据自理能力的评估,鼓励他们自己完成日常活动,不能自理的老年人协助或完全代替他们完成日常活动。

(四)老年家庭护理的内容

1.综合评估老人健康与功能状态,以确定老人所需的服务护理。

2.因生理衰退引起的常见病的治疗、护理。注意老年人的心理需求。

3.根据老年人的活动能力,调整家具布局,以方便老人生活起居;提供老年人日常生活自理所需的辅助性工具,如助行器、扶手、沐浴椅等以便提高老人的生活自理能力。

4.协调安排一日三餐、购物、室内清洁及其他家务。

5.安装烟火探测装置、配备急诊呼救系统等。

6.对老人及家属进行保健及护理指导。

7.对长期照顾不能自理老年人的亲属,要给予技术、心理、经济上的支持,必要时可以安排老年人临时入住养护机构,以便使主要照顾者得到适当的休息。

(五)老年家庭护理的注意事项

1.尊重老年人 老年人已为国家建设和家庭贡献了几十年,理应得到全社会的尊敬和热爱,所以护理老人时要使老人有亲切感、安全感、舒适感、信任感,像对自己的长辈一样敬重老人,在尊敬与体谅的环境中做好护理工作。

2.注意观察病情的变化 老年人的病情和身体状况很容易发生突然变化,老年人感觉迟钝,先兆症状不明显,因此对老年人护理一定要认真、细致,要及时倾听老人主诉,注意观察病情,对任何异常变化和新出现的症状都要及时发现。

3.细心、耐心对待老年人 由于听力老化、记忆力减退;语言表达不清晰;理解能力下降;常常不能确切回答问题。因此,与老人交谈时一定声音大、语速慢、多次重复,要耐心、注意体贴。进行生活护理时要动作轻柔,使老年人感到舒适。进行技术服务时要稳、准、快、好。

4.重视预防,减轻患者痛苦 护理老人要从整体出发,及时发现潜在的危害因素,预防并发症的出现。如在护理老年人时,要注意其精神状态、卫生习惯、睡眠质量、营养状况、居住环境、活动能力等,发现问题及时采取相应的护理措施。老年人的许多疾病是不能完全治愈的,所以工作中应尽最大努力减轻患者痛苦,如对癌症晚期和其他疾病终末期的老年人,不仅要使用药物和其他疗法缓解患者痛苦,还要注意做好心理护理,给予患者精神上的支持和安慰。

5.心理安慰 老年人由于外界环境的改变和生理上老化的变化,在思想、情绪、人际关系及生活习惯等方面不能迅速适应这些改变,护理人员应理解和同情老年人,鼓励老年人讲出内心的感受,认真倾听,做好心理疏导,减轻老年人的痛苦。

6.防止并发症 护理老人时要积极采取防护措施,如防跌倒、防坠床,对久卧的老年人做好皮肤护理,预防压疮、坠积性肺炎发生,要协助他们如厕、外出时要有人搀扶等。

(六)对家庭照料者的帮助与指导

家庭照料者是指在家庭护理中照顾老年人的家属、保姆。医护工作者应当给家庭照料者以技术支持、帮助和指导。

照料者长期照料老人会感到身体疲惫、情绪低迷、睡眠不好,健康状况会很快下降,还会面临社会、经济等巨大压力。为了提高家庭护理老年人的质量,避免照料不当情况的发生,照料者应进行自我调节,保持良好心态。只有这样,才能承担起长期照顾老人的重任。对照料者应进行以下指导。

1. 减少老年人依赖性　采取适当的干预措施,以减轻照料者的护理工作量鼓励老年人参加适当的体力和智力活动。防止发生意外,正确使用和保管药品。

2. 密切观察病情,防止意外发生　老年人病情容易发生突然变化,老年疾病临床表现不典型,先兆症状不明显,老年人又无法清晰说出自己的症状,因此,认真倾听老人主诉,仔细观察病情变化,及时发现任何异常情况。

3. 协调好各种关系　协调照料者与家庭其他成员间的关系与分工,指导照料者必要时寻求社会支持机构的帮助。社会支持的来源除家人、亲戚外,还有社会服务机构、日间托老所、老人福利院、老人康复院等。使照料者获得一定时间、一定程度的松弛和休息,心理上也能得到平衡。

4. 指导照料者进行有益于身心健康的文体活动　照料老人虽然需花很多时间,但照料者也应考虑自己的需求,缓解身心压力,促进健康。

5. 对照料者的情绪变化进行相应的指导　照料者有时会有沮丧、生气、恐惧等情绪波动,要让他们能正确认识自己的情绪波动,可以将自己的内心感受向信赖的朋友倾诉,必要时可以看心理医生。

6. 及时发现并纠正照料不当　对老年人的照料不当有两种情况:虐待与忽视。虐待包括躯体和精神上的虐待,如将老年人长时间捆绑于椅子上或床上,对老年人动作粗野,甚至动手打老年人,向老年人高声喊叫、呵斥,威胁老年人或不理老人,把老年人当小孩看待。忽视也包括躯体和精神两个方面,身体的忽视包括:不能满足老年人的正常生理需要,如不能给予充足的营养、不能提供安全的居住环境及安排好洗浴和排便用具等;延误医疗保健方面的需要,如不能定期进行健康检查、不能及时发现老年人生病或虽已发现生病而未及时进行诊治等。精神的忽视包括对老年人存在的忽视、剥夺老年人应有的权利与选择等。

照料不当的发生,大多数是由于照料者身体与精神等方面压力过大、过久,而出现了应激反应,或者由于照料者缺乏卫生保健知识而引起的。因此,对照料者应进行相关的卫生保健知识的培训,还应以同情和关怀的态度,采取合适的措施,减轻其压力,来达到纠正照料不当的目的。

第四节　老年自我保健

老年自我保健是指健康或患某些疾病的老年人,利用自己所掌握的医学知识和科学的养生保健方法,简单易行的康复治疗手段,依靠自己和家庭或周围的力量对身体进行自我观察、诊断、预防、治疗和护理等活动,从而达到防病治病,增进健康,提高生活质量,推迟衰老和延年益寿的目标,最终实现健康老龄化。

笔记栏

一、自我保健的概念

世界卫生组织对自我保健的定义:自我保健是指个人、家庭、邻居、亲友和同事自发的卫生活动,即指人们为保护自身健康所采取的一些综合性的保健措施。自我保健注重提高个人和家庭的自我心理调适,提高心理素质和社会适应能力,建立身体、心理、行为和社会的全面健康意识和健康行为;注重致病因子出现之前的预防,以推动个人、家庭及社区改变不良个人生活方式和卫生习惯。

老年人要进行自我保健,就要学习和掌握有关的医学科普知识,掌握常用的自我保健方法,有针对性地进行自我保健活动。常用的保健方法有精神心理卫生自我保健法、膳食营养自我保健法、运动自我保健法、传统医学自我保健法、物理自我保健法、生活调理自我保健法、药物自我保健法等。

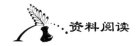 资料阅读

美国老年学会推荐的老年保健标准

1. 锻炼 一是体能,每天做操或散步,活动每一个关节和每一块肌肉;二是头脑,每天要看书报或学习一门新课;三是精神,回忆过去或幻想未来,探讨一个新问题或新概念,尽量使自己融入多彩的世界,而不脱离于生活之外。

2. 娱乐 要学会"玩",玩得投入、放松、痛快、潇洒。要心情愉快,开怀大笑。

3. 睡眠 定时睡眠,尽量不用安眠药,睡眠时间因人而异,不必固定,以醒来感觉舒服为标准,白天也要注意休息。

4. 氧气 使生活环境充满新鲜空气,室内要经常通风换气。要常到大自然中去呼吸新鲜空气。

5. 营养 定时定量摄取合乎营养的膳食,提倡平衡饮食,包括奶、蛋、肉、水果蔬菜和五谷杂粮,做到低脂肪、少盐、高蛋白质。

6. 目的 生活要有目的性,做到"老有所为",精神有所寄托。

二、自我保健的措施

【想一想】
如何指导老年人做好自我保健?

自我保健活动应包括两部分:一是个体不断获得自我保健知识,并形成机体内在的自我保健机制;二是利用学习和掌握的保健知识,根据自己的健康保健需求自觉地、主动地进行自我保健活动。具体措施包括以下几点。

(一)自我监测

自我监测包括自我观察和自我检测,即通过"视""听""嗅""叩""触"等方法观察

自身的健康状况,及时发现异常或危险信号,观察与生命活动有关的重要生理指标;观察身体结构和功能的变化;观察疼痛的部位和特征等。通过自我观察,掌握自身健康状况及时寻求医疗保健服务。自我检查是指通过自己所能掌握的试剂、仪器、器械等工具进行检测,如血糖的监测、血压的监测等。及时发现机体异常的指标,做到早期发现和及时治疗疾病。

(二)自我预防

有病治病,无病防病,以防为主。建立健康的生活方式,养成良好的生活、饮食、卫生习惯,保持最佳的心理状态,坚持适度的运动,科学锻炼,定期进行体检,是预防疾病非常重要的措施。

(三)自我治疗

自我治疗是指患者对一些慢性病和轻微损伤,自己施行的治疗,如患有心肺疾病的老年人可在家中用氧气袋、小氧气瓶等吸氧;糖尿病患者自己进行皮下注射胰岛素;常见慢性病患者的自我服药等。也可采用非药物疗法(如冷敷、热敷),自我保健按摩,饮食、运动、生活调理等手段进行自我治疗。

(四)自我护理

运用家庭护理知识进行自我保护、自我调节、自我参与及自我照料,以增强生活自理能力。

1. 自我保健　老年人应承认老化的客观性,在日常活动中强化自我保护意识,有病及时到医院治疗,切勿将保健品当药品,因为这样不仅会造成经济上的浪费,甚至会耽误治疗的最佳时期。

2. 自我参与、自我照料　老年人在力所能及的范围内参与社会活动、家庭活动,自我照顾。这样不仅能为国家、家庭进一步贡献力量,而且能充实自我。

3. 自我调节　老年人自我调节的关键是要胸襟豁达,社会在不断发展,急流勇退也是明智的选择。正确处理好与子女的关系,相互尊重,善于从子女身上获得信息、知识,在家庭中永葆智者的风范。还要学会自我欣赏,人人都有自我欣赏的资本,随着生活水平的提高,老年人可以适当地穿着打扮,爱美是热爱生活的表现,外表的整洁得体可以带来内心的坚定与信心。

(五)自我急救

老年人及家属应具有一定的急救常识,才能最大限度地提高治疗效果,挽救患者的生命。主要包括:①掌握急救电话和心肺复苏术;②外出时随身携带自制急救卡,卡上写明姓名、年龄、联系电话、血型、主要疾病及指定医院等关键内容;③患有心绞痛的老年人应随身携带急救药盒;④患有心肺疾病的老年人家中要常备吸氧装置。

三、自我保健的注意事项

(一)老年人自我保健的目的

老年人的自我保健要根据自我保健的目的、身体状况来选择适当的自我保健方法。如膳食营养保健、生活调理保健、精神心理卫生保健、运动保健、药物疗法保健等。

笔记栏

(二)老年人的自我保健应用

老年人自我保健应采用药物疗法和非药物疗法相结合,以非药物疗法为主。如在急性病、慢性病发病期或感染性疾病等,应以药物疗法为主,使用药物自我保健法时应特别注意,应根据自身的健康状况、肝肾功能状况及个体耐受性合理使用,以非处方药为主,如需治疗用药,应根据医嘱。而老年人的一些慢性病以非药物疗法如营养调整、生活调理、运动疗法、心理治疗、物理疗法等为主,效果不明显时再采用药物疗法进行治疗。

(三)体弱多病的老年人

体弱多病的老年人在自我保健时常采用上述的综合保健措施,但要分清主次,合理调配,起到协同作用,提高自我保健的效果。

第五节　老年保健的发展概况

欧美等国家进入老龄化社会比较早,已经建立了规范、完善的老年保健制度和方法。我国由于经济发展与人口老龄化进程的不平衡以及老年人口众多等因素,使老年保健工作起步晚,发展缓慢,还需要逐步建立正规、全面、系统的老年保健模式,我国老年保健及服务体系将面临严峻的挑战。

一、我国老年保健的发展概况

我国政府对老龄事业十分关注,为加速发展老年医疗保健事业,国家颁布和实施一系列的法律和政策。我国老年保健的发展可分为三个阶段。

第一阶段:萌芽期(1949—1981 年)颁布了《农村五保供养工作条例》,开始实施农村合作医疗制度以及城市职工养老和公费医疗政策。

第二阶段:形成期(1982—1999 年)成立了"中国老龄协会",颁布实施了《中华人民共和国老年权益保障法》,对老人的赡养与抚养、社会保障、参与社会发展及法律责任等做出了明确的法律规定。

第三阶段:发展期(1999 年至今)颁布了《关于加强老龄工作的决定》,切实保障老年人的合法权益。先后制定了《中国老龄工作发展纲要》《中国老龄事业计划纲要》《关于加快发展养老服务业的意见》《社会养老服务体系建设规划(2011—2015 年)》等一系列法律政策,积极应对人口老龄化,建立与人口老龄化进程相适应、与经济社会发展水平相协调的社会养老服务体系。特别是在《社会养老服务体系建设规划(2011—2015 年)》指出:社会养老服务体系是与经济社会发展水平相适应,以满足老年人养老服务需求、提升老年人生活质量为目标,面向所有老年人,提供生活照料、康复护理、精神慰藉、紧急救援和社会参与等。社会养老服务体系建设应以居家为基础、社区为依托、机构为支撑,着眼于老年人的实际需求,优先保障孤寡老人及低收入的高龄、独居、失能等困难老年人的服务需求,兼顾全体老年人改善和提高养老服务条件的要求。针对我国的基本国情,借鉴先进国家的经验,积极探索具有中国特色的老年人保健模式。

（一）老年医疗保健纳入三级预防保健网的工作任务之中

城市、农村的三级医疗预防保健网把老年人医疗保健纳入工作范围之中；省、市二、三级医院对社区老年人医疗保健工作进行技术指导；有条件的医院创建老年病科（房）、老年门诊和老年家庭病房。

（二）医疗单位与社会福利、保健机构协作

医务人员走出医院，走进社区保健、福利机构进行指导，进行老年常见病、慢性病、多发病的研究和防治工作，并开展老年人保健教育及健康体检。

（三）开展老年人社区、家庭医疗

各级医院为老年人提供上门服务送医送药，开展老年人社区康复工作和家庭医疗护理。

（四）建立院外保健福利机构，开展服务项目

有些城市开办了老年日间医院，为社区、家庭排忧解难。我国的老年社区和家庭医疗保健正在逐步发展，目前老年保健机构有社会福利院、敬老院、老年公寓、托老所（包括日托、全托和临时托）等。

（五）开展老年人健康教育

根据老年人的特点，逐步开展以老年人自我保健、疾病防治知识为主的老年健康教育，使广大老年人掌握基本的保健知识和方法。

（六）建立社区老年活动中心

为老年人提供活动以及与人交往的场所，鼓励老年人参加各种形式的文化娱乐、体育健身等活动，以增强体质，减少疾病，延缓衰老。

（七）加强老年医疗保健的研究

1994 年我国成立了老年保健医学研究会，是由老年保健医学研究工作者、临床医务工作者、老年保健管理者组成的社会团体。

（八）发挥离退休医务人员的作用

鼓励退休医务人员积极为老年医疗服务。

（九）加强对老年医学人才的培训

医学院校开设老年医学和老年护理学等专业课程，培养专门从事老年医疗和护理工作的人才。

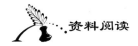
资料阅读

医养结合　服务老人

"医养结合"养老服务主要是通过整合养老服务中的医疗服务资源和养老服务资源，为老年人（尤其是患有慢性病、易复发病，或处于大病恢复期、残障状态、绝症晚期的老年人）提供集医疗、护理、康复、生活照料、无障碍活动于一体的及时、便利、权威的医疗服务和生活照料服务。"医疗服务"不是简单的吃药、打针服务,有受过专业训练的医师、护士,具备健全医疗服务设施和医疗器械的医疗机构提供的服务。对于传统的养老模式来说,"医养结合"无疑是一个巨大的理念创新。"医养结合"养老模式有三个层次,即"医""养""护"——"医"指老年人的生病就医服务,"养"指老年人的日常生活照料服务,"护"是指老年人的慢性病或康复期间的护理服务。

二、国外老年保健的发展概况

世界各国老年保健发展状况不尽相同,以英国、美国、德国、日本老年保健制度的建立和发展为例,介绍国外老年保健事业的发展情况。

(一)英国

老年保健最初起源于英国。早期在综合医院内兴建专门的老年病医院。目前有专门的老人医院,对长期患病的老人实行"轮换住院制度"。有利于老年人的心理健康以及对老年患者的管理,又建立了以社区为中心的社区老年保健服务机构,并且有老年病专科医生,有健全的老年医疗保健网络。医院与社区在老年保健方面有广泛的联系。

(二)美国

美国有多种形式的老年健康保险。对于老年社区护理非常重视,早在1915年到1918年间,美国就提出老年保健问题。1965年,社会保障法里包括老年健康保险。从1966年7月开始,美国老年人开始享有老年健康保险:A类保险(强制性的住院保险)用于支付住院治疗费用、家庭保健治疗费用和临终关怀医院的费用;B类保险(附加医疗保险)用于支付医生服务费用和医院门诊服务费,包括急诊、门诊手术、诊断检查、实验室服务、门诊治疗等。美国老年保健事业经历了长期的发展,目前在长期护理方面比较完善。老年服务机构有护理之家、日间护理院、家庭养护院等。美国政府主要致力于在老人院和医院之间建立协作关系,解决长期保健的筹资问题。但美国长期的老年保健也面临着三大挑战:需要训练有素的专业人员提高保健服务、需要筹措足够的经费和伦理道德问题。

(三)德国

德国有多层次的老年护理教育。老年护理始于18世纪,1900年老年护理成为正式职业,从20世纪60年代开始老年护理迅速发展,1988年,医学模式的转变及现代护理的发展,三年制护理教育开始出现,并以现代护理学的理论为基础,以护理程序为框架指导老年护理实践。老年护理教育为职业培训性质,主要培训"老年护士"和"老年护士助手"。1995年统计德国共有老年护理院8 300所,"老年护士"约18万人。据权威部门预测,到2030年,每3个德国人中就有1个老年人。

(四)日本

日本有多元化的老年护理体系。日本经济发达,也是世界第一长寿国。日本的老年保健制度是在 20 世纪 70 年代以后逐步建立和完善的。目前已形成了一套比较完整的体系,有老年保健法、护理保险法、老年福利法,并逐渐形成了以医疗、老年保健设施和老人访视护理等一系列制度。建立多元化的养老服务是日本社区老年保健的主要特点,老年保健机构将老年人在疾病的预防、治疗、护理、功能训练及健康教育等方面结合起来,对保持老年人的身心健康起到重要的作用。从 1982—1993 年日本三次制定和修改并推行老年保健事业发展计划,配合"老年人保健福利十年战略"的实施。日本的老年保健事业对不同老年人有不同的对策。日本的老年保健事业对不同老人有不同的服务管理对策。

1. 健康老人

(1)建立"生机勃勃"推进中心:为老年人提供各种信息和咨询,如法律、退休金、医疗、心理社会等方面的问题,促进老年人建立"自理、参与、自护、自我充实、尊严"。

(2)建立"银色人才"中心,为老年人再就业提供机会。

(3)提供专用"银色交通工具",鼓励老年人的社会参与等。

2. 独居、虚弱老人

(1)建立完善的急救情报系统。

(2)建立市镇村老年人福利推进事业中心,以确保老年人的安全、解除老年人的孤独、帮助老年人的日常生活、促进老年人健康为服务内容。

3. 长期卧床老人

(1)设置老人服务总站。提供老年人的保健、医疗、福利相联合的综合性服务,制订适合每个老年人的个体化保健护理计划并实施。

(2)建立家庭护理支持中心。接受并帮助解答来自老人照顾者的各种问题,为其提供最适当的保健、医疗、福利等综合信息,代为老年人申请利用公共保健福利服务,负责介绍和指导护理器械的具体使用方法等。

(3)建立老人家庭服务中心。在中心开展功能康复训练、咨询等各种有意义的活动。

(4)设置访问护理站。在有医嘱的基础上,主要由保健护士或一般护士为老人提供治疗、护理、疗养上的照料、健康指导等。

(5)设置福利器械综合中心。为了促进老人的自立和社会参与、减轻家庭及照顾者的负担,免费提供或租借日常生活必须用具和福利器械,并负责各种用具使用方法的咨询、指导、训练等。

4. 痴呆老人

(1)设置痴呆老人日间护理站。为白天家庭照顾有困难的痴呆老人提供饮食、沐浴等日间照顾服务。

(2)建立痴呆老人小组之家让痴呆老人生活在一个大家庭里,由专业人员提供个体化的护理,以延缓痴呆进程,使老人有安定的生活。

(3)建立痴呆老人综合护理联合体系及早发现并收治、护理痴呆老人。发现并保护走失的身份不明的痴呆老人,与老人医院、老人保健机构联合,提供以咨询、诊断、治疗、护理、照顾为一体的服务。

同步练习

一、选择题

1. 我国老年保健的重点人群,不包括 （　　）
   A. 独居老人　　　　　　　　　　　B. 患病老人
   C. 刚出院老人　　　　　　　　　　D. 健康老人
   E. 丧偶老人

2. 老年人自我保健的具体措施,不包括 （　　）
   A. 自我预防　　　　　　　　　　　B. 严重疾病自我治疗
   C. 自我观察　　　　　　　　　　　D. 自我护理
   E. 定期体格检查

3. 以下属于健康促进行为中的基本健康行为的是 （　　）
   A. 乘汽车时系安全带　　　　　　　B. 戒烟戒酒
   C. 定期体格检查　　　　　　　　　D. 合理营养与膳食
   E. 预防接种

4. 健康老龄化的内涵不包括 （　　）
   A. 健康的预期寿命的提高　　　　　B. 寿命质量的提高
   C. 有良好的身心,健康独立生活的寿命延长　D. 延长老年人的生物学年龄
   E. 缩短残疾与依赖他人生活的时间

5. 患者男性,72 岁。老伴因病已去世 5 年,子女在外地工作,该老人患有冠心病及高血压。最不适合该老人的保健场所是 （　　）
   A. 敬老院　　　　　　　　　　　　B. 养老院
   C. 家中独居　　　　　　　　　　　D. 托老所
   E. 老年公寓

6. 患者女性,60 岁。某高校退休教师,老伴身体健康,子女已经成家并独立生活。可能影响到老年人实现健康老龄化的因素,以下说法不正确的是 （　　）
   A. 卫生及社会服务体系　　　　　　B. 老年人有无不良生活习惯
   C. 居住环境是否良好　　　　　　　D. 退休前的社会地位
   E. 退休后的经济收入状况

7. 某社区总人口 460 人,60 岁以上的老年人 95 人,占社区总人口老化 20%。人口老龄化倾向明显。为促进该社区老人的健康老龄化,以下做法错误的是 （　　）
   A. 普及全科医疗和社区护理　　　　B. 指导老人养成科学的生活方式和卫生习惯
   C. 指导老年人按自己的生活方式开心地生活　D. 通过健康教育促进老年人自我保健
   E. 发挥社会力量兴办老年服务机构改革

二、病例分析题

1. 王老师,65 岁,退休,早晨起床时发现左侧肢体无力,活动不灵活,头痛、头晕、说话含糊不清,2 h 而入院,既往有高血压病史 11 年,间断服药,平时血压控制不理想 160/100 mmHg,经常有一过性头晕或肢体麻木,每次持续时间不定,多于发作后 1~2 h 缓解。查体:体温 36.5 ℃,脉搏 80 次/min,呼吸 20 次/min,血压 160/98 mmHg。神志清楚,瞳孔等大等圆,光反射灵敏,语言不清,左侧鼻唇沟变浅,偏向右侧。左上肢肌力 1 级,左下肢肌力 2 级,病理反射阳性,头颅 CT 显示:右侧低密度灶。1 个月后病情稳定而转入康复中心进行肢体和语言康复训练,3 个月后肢体功能障碍程度减轻,协助下能行走,语言改善不明显。医生嘱咐:出院后需要继续康复锻炼。

问题：

(1) 如何指导王老师做健康保健？

(2) 对于王老师的健康保健预防原则是什么？

2. 刘大爷,60岁,本科学历,担任领导干部,今年刚退休,子女不在身边。

问题：

怎样指导老人进行自我保健？

（宋润珞）

第八章

老年人的康复护理

案例

> 李大爷,68岁,因摔倒后右肩疼痛1d入院。病人因路滑不慎跌倒,右肩着地后出现疼痛,急诊入院,X射线检查显示,右肱骨外科颈骨折,入院当日即行切开复位内固定术,术后病人生命体征稳定。
>
> 问题:
>
> (1)该病人可能出现哪些功能障碍?
>
> (2)该病人康复护理的原则是什么?
>
> (3)康复的注意事项是什么?

随着现代医疗水平不断提高,人口平均寿命延长,老龄化加剧,老年病、慢性病比例也随之增加。越来越多的老年人必须与慢性病长期抗战,而慢性病所遗留下来的并发症,也使老年人的生活质量受到严重影响。老年康复会让老年患者在接受医疗护理团队的协助后,各项功能都能达到最好状态,过着有质量且有尊严的生活。

第一节 老年人康复护理概述

随着老龄人口的增加,慢性病导致的老年人生活质量明显下降,在人口老龄化的当代,老年人的康复医疗日益受到重视。康复的主要功能是针对慢性病的特性及不同程度的功能丧失,运用健康团队的力量,协助老年人及其家属适应慢性疾病所带来的改变。老年康复护理旨在尽可能解决老年人的失能问题,提高失能老年人的生活质量。

一、老年康复的相关概念

(一)康复

康复最早的定义于1969年由世界卫生组织医疗康复专家委员提出,"综合协调地应用医学、社会、教育、职业及其他措施,对病、伤、残者进行训练或再训练,以提高其活动能力"。随着社会物质文明和精神文明的发展,康复的内涵也不断丰富,从初期着重于改善躯体功能到强调生活自理能力的提高,再到 21 世纪关注生存质量。目前对康复的定义:"综合协调地应用各种措施,消除或减轻病、伤、残对个体身、心、社会功能的影响,使个体在生理、心理和社会功能方面达到最佳状态,增强自理能力,重返社会,提高生存质量。"

(二)康复医学

康复医学源于医疗康复,是临床医学的一个重要分支。临床上常将康复医学简称康复,但二者不能等同。从学术上看,康复是一个事业,医学或医疗康复是一个领域,而康复医学是一个具体的专业或专科,有自己的学科特点。简言之,康复医学是以研究病、伤、残者功能障碍的预防、评定和治疗为主要任务,以改善躯体功能、提高生活自理能力、改善生存质量为目的的一个医学专科,属于临床医学和医疗康复范畴。

(三)康复护理学

康复护理学是护理学与康复医学结合所产生的一门专科护理技术,是指在康复计划的实施过程中,由护士配合康复医师和治疗师等康复专业人员,对康复对象进行基础护理和实施各种康复护理专门技术,以预防继发性残疾,减轻残疾的影响,达到最大限度地功能改善和重返社会的效果。

(四)慢性病

慢性非传染性疾病(简称慢病)的定义:慢病是相对于急性疾病和传染病性疾病而提出的一组疾病总名称,指以心血管疾病、恶性肿瘤、慢性阻塞性肺部疾病、糖尿病为代表的一组疾病,具有病程长、病因复杂、健康损害和社会危害严重等特点,包括一切因生活方式和环境因素造成的,以及可以通过良好的生活方式和改变环境因素而得到控制的疾病。美国疾病防治控制中心所下定义的是:慢病是一组发病潜伏期长,一旦发病,很难治愈的非传染性疾病。美国慢性病协会定义慢性病须具备一条或一条以上的以下特性:①患病时间长;②会导致失能;③由不可恢复的病理变化所导致;④需要特殊的康复训练才能恢复;⑤患者需要长期的监督指导和照顾。

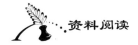

慢性病的分类

一、根据国际疾病系统分类法(JCD10)标准分类

常见慢性病可归纳为:

1.精神和行为障碍　老年痴呆、精神分裂症、神经衰弱、神经症(焦虑、强迫、抑郁)。

2.呼吸系统疾病　慢性支气管炎、肺气肿、慢性阻塞性肺部疾病。

3.循环系统疾病　高血压、动脉粥样硬化、冠心病、心肌梗死、心律失常、肺心病、脑血管病。

4.消化系统疾病　慢性胃炎、出血性胃炎、消化性胃溃疡、胰腺炎、胆石症、胆囊炎、酒精性肝硬化、脂肪肝内分泌营养代谢疾病、血脂紊乱、糖尿病、痛风、肥胖、营养缺乏、维生素缺乏。

5. 肌肉骨骼系统和结缔组织疾病　骨关节病、骨质疏松症恶性肿瘤、肝癌、胃癌、食管癌、结肠癌、乳腺癌、胰腺癌、子宫癌、前列腺癌、舌癌、白血病。

二、根据防治机构的职能分类

1. 心脑疾病类疾病　高血压、血脂紊乱、心脏病和脑血管病等。

2. 肿瘤疾病类疾病　肺癌、肝癌、胃癌、食管癌、结肠癌、乳腺癌、胰腺癌等。

3. 代谢疾病类疾病　糖尿病、肥胖等。

4. 精神疾病类疾病　精神分裂症、神经症(焦虑、强迫、抑郁)、老年痴呆等。

(五)功能障碍与失能

1. 功能(function)与功能障碍(dysfunction)　功能是指组织、器官、肢体等的特征性活动,比如下肢的功能是支撑身体和走路,脑的功能是控制思维等。当组织、器官、肢体本应具有的功能不能正常发挥时,即为功能障碍。

2. 能力(ability)与失能(disability)　能力是指个体完成日常生活活动和集体生活而产生的一切外部活动能力,包括精神上和肉体上所具备的力量。由于外伤、疾病、衰老等导致的个体能力部分或完全丧失称为失能。

3. 残障(handicapped)　由于先天或获得性原因,在身体的形态结构、生理功能或心理品质方面存在明显的缺陷,进而影响生活、学习、劳动和社会交往能力状态。由于限制了个体参与社会生活的活动,造成了个体社会生活能力的障碍。

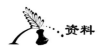　资料

老年失能评估量表(EDAS)

该量表是一种准确全面地评估老年人失能状况的工具,是适合于老年人群,符合中国国情的老年失能评估量表。量表分为"身体功能"与"活动和参与"两个领域,前者含精神功能和器官功能两个维度,后者包含"交流能力""活动能力""自理能力""家庭生活"和"经济和社会生活"5个维度,每个维度又包含数量不等的条目,共有28个条目。量表的克朗巴赫系数为0.966,量表与Banhel指数和工具性日常生活活动(IADL)量表的Pearson相关系数分别为0.812和0.855,重测系数为0.949。

二、康复对象

(一)各种原因引起的功能障碍者

由于康复医学是以研究功能障碍的预防和治疗为导向的一门医学专科,因此康复医学的对象包括不能正常发挥生理、心理和社会功能的各种疾患,如躯体、内脏、精神、心理等方面。随着医疗技术的进步及人们预防保健意识的增强,人的寿命不断延长,而老年人慢性病的发病率也在随之增多,经治疗后患者仍遗留有不同程度的功能障碍,即致残率增加;这些均导致功能障碍者的增多。

(二)老年人群

我国 60 岁以上的老年人已占全国人口的 10%,预计到 2020 年将占 16% ~ 17%。据联合国预测,到 2040 年全球超过 60 岁的人口将从目前的 10% 升至 21%。60% 的老年人患有多种老年病或慢性病,迫切需要进行康复,因而近年来老年康复问题越来越突出。一般而言,老年人康复的对象约有三大族群:一是儿时便有发展障碍需康复治疗的老年人口;再者是年轻时外伤而导致失能的老年人口;最后则是老年人慢性疾病而导致的失能。

(三)亚健康状态者

例如,不明原因的体力疲劳、性功能下降和月经周期紊乱;不明原因的情感障碍、焦虑或神经质;以及对工作、生活、学习等环境难以适应,人际关系难以协调。亚健康状态如果处理得当,则身体可向健康状态转化;反之,则容易患上各种各样的疾病。

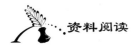

关于亚健康

亚健康是身体处于健康和疾病之间的一种临界状态,一般是指机体无明显的临床症状和体征,或者有病症感觉而临床检查找不出证据,但已有潜在的发病倾向,各种适应能力不同程度减退,处于一种机体结构退化和生理功能减退与心理失衡状态。

调查显示,我国亚健康人群的发生率在 45% ~ 70%,发生年龄主要在 35 ~ 60 岁。现阶段,中年知识分子和从事脑力劳动为主的白领人士、领导干部、企业家、影视明星等是亚健康的高发人群,青少年亚健康问题令人担忧,老年人亚健康问题复杂多变,特殊职业人员亚健康问题突出。

三、老年人康复护理原则

由于正常老化过程使老年人器官功能逐渐下降、生理储备功能逐渐退化及其易患多种慢性病等因素的影响,康复对于老年人是不可或缺的过程。老年人的康复护理和一般成人的康复护理有很大不同。护理人员需要正确辨别老年患者的自我照顾能力，然后依据患者能力给予合适的康复护理。所以老年人的康复护理应遵循以下原则。

1. 增强老年疾患自我照顾的能力　增强老年疾患自我照顾的能力，是康复护理的核心要素。使"替代"护理为"主动"护理，只有在老年患者无法执行某项功能时，护理人员才帮助其执行此项功能。

2. 帮助老年人消除或减低自我照顾时所受的限制　及时发现并解决影响老年人自我照顾的因素。

3. 重视心理支持是康复护理发挥作用的保障　经常鼓励使他们正确面对各种功能障碍，积极参与康复治疗，才可以确保康复治疗的成效。

四、老年康复注意事项

护理人员在执行护理活动或帮助病患时，需先评估患者的各项功能，再依上述的三大原则设计康复活动。要注意的是，需辨别是否真的无法执行而需要协助；或是需要教导、鼓励、足够的时间及适当辅助用具，便可自己执行。

1. 了解个别差异性，审慎评估其生理、心理、自我照顾能力、动机及家庭支持系统。

2. 给予老年患者足够的时间去从事各项活动，而不是一味地以病房常规来增加患者的不适应。

3. 强调现存的功能而非已失去的功能。

4. 适度的给予赞赏与肯定其努力的成果，增加患者的自信心。

5. 给予老年患者应得的尊重。生理的失能并不代表心理及智能的退化，因此，在护理患者时要以正常、尊重的态度与其相处。

6. 预防失能所造成的并发症。如压疮、泌尿道感染、抑郁、坠积性肺炎、口腔感染等。

7. 护理人员在工作时，保持乐观、积极、幽默、进取的态度。

老年人康复的个体差异很大，也较复杂。因此，应根据个体不同情况制订可行的治疗护理方案。

五、护士在康复护理中的作用

康复护理需要一群具有特殊才能及技巧的专业人员组成团队。他们需要密切联系、共同合作与决策去完成某项工作。而老年人的康复护理工作具有以下特点：①问题涉及医疗、护理、营养、社会、心理等多层面，需要多种专业技巧方可解决；②各种专业人员如果能组成团队，对老年人康复的解决办法会比原来更完善，在老年康复的团队中，所有成员（包括医生、护士、社会工作者、家属、物理治疗师、营养师等）的意见都非常重要；③各种专业人员都有共同的目标，即让老年患者康复。所以，老年人的康复护理需要团队的合作。康复团队的成员从各自专业角度出发，评估患者的需求，确立患者的问题，共同商讨并设立具体、可执行的计划，实施计划，最后评价。护理人员在康复护理中具有以下作用。

（一）病情的观察者

观察患者的心理状态、功能训练情况及对康复的需求等。

笔记栏

（二）康复治疗的实施者

执行整体性的护理评估；结合团队所确立的康复问题及康复计划，拟订康复护理计划；协调各项治疗及活动的安排、督促康复活动的执行；制订出院计划及执行；对家属及相关护理员进行各种护理技巧的指导。

（三）治疗组的协调者

康复计划由康复医师、护士、治疗师共同完成，在实施康复治疗的过程中，康复护士需根据康复对象的治疗安排来协调各项工作，尤其是与护理有关的工作。

六、护理程序在老年康复中的应用

正确和完整的康复护理过程包含了评估、确立问题、计划、执行及评价的过程。

（一）康复护理评估

正确和完整的护理评估，能让护理人员全面掌握康复老人的身体状况和心理需求，是制订合理的、个性化的康复护理计划的前提，是护理人员为老年康复患者实施康复护理的基础。

1. 疾病史　除了基本数据评估之外，老年康复评估要特别重视循环、呼吸、神经、排泄系统的评估。此外，老年人各项功能的评估也非常重要。护理人员可以利用功能评估量表（如 Barthel index）来系统地评估老年人的各项能力。最后，老年人的生活形态和辅助器材的使用也是评估的重要内容。

2. 身体状况　除了基本的体格检查以外，老年康复患者还要重视以下物理治疗的评估。

（1）肌力的测量　肌力测定是肌肉功能评定的重要方法，对肌肉骨骼系统、神经系统病损的功能评定十分重要。其测量方法可分为徒手检查和仪器检查。

（2）关节活动范围（range of motion，ROM）的测定　关节活动范围是指关节活动时所通过的运动弧度。功能性的关节活动度是指在没有辅助的条件下，自行执行日常活动所需要的关节活动弧度。所以老年人功能性的关节活动度和正常的关节活动度略有不同。老年人要完成日常生活所需，至少应达到功能性的关节活动度。所以护士在康复评估时应特别注意功能性关节活动范围的测量。目前国际通用的测量方法是采用中立位作为0°，测量关节向各方向的活动度，通常解剖位就是中立位，也是关节活动的起点。

（3）步态分析　步态是四肢关节、肌肉和躯干共同参与的有节律的活动。正常人的步态有良好的平衡感、强健的肌肉力量和适当的关节弹性。所以步态的分析有助于揭示患者步行时的客观资料，如步频、步速、步长、关节弹性、肌肉力量等。

老年人由于正常老化后骨骼肌肉力量较差，平衡感和位置觉退化，所以步态常会发生步长变小、步宽变大、足角变小、足频和步行速度变慢的特点。除了生理变化对老年人步态的影响外，骨骼、神经系统的疾病等对老年人的步态也有影响。在康复护理评估过程中，护士应注意仔细评估老年人步态变化及原因。

（4）平衡和协调功能的评估　平衡是指个体保持肢体稳定的能力或保持重心落在支撑面以内的能力。协调也称为共济，是指个体能平稳、准确、良好地控制运动的能力。平衡和协调受骨骼肌肉系统以及神经系统的控制。由于老年人骨骼肌肉系统老

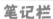

化,神经系统功能退化使得其平衡协调功能减退,而平衡协调功能的减退会影响到老年人的日常生活安全,康复护士必须审慎评估。常用于测量平衡的方法:①观察法,闭目直立试验,又称昂白试验;临床上普遍使用的观察法主要是 Romberg 检查法和强化 Romberg 检查法。②量表评定法,如 Fugl-Meyer 平衡量表(见附录 12)。③平衡测试仪评定法。协调的测量方法常用手、脚及肌肉的配合程度来测量,如指鼻试验、跟膝胫实验、轮替试验等。

(5)语言及言语功能评定　语言是人类特有的认知功能和交际工具。语言符号要在大脑中进行加工、处理,因此大脑是语言的基础。言语是指应用声音来交流的口语,需要发音器官的协调运动共同发出。老年患者除大脑正常老化会对其语言能力有影响以外,其他疾病,如语言中枢病变、咽部肌肉瘫痪等也会影响老年人的语言功能。常用的评估方法:①汉语失语症成套测验,有会话、理解、复述、命名、阅读、书写、结构与使视空间、运用和计算、失语症总结 10 个项目。②汉语标准失语症检查,此检查包括两大部分,第一部分是通过病人回答 12 个问题了解语言的一般情况,第二部分由 30 个分测验组成。

3. 心理-社会状况　心理健康是反映老年人健康的一个重要方面。老年期有其与年龄相关的心理特征及心理问题,慢性病可以诱发和加重这些心理问题的出现,常见的心理反应有失落、焦虑、抑郁、恐惧、愤怒、无助等。这些问题直接或间接的影响老年康复的效果,对老年人的健康造成极大的影响。除此之外,有些功能的限制也可能是由于心理疾病所引起的。例如,患者不停地主诉疼痛,实际上可能是心理拒绝康复所引起,而不是功能的异常。所以评估患者功能时不可忽视生理与心理之间的相互影响。一些心理疾病很容易引起功能的退化及失常,最常见的抑郁、老年性痴呆等疾病,都会使患者日常生活功能受到影响。因此,评估时不可忽视心理的评估。常用的心理评估表有心理状况评估表及抑郁评估表。这两种表格可以用来测量患者的精神状态及情绪反应。

4. 环境　大部分老年患者的康复过程需要在家中进行,其居家环境并无完善的康复治疗设备,所以会影响老年患者康复计划的进行。康复护士应仔细评估老年患者的实际需要、经济能力、社会所能提供的支持以及家中其他成员的生活习惯等,以便能为老年康复患者的康复环境提出合理的建议。

5. 支持系统　老年康复患者家属的支持是其重要的康复原动力。一般老年患者康复动机不明显。此时,家属或亲友有效的支持非常重要,护士应找到对老年康复患者有影响力的人,这样在执行康复计划时才能获得预期的成效。除了家庭的支持以外,社会的支持也非常重要,如独居老人出院以后,社会相关部门若能为独居老人提供安全的居住场所,安排人员定时访问等对老年康复患者也非常重要。

总之,完善及个性化的康复护理评估,是整个康复过程的基础。护士除了评估以上内容以外,还应根据患者的个性化特点进行适当的评估,还要考虑各项评估内容之间的相互影响。另外,评估在康复过程中是持续的,唯有不断地评估,才能更好地监测老年康复患者的康复进展。

(二)康复护理问题的确立

在评估老年康复患者之后,护士对评估所得的资料进行分析和判断,形成特定的康复护理问题。需要注意的是,康复重视的是患者能否执行各项生活所需的功能,而非疾病的诊断。因此,护士在确定问题时,最好能和康复团队的其他成员一起拟订,尊重患者及家属的看法;确定问题以后,需要以对日常生活功能影响的程度来决定解决问题的先后次序,拟订合适的康复计划。

(三)制订老年康复护理计划

康复护理计划要确定康复目标。康复目标分为短期目标和长期目标。

1.**短期康复目标** 短期目标是指从发病到出院期间对老年康复患者进行康复护理,设法保持残存功能及恢复丧失功能,恢复其生活自理能力。这个目标需要的时间因疾病而不同,如偏瘫为3个月到半年,急性心肌梗死为2周到2个月。

2.**长期康复目标** 是指老年人康复出院后对其进行的康复护理,维持和提高其康复疗效,最大限度地改善其生活活动能力。长期康复目标可以分为三个层次:①患者只能执行一些日常生活功能,必须生活在专业机构之中,需要专业人员的照顾;②在家属的协助下可以独立生活,且与家属共居;③恢复患者的独立生活能力。

(四)实施护理措施

康复护理措施应和康复团队成员进行讨论,充分考虑患者自身的期望和能力后制订,制订的措施应该是具体的、可以执行的,并且是有效的。

护理问题:大小便失禁,与老年失能患者神经、肌肉功能减退有关。

护理措施:膀胱功能训练,肠道功能训练,会阴部皮肤护理,预防感染。

(五)护理评价

经积极进行治疗和护理,是否达到:①患者保持残存功能或恢复丧失功能,其生活自理能力提高;②在家人的协助下可以独立生活或恢复患者的独立生活能力;③通过评价结果,修改以往的护理措施,并为下一步制订护理措施提供依据。

第二节　常见康复技术及方法

康复治疗是康复医学的主要组成部分,以团队方式进行工作,康复护理技术包括两大类:一类是作为康复护士需要了解的、与康复密切相关的康复治疗技术,如物理治疗、作业治疗、言语治疗、中国传统治疗等;另一类作为康复护士需要掌握的技术,如体位的摆放、呼吸训练与排痰、吞咽训练、肠道与膀胱护理、心理护理及辅助器具的应用等。康复治疗贯彻早期介入、综合措施、循序渐进、主动参与的原则。

【想一想】
如何判定患者的肌力情况?

一、康复治疗技术

(一)物理治疗

广义的物理治疗,是一种非药物治疗方式,根据人体对物理刺激所产生的生理效应原理来达到治疗和康复效果的一种治疗方式。其基本的治疗方法是利用电、光、水、温度、力、磁及运动等物理因子来刺激人体的生理功能,包括促进新陈代谢、改善血液循环、加强心肺功能、强化肌肉力量、调节关节柔韧性、缓解患者疼痛、克服功能障碍、恢复体能、舒展身心等,最终使患者恢复正常生活活动功能。广义的物理治疗可分为运动疗法和狭义的物理疗法两类。

1. 运动疗法

（1）定义　运动疗法是根据患者的病情和功能,由治疗师借助各种手法或治疗器械以及患者的自身参与,通过主动或被动的活动最大限度地改善和提高患者人体功能的治疗方法,是利用力学因子和运动为主要治疗手段的治疗方法。

（2）治疗作用　改善运动组织(肌肉、骨骼、关节、韧带等)的血液循环和代谢能力;改善关节活动范围、放松肌肉、纠正躯体畸形、止痛;提高肌力、耐力、心肺功能和平衡协调能力;提高神经-肌肉运动控制能力等。

（3）基本种类　包括被动运动、辅助-主动运动、主动运动、抗阻运动、牵伸运动等。运动疗法的内容丰富,主要包括关节活动范围训练、肌力增强训练、协调性训练、平衡功能训练、呼吸训练、体位转换训练、步行训练、医疗体操、易化技术等。

2. 物理疗法　是利用除运动疗法以外的其他物理因子为主要手段的治疗方法。物理疗法对人体的作用方式分为直接作用和间接作用。直接作用是指利用光、电、磁等物理因子直接引起人体组织的生理变化。间接作用是指光、电、磁等物理因子作用于人体后,通过热、电化学或光化学的变化引起体液改变而发挥的作用,或者通过经络穴位而发挥的作用。常见的理疗法有电疗法、光疗法、超声疗法、磁场疗法、石蜡疗法、冷热疗法以及水疗法和生物反馈疗法。

在物理治疗师运用物理疗法来帮助老年患者进行治疗时,护士应做好协助工作,熟知各种疗法的适应证和禁忌证,同时还要处理好老年康复患者的其他护理问题,如大小便失禁、沟通障碍、疼痛、潜在的危险性伤害等。

（二）作业疗法

作业疗法是为恢复患者功能,有目的的从日常生活活动、职业劳动中选择一些作业,对功能残障或残疾的患者进行训练,改善和提高患者各种功能水平的康复治疗方法。作业疗法有如下作用:帮助患者提高生活自理能力,如通过日常生活活动的训练,可以锻炼患者穿衣、进食、翻身、行走、如厕等能力;改善患者肢体功能,如通过功能性作业训练中的自行车运动,可以增大患者髋膝关节的活动范围;改善认知和感知功能;克服心理障碍,通过各种作业活动,可以调节患者情绪,增强克服困难的信心。常见的作业种类按作业名称分为编制作业、木工作业、黏土作业、金工作业、制陶作业、认知作业、治疗性游戏等。

（三）言语治疗

言语障碍常见于大脑病变,老年人脑血管病变造成的言语障碍最为常见。言语治疗是对各种言语障碍进行治疗,包括通过言语方式对患者进行治疗,也包括用其他各种沟通交流工具(文字、符号、肢体语言等)训练其交流能力。言语治疗的作用:一是提高患者的语言理解能力和表达能力,后者不仅仅是指语言表达能力还包括阅读理解能力、肢体语言表达能力、书写能力和听觉能力,最终使患者恢复语言交际能力;二是促进患者调整由于言语交流困难所引起的心理障碍,树立其长期训练的信心。

（四）心理治疗

心理治疗是运用心理学的方法,治疗患者的认知、情绪、行为等方面问题的方法。心理治疗必须在良好的治疗关系基础上,有经过专业训练的治疗师对患者进行帮助,消除或缓解患者的心理问题或障碍,以促进其人格向健康、协调的方向发展。心理治疗是康复患者不可缺少的康复手段。具体内容可参见护理心理学有关内容。

(五)中国传统治疗

中国传统的康复疗法是指在中医学理论指导下对患者进行康复治疗的方法,其主要手段包括针灸、中药、推拿、拔罐、传统运动、食疗和环境疗法。祖国传统医学的康复是一种整体康复、综合调治的学术思想,其内涵博大精深。早在两千多年前,我国就开始采用按摩、气功、针灸等方法进行功能的康复。经过多年实践经验的总结,逐渐形成独具中国特色的康复治疗手段,常常配合其他康复治疗方法共同促进疾病的康复。

1. 针灸疗法 针灸治疗疾病,是在中医基本理论指导下,运用针刺和艾灸的方法对人体腧穴进行刺激,通过经络的作用,影响脏腑,达到治病的目的。包括针法和灸法。针法又叫刺法,是用金属制成的针,刺入人体一定的穴位,运用手法,以调整卫气营血;灸法主要是用艾绒为主要原料制成的艾炷或艾条点燃后,在人体一定穴位上烧灼温熨,通过经络传导,起到温经通络、行气活血、消肿散结、散寒除湿等功效。针灸疗法具有历史悠久、安全可靠、简便易行、不良反应少的特点,几千年来深受广大人民群众的欢迎。

古代医家在长期医疗实践中,总结出针灸有调和阴阳、扶正祛邪、疏通经络的作用。现代研究表明针灸有镇痛作用、调节机体功能的作用、增强免疫功能的作用。

2. 推拿疗法 推拿是指通过手、肘、膝、足或器械等在人体体表的特定部位或穴位进行各种手法来防治疾病的一种治疗方法。中医认为推拿具有活血化瘀、舒筋通络、理筋整复、调整气血及内脏功能的作用。现在医学研究证明推拿具有以下功能:调节神经功能、改善血液和淋巴循环、促进组织修复、纠正解剖位置异常、改善关节的活动度。

3. 太极拳 太极拳是以太极的哲理指导的运动。太极源自于我国古代的哲学思想,被认为宇宙间派生万物之根本,包括阴阳两对立面,动而生阳,静而生阴,对立而统一。目前,康复疗法中常用的太极拳是 1956 年国家体育委员会专家编创的 24 式简化太极拳。

4. 易筋经 易筋经就是通过活动肌肉、筋骨使身体强壮的方法。对老年康复人群,易筋经可以防止肌肉萎缩,促进血液循环,增强身体各系统功能。

5. 五禽戏 由名医华佗所创,主要是通过模仿虎、熊、猿、鹿、鸟五种动物的动作特征,形神兼练,达到强身健体,防病治病的目的。

6. 气功 调身、调心和调息是气功的三大内涵。调身是指调整体位姿势使全身放松的锻炼,调心是指让思想入静和守意的锻炼,调息是指呼吸及行气的锻炼。三者要相互协调,密切结合才能达到防病治病、延年益寿的目的。

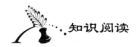 知识阅读

华佗之贡献

华佗是三国著名医学家。少时曾在外游学,钻研医术而不求仕途。

他医术全面,尤其擅长外科,精于手术,被后人称为"外科圣手""外科鼻祖"。他曾用"麻沸散"使患者麻醉后施行剖腹手术,是世界医学史上应用全身麻醉进行手术治疗的最早记载。又仿虎、鹿、熊、猿、鸟等五种动物的动作创编了一套防病、治病、延年益寿的医疗气功。使长期练习者手足灵活,血脉通畅,还能防病祛病。

二、康复护理技术

(一)体位摆放

1.定义　体位是指人的身体所保持的姿势或某种位置。在临床上通常是指患者根据治疗、护理以及康复的需要所采取并能保持的身体姿势和位置。正确的体位摆放具有预防、减轻痉挛或畸形的出现、使躯干和肢体保持功能位状态的作用,定时更换体位有助于预防并发症的发生。在康复护理中,护士应根据疾病的特点,协助并指导患者摆放正确、舒适的体位。康复护理中常用的体位摆放技术有良肢位、功能位、烧伤患者抗痉挛体位等。

2.常见体位

(1)脑损伤病人的良肢位摆放　在急性期时,大部分脑损伤病人的患侧肢体呈弛缓状态。急性期过后,病人逐渐进入痉挛阶段。大部分病人的患侧上肢以屈肌痉挛占优势,患侧下肢以伸肌痉挛占优势。长时间的痉挛会造成关节挛缩、关节半脱位和关节周围软组织损伤等并发症。早期实施良肢位的摆放可有效预防各种并发症的发生,为后期的康复打下良好的基础。脑损伤病人的良肢位摆放包括患侧卧位、健侧卧位、仰卧位、床上坐位等。

(2)骨关节疾病病人的功能位摆放　功能位有利于肢体恢复日常生活活动,例如梳洗、进食、行走等,即使发生挛缩或僵直,只要做出最小的努力就可获得最基本的功能。在临床上,常采用绷带、石膏、矫形支具、系列夹板等将肢体固定于功能位。

(3)烧伤病人抗挛缩体位　在烧伤的急性期,正确的体位摆放,可减轻水肿,维持关节活动度,防止挛缩和畸形,以及使受损伤的功能获得代偿。烧伤病人常常感觉非常不适,多采取长期屈曲和内收的舒适体位,极易导致肢体挛缩畸形。抗挛缩体位原则上取伸展和外展位,但不同的烧伤部位体位摆放也有差异,也可使用矫形器协助。

(二)吞咽训练

1.吞咽训练的目的

(1)改善摄食吞咽的功能。

(2)改变或恢复经口进食的方式,早日拔除鼻饲管等。

(3)预防和减少并发症。

(4)改善患者的营养状态,增强康复的信心,有利于其他功能的恢复。

2.吞咽训练的原则

(1)综合评估确定患者的吞咽障碍程度和吞咽障碍类型。

(2)个体化针对不同的患者,制定不同的吞咽训练方法。

（3）循序渐进,根据患者的功能障碍情况进行治疗和训练,并逐步增加进食量。

（4）在治疗和训练的基础上,通过合理的刺激,促进吞咽的功能恢复。

3.吞咽训练方法　在康复护理中,吞咽训练方法主要应用于脑卒中、颅脑外伤、帕金森病等神经系统疾病导致的神经源性吞咽障碍病人。吞咽训练包括基础训练和摄食训练。

（1）基础训练　又称间接训练,是针对与摄食、吞咽活动有关的器官所进行的功能训练。基础训练包括口腔器官运动训练、冷刺激、呼吸训练和有效咳嗽训练等。①口腔器官运动训练。口腔器官运动训练的目的是加强唇、下颌、舌运动及声带闭合运动控制,强化肌群的力量及协调,从而提高吞咽的生理功能。包括以下几种:局部肌肉运动训练:主要是下颌、腮部及唇部的肌肉运动训练。让老年人进行皱眉、闭眼、鼓腮、张口、闭口、微笑等表情及动作的训练,改善面颊部肌肉的紧张性,促进其主动收缩功能的恢复,特别要注意咀嚼肌的肌力、肌张力以及下颌的训练。舌训练:舌部被动运动是护士用纱布包住病人的舌尖,用手牵拉舌头向各个方向运动,有助于降低舌肌张力;舌部主动运动是让病人进行舌前伸、后缩、侧方顶颊部、唇齿间卷动转圈、弹舌等主动运动,以利于提高舌运动的灵活性;舌部抗阻运动是指导老年人将舌抵向颊后部,护士用手指指其面颊某一部位,老年人用舌顶推,以增强舌肌的力量。②冷刺激。可将棉签在碎冰块中放置数秒,然后将冰凉的棉签置于病人口内前咽弓处平稳地垂直方向摩擦4~5次,然后做一次吞咽动作。冷刺激可以诱发和强化吞咽反射。③呼吸训练和有效咳嗽训练。对老年人进行早期呼吸训练和有效咳嗽训练是功能恢复的重要环节。可指导老年人采用腹式呼吸、缩唇呼吸训练,并强化训练老年人进行有效咳嗽,通过强化提高呼吸系统的反应性,达到排出分泌物、预防误吸的目的。

（2）摄食训练　又称直接训练,是实际进食活动的训练。当老年人的吞咽反射恢复后,才可试行摄食训练。①进食体位。根据老年人身体状况、饮食习惯及吞咽障碍的程度,选择既安全有利于进食,又容易被病人接受的体位。半卧位:如果老人不能坐起,可取仰卧位将床头摇起,使老年人躯干置于30°~60°半卧位,头部前屈,偏瘫侧颈下用小软枕或毛巾垫起,偏瘫侧肩部以软枕垫起,喂食者位于老年人的健侧。坐位:只要病情允许,就应鼓励老年人坐起进食。进食时,让老年人全身放松,头部略向前倾,颈部微微弯曲,躯干直立,患侧手放在桌子上。②食物选择。应根据老年人饮食特点及吞咽障碍的程度,选择老年人喜爱的营养丰富且易消化的食物。在进食时,可将食物调成糊状,使食物易于形成食团,利于吞咽。③喂食方法。掌握一口量,即每次最适于吞咽的入口量。正常成人约20 ml,对老年人先以3~4 ml开始,以后酌情增加至1汤匙为宜。护士应用薄而小的勺子从老年人的健侧喂食,尽量把食物放在舌根部。少量多餐。进食后30 min内不宜翻身、叩背、吸痰等操作(抢救等特殊情况除外),并采取半坐卧位或坐位,尽量减少刺激,以防反流、误吸的发生。④改变吞咽的方法。空吞咽与吞咽食物交替进行,可在一次吞咽食团后,再做几次空吞咽,使口腔中无残留食物后再进食;也可在进食吞咽后再给病人饮少量水(1~2 ml),以促进口腔内食物残渣的清理,防止误吸的发生;侧方吞咽:咽部两侧的梨状隐窝是最容易残留食物的地方,让病人分别向左、右侧转头,同时做吞咽,可以使同侧的梨状隐窝变窄,挤出残留食物;点头样吞咽:会厌谷是另一处容易残留食物的部位,当颈部后屈时,会厌谷变得窄小,残留食物可被挤出,然后,颈部尽量前屈,形似点头,同时做空吞咽动作,可保护气道,减少食物残留。⑤注意事项。创造一个良好的进食环境,减少各种外部因素的干扰;开始训练时时间不宜过长,防止病人急躁和疲劳,以后视情况逐渐延长时间;指导家属掌握吞咽训练的方法、喂食的方法、食物的选择以及并发症的监测等。

(三)排痰技术

排痰技术又称气道分泌物去除技术(secretion removal techniques),具有促进呼吸道分泌物的排出、维持呼吸道通畅、减少反复感染的作用。排痰技术主要包括有效咳嗽、辅助咳痰技术、叩击、振动等方法。

1.有效咳嗽训练(effective cough training) 咳嗽是一种防御性反射,当呼吸道黏膜上的感受器受到刺激时,可引起咳嗽反射。无效的咳嗽只会增加老年人的痛苦和体力消耗,加重呼吸困难和支气管痉挛。因此,控制无效咳嗽,掌握有效咳嗽的方法和时机,是非常有必要的。

有效咳嗽训练方法:将老年人安置于舒适和放松的位置,指导老年人在咳嗽前先缓慢深吸气,吸气后稍屏气片刻,快速打开声门,用力收腹将气体迅速排出,引起咳嗽。一次吸气,可连续咳嗽3声,停止咳嗽,并缩唇将余气尽量呼尽。之后平静呼吸片刻,准备再次咳嗽。如深吸气可能诱发咳嗽,可断续分次吸气,争取肺泡充分膨胀,增加咳嗽频率。咳嗽训练一般不宜长时间进行,可在早晨起床后、晚上睡觉前或餐前半小时进行。

2.辅助咳嗽技术(assisted cough techniques) 辅助咳嗽技术主要适用于腹部肌肉无力、不能引起有效咳嗽的老年人。让老年人仰卧于硬板床上或坐在有靠背的椅子上,面对着护士,护士的手置于老年人的肋骨下角处,嘱老年人深吸气,并尽量屏住呼吸,当其准备咳嗽时,护士的手向上向里用力推帮助老年人快速呼气,引起咳嗽。如痰液过多可配合吸痰器吸引。

3.叩击(percussion) 护士五指并拢,掌心空虚,呈杯状,在老年人胸壁部位进行有节律的快速叩击(80～100次/min),每一部位叩击2～5 min,这种操作不应该引起疼痛或者不适。对敏感的皮肤应防止直接刺激,可以让老年人穿一件薄的柔软舒适的衣服,或者在裸露的身体上放一条舒适轻薄的毛巾,避免在骨突部位或者是女性的乳房区做敲打。由于叩击是力量直接作用于胸壁的,因此存在凝血障碍、肋骨骨折的病人禁用此方法。

4.振动(vibration) 两只手直接放在老年人胸壁的皮肤上并压紧,当老年人在呼气的时候给予快速、细小的压力振动,每次30～60 s,每一部位振动5～7次。振动法有助于纤毛系统清除分泌物。

(四)膀胱护理

1.膀胱护理目的 是恢复和改善患者的膀胱功能,降低膀胱内压力,减少残余尿,控制和消除泌尿系统并发症的产生,提高患者生活质量,包括导尿术、膀胱功能训练、电刺激等。

2.导尿术 包括间歇导尿术、经尿道留置导尿术、耻骨上膀胱造瘘等。

(1)间歇导尿术 指不将导尿管留置于膀胱内,仅在需要时插入膀胱,排空后即拔除的技术。间歇导尿可使膀胱间歇性扩张,有利于保持膀胱容量和恢复膀胱的收缩功能。间歇导尿被国际尿控协会推荐为治疗神经源性膀胱功能障碍的首选方法。

（2）经尿道留置导尿术　是用无菌技术经尿道将大小合适的导尿管插入膀胱并长时间留置以引流尿液；在临床上通常使用双腔气囊导尿管进行留置导尿。导尿管末端与密闭式集尿袋相接。目的主要是为了引流尿液，预防因膀胱过度膨胀或膀胱内压力过高引起的上尿路损害；另外，对于尿失禁或会阴部有伤口的病人，留置导尿可保持会阴部清洁干燥。

（3）耻骨上膀胱造瘘　指由下腹部耻骨联合上缘穿刺进入膀胱，放置导管将尿液引流到体外的一种方法，分为暂时性和永久性两种。

3.膀胱功能训练　膀胱功能训练包括盆底肌训练、尿意习惯训练、代偿性排尿训练、反射性排尿训练等。

（1）盆底肌训练　嘱病人在不收缩下肢、腹部及臀部肌肉的情况下自主收缩提高肛门，维持 10 s，放松，重复。3 次/d，每次 3～5 min。这种训练方法可以减少漏尿的发生。

（2）尿意习惯训练　在特定时间内进行，如晨起、睡前或餐前 30 min，鼓励病人如厕排尿。白天每 3 h 排尿 1 次，夜间排尿 2 次，可结合老年人具体情况进行调整。这种训练同样可减少尿失禁的发生，并能逐渐帮助老年人建立良好的排尿习惯。

（3）代偿性排尿训练　①Crede 按压法：用拳头放置于病人脐下 3 cm 处深按压，并向耻骨方向滚动，动作缓慢柔和，同时嘱老年人增加腹压帮助排尿。②Valsalva 屏气法：取坐位，身体前倾，屏气呼吸，增加腹压，向下用力做排便动作帮助排出尿液。

代偿性排尿训练会增加膀胱内压，不适合用于膀胱逼尿肌反射亢进、逼尿肌括约肌失协调、膀胱出口梗阻、膀胱-输尿管反流、尿道异常的老年人；患有颅内高压、心律失常或心功能不全等的老年人也不适合进行代偿性排尿训练。

（4）反射性排尿训练　在导尿前 30 min，通过寻找刺激点，如轻轻叩击耻骨上区或大腿上 1/3 内侧，牵拉阴毛、挤压阴蒂（茎）或用手刺激肛门诱发膀胱反射性收缩，产生排尿。反射性排尿应用范围有限，仅适用于一些特殊病例。

4.膀胱护理的注意事项　首先要接受尿流动力学检查，以确定膀胱类型并制订安全的康复护理计划。根据老年人情况、日常生活活动能力、家庭支持情况等综合因素评估，选择合适的膀胱训练方法。

（五）肠道护理技术

1.目的　帮助患者建立排便规律，消除或减少由于失禁造成的难堪，预防因便秘、腹泻和大便失禁导致的并发症，从而提高生活质量。肠道护理技术包括指力刺激、手指挖便、腹部按摩、肠道功能训练、药物使用指导、饮食指导等多种方法。

2.肠道护理技术

（1）指力刺激（digital stimulation）　可协助老年人左侧卧位，护士的示指或中指带指套，涂润滑油，缓缓插入肛门，用指腹一侧沿着直肠壁顺时针转动。每次指力刺激可持续 15～20 s，直到感到肠壁放松、排气、有粪便流出。如果发现老年人肛门处有粪块阻塞，可先用手指挖便方法将直肠的粪块挖清，然后再进行指力刺激。指力刺激可诱发肠道反射，促进粪团的排出。

（2）腹部按摩　在指力刺激前或同时，可进行腹部顺时针按摩。让老年人屈膝，放松腹部，护士用手掌自右向左沿着病人的结肠解剖位置（升结肠、横结肠、降结肠、乙状结肠）方向，即自右下腹、右上腹、左上腹、左下腹做顺时针环状按摩，促进肠道蠕动,从而加速粪团的排出。

(3)肠道功能训练　包括盆底肌训练、腹肌训练、模拟排便训练等。

1)盆底肌训练　见膀胱功能训练。

2)腹肌训练　通过腹肌的训练,可增强腹肌的收缩能力,提高排便时的腹内压,从而有助于粪便的排出。腹肌训练的常用方法有仰卧直腿抬高训练、仰卧起坐等。

3)模拟排便训练　选择适当的排便环境,根据老年人以往的排便习惯安排排便时间,指导病人选取适宜的排便姿势,最好采取坐位,嘱老年人深吸气,往下腹部用力,模拟排便。每日定时进行模拟排便训练,有助于养成定时排便的良好习惯。

4)药物使用　药物可使用通便剂,如甘油等,软化粪便,润滑肠壁,刺激肠蠕动而促进排便。在通便药效不佳时,可用小量不保留灌肠促进排便。

5)饮食与运动　多进食水果、蔬菜及粗粮等高纤维素、富含营养的食物,多饮水。指导老年人适当运动,增强身体耐力,进行增强腹肌和盆底肌的训练。

3.肠道护理注意事项　无论是何种类型的神经源性大肠病变,在进行规律的肠道护理之前,应先将肠道中积存的粪便排清。肠道训练的时间要符合老年人的生活规律,并根据老年人的情况进行调整和评价。当老年人出现严重腹泻时,注意对肛周皮肤保护,防止肠液刺激皮肤发生破溃。室内应及时开窗通风,保持空气清新,去除不良气味。便秘也是导致脊髓损伤病人自主神经反射异常的主要原因之一,因此应监测有脊髓损伤的老年人自主神经反射异常的临床表现,并及时排除肠道原因。

(六)心理护理

运用心理学的理论和技术,以良好的人际关系为基础,通过各种方式或途径,积极影响和改变患者的不良心理状态和行为,以解决患者的心理健康问题。要做好心理护理,首先,要建立良好的沟通环境,这是心理护理的基础。其次,做好心身治疗相结合,心理因素和躯体因素互为因果并相互影响。因此,对躯体治疗的同时,充分发挥心理护理的作用,以减轻消极因素。最后,坚持自主性原则,自我护理是一种心理健康的表现,是一种为了自己的生存、健康所进行的活动,应在医护人员的指导下积极参与自身的康复护理过程。心理护理方法包括环境的要求、放松疗法、倾听、解释、指导等。

【请回答】
如何指导患者选择和使用轮椅?

(七)行走辅助器的使用

1.手杖　有简单型、三脚杖、四脚杖。手杖是健侧使用,使用时手肘为15°,双肩自然下垂,手杖和患肢一起前进。

2.拐杖　分前臂拐杖和腋拐杖,在患者上臂支撑力量较好时使用,根据患者的情况,可以单侧或双侧使用,使用时让手臂支撑力量,不能用腋下支托。腋杖使用时杖面应与腋下保持两指宽的距离,使用时手肘为20°~30°。

3.助行器　有无轮型、二轮型、四轮型及前臂支撑型,适用于需要支持才能站立的患者。

 同步练习

一、选择题

1.有关失能概念的描述,以下正确的是　　　　　　　　　　　　　　　( )

A.失能就是残疾

B.失能仅指身体的能力丧失

C.失能是指个体能力完全丧失

D.个体完成日常生活活动的能力部分丧失

E.个体完成集体生活的活动能力丧失不属于失能

2.吞咽训练的目的不包括　　　　　　　　　　　　　　　　　　　　　　（　　）

A.改善摄食吞咽的功能　　　　　　　　B.改变或恢复经口进食的方式

C.预防和减少并发症　　　　　　　　　D 改善患者的营养状态

E.确定患者的吞咽障碍程度

3.护理人员在康复护理中具有以下作用　　　　　　　　　　　　　　　　（　　）

A.病情的观察者　　　　　　　　　　　B.康复治疗的实施者

C.治疗组的协调者　　　　　　　　　　D.康复治疗的教育者

E.以上都是

4.老人患病后康复出院,下列哪项不是康复护士对其护理的目的　　　　　（　　）

A.增加老年患者自我照顾的能力

B.帮助老年人去除或减低自我照顾时所受的限制

C.教育患者家属如何对老年人进行照顾

D.尽量让老人多休息,不让老人做事情

E.评估并改善老人的居家环境

5.老年中风患者,中风后左侧上肢可以在床面移动,但不能抬离床面。该患者左侧上肢的肌力

为　　　　　　　　　　　　　　　　　　　　　　　　　　　　　　　（　　）

A.1 级　　　　　　　　　　　　　　　B.2 级

C.3 级　　　　　　　　　　　　　　　D.4 级

E.5 级

6.康复护理中,评估老年康复患者,以下说法不正确的是　　　　　　　　（　　）

A.护士对评估所得的资料进行分析和判断

B.康复重视的是患者能否执行各项生活所需的功能

C.非疾病的诊断

D.护士在确定问题时,最好能和康复团队一起拟定

E.不用尊重患者及家属的看法

二、病例分析题

1.男性,60 岁,因"情绪激动后倒地,呼之不应,大小便失禁 2 h"入院,查体:神志清楚,失语,左上肢体肌力 0 级,左下肢肌力 2 级。头颅 CT 检查显示:右侧内囊区呈高密度影,体温 36.5 ℃,脉搏 92 次/min,呼吸 24 次/min,血压 180/100 mmHg。经过 3 周的治疗现处于康复治疗阶段,患者过于依赖子女的照顾,由于其子女还需要工作,所以感到照顾老人的压力较大。

问题:

(1)患者左上肢的肌力是几级? 如何评定?

(2)如何指导患者使用行走辅助器?

(3)目前患者最主要的心理问题是什么? 如何解决?

(4)患者的社会支持系统存在什么问题?

2.患者,男,67 岁,退休工人。由于行动困难,外出要靠子女用轮椅接送。到医院康复科就诊咨询,希望借助合适的辅助器具,能够自己外出,以减轻家人的护理负担。功能性评估:双下肢肌力 2 级,上肢肌力 4 级,肌张力不高,坐位平衡良好,站立时平衡功能存在障碍,日常生活部分能够自理。居住环境评估:卫生间的门较窄为 75 cm,厕所旁无扶手,门口有台阶,出行不便。

问题：

（1）请列出该患者适合配用的辅助器具种类。

（2）试述对该患者居住环境如何进行改造？

（宋润珞）

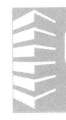

第九章
老年患者的护理伦理

案例

　　临床工作中,总是会出现一些不容易决定的状况,判断是非的界限模糊,给医务工作者带来不同程度的烦恼。例如:肾病专科病房,目前只有一位患者做肾脏捐献,但有其他两位患者健康状况都不容乐观,均需在近期尽快接受肾脏手术,否则可能会出现生命问题。其中一位是18岁刚考上某重点大学的大学生,对生命充满了爱和激情,另一位是退休在家的65岁老人,对生命仍然充满了渴望。

　　问题:

　　1. 试问该给哪位患者进行肾部手术?

　　2. 什么因素决定你选择这位患者,有何依据?

　　3. 选择这位患者后如何给另外一位患者解释?

　　《中国老龄事业发展报告(2013)》由中国老龄科学研究中心编写、社会科学文献出版社出版的我国第一部老龄事业发展蓝皮书,客观、全面分析了中国人口老龄化的发展态势,并指出截止至2012年年底,中国老龄人口数量占总人口的14.8%,达到1.94亿,高龄老年人、失能老年人、慢性病老年人、空巢老年人人口规模的上升及"未备先老""未富先老"等问题和困难日益凸显。在医疗护理工作中,老年人的健康问题常涉及特殊的伦理问题,出现经济、传统道德以及社会环境等冲突,老年伦理问题已成为亟待解决的老年问题之一。面对人口老龄化的必然趋势,应加强护理伦理学习的认知和修养,提高护理伦理道德水平,因此研究老年护理的伦理问题并积极寻找相应的解决方案具有重要意义。

第一节　概　述

　　老年护理伦理源于老年护理学,是老年护理学和伦理学的交叉学科,依据伦理学的理论和原则指导老年护理伦理实践。

笔记栏

一、老年护理伦理的相关概念

(一)伦理学

伦理学是对人类道德生活进行系统思考和研究的一门科学,也称为道德哲学或道德学。伦理学的研究对象是道德现象,基本问题是道德和利益的关系问题,按照内容一般可分为描述性伦理学、元伦理学(分析伦理学)和规范伦理学。

(二)医学伦理学

医学伦理学是运用伦理学的基本原则、理论和方法解决医疗实践和医学科学发展中人与人之间、医学与社会之间的关系形成的学科,是伦理学和医学交叉的一门学科,研究对象主要为医德现象和医德关系。医学伦理学包括医德理论、基本原则、范畴、规范、实践、难题等内容。

(三)护理伦理学

护理伦理学是伦理学的一个分支,是研究护理职业道德的科学,运用一般伦理学原理解决护理科学发展中,尤其是护理实践中护理人员之间、护理人员与他人之间、护理人员与社会之间关系的护理道德意识、规范及行为的科学。护理伦理学的研究对象是护理道德现象、护理道德关系及护理道德规律。

(四)老年护理伦理

老年护理伦理在老年护理学、伦理学、护理伦理学、护理社会学的基础上形成的,是多门学科相融合的产物,研究老年护理中的道德问题,运用伦理学的方法指导老年护理实践,包括社区老年护理伦理、家庭老年护理伦理、隔代护理伦理、老年相互护理伦理、老年营养护理伦理、老年临床护理伦理、老年自我护理伦理、老年保健护理伦理及老年心理护理伦理等内容。

二、老年患者护理的伦理规范

(一)伦理原则

1.尊重原则　汉语中尊重是指"尊敬或敬重""重视并严肃对待",在医疗人际关系中,护士处于主动地位,对待处于被动地位的患者,可能会产生无意、有意或习以为常的不尊重,而患者对尊重与平等的要求未被满足,易造成尊重的供求矛盾。尊重则意味着对患者权利、隐私、人格及尊严等具体内容的尊重,与患者的社会地位、职业特点、言谈举止、经济能力、生活方式无关,职业性的尊重应是无道德评判的、无功利的、纯粹的、不带有价值观色彩的,不应掺入其他因素造成差别性尊重。

2.自主原则　自主是指患者可以不受外人的干涉和影响,自行决定的权力。临床实践中知情同意是实现患者自主性常见的途径,指患者有权知道自己的病情,并有权决定接受治疗或者放弃治疗。自主原则已成为国际生命伦理学研究的重要原则之一,医务人员应以患者为中心,充分尊重患者的自主权。自主原则并不适用于所有的患者,特殊情况下如患者失去行为能力、现场无家属而需急救时,医务人员可行驶特殊干涉权。自主原则没有绝对性,以不违背法律法规、社会公共道德及社会公共利益为前提,若患者自主权和上述前提相矛盾,医务人员可酌情拒绝患者的要求,如患者要求非法堕胎、违规使用镇静催眠药物等,则医务人员有权拒绝。

3.不伤害原则　医疗工作中不使患者受到不应有的伤害的原则,是医疗行业应遵循的伦理原则中的基本原则。主要体现在不可有意伤害患者、伤害最小化、对受益与伤害进行权衡等方面,临床实践中应以是否对患者有利为准则,尽量将伤害的程度降到最低,评估和权衡采取某种方案时患者的受益与伤害,当受益大于伤害并且伤害可接受时,该方案才合乎伦理。不伤害原则无绝对性,具有相对性,如当代许多医疗防治措施可对患者造成不同程度的伤害,如药物的毒副作用、手术创伤、灌肠等导致的不适和痛苦等,已不可避免地给患者的身心造成一定的损伤,医务人员应尽量降低伤害的程度。

4.公正原则　任何人在生命面前都是平等的,医务人员在医疗服务中应公平的对待每一位患者,使每一位公民平等享有诊疗机会、医疗资源及医疗服务等。公正原则主要体现在人际交往公正和资源分配公正两个方面。人际交往公正主要是指平等对待患者,和患者交往时一视同仁,不可因为患者的经济条件、社会地位以及医务人员的个人好恶等厚此薄彼。资源分配公正是指公平的优化设置和利用医疗卫生资源,临床实践中,针对手术机会、住院床位等医药卫生资源分配问题,应依次按照医学标准、社会价值标准、家庭角色标准、科研价值标准、余年寿命标准综合权衡,进行筛选,以确定稀缺资源优先享有者资格,其中医学标准是首要标准。

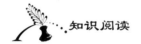

知识阅读

中华人民共和国医学生誓词
(1991 年中华人民共和国国家教委高等教育司颁布)

健康所系、性命相托。

当我步入神圣医学学府的时刻,谨庄严宣誓:

我志愿献身医学,热爱祖国,忠于人民,恪守医德,尊师守纪,刻苦钻研,孜孜不倦,精益求精,全面发展。我决心竭尽全力除人类之病痛,助健康之完美,维护医术的圣洁和荣誉。救死扶伤,不辞艰辛,执着追求,为祖国医药卫生事业的发展和人类身心健康奋斗终生!

(二)老年患者护理的伦理规范

1.尊重、理解老年人　尊重老年人是中华民族优良的传统美德,是尊重社会发展规律和历史的表现。老年人为社会奉献了自己的青春年华,做出了重大的贡献,具有丰富的知识和实践经验,在工作、家庭、社会中具有一定的地位,理应受到尊重。离开工作岗位、家庭住进医院,陌生的环境和陌生的人群会使患者产生焦虑、孤独、痛苦、无助、自卑等情绪。与患者接触较多的护理人员,应尊重、理解患者的心理变化,倾听患者的要求和建议,尽量满足患者的合理需求,如果条件达不到或者要求不合理时,要诚恳耐心地进行解释,消除患者不良的情绪。同时,称谓要恰当,做到一视同仁,并尊重患者的人格、隐私以及生活习惯等,使患者产生舒适感和安全感。

2. 严谨、细致观察病情变化　由于老年患者特殊生理的特点,会处于易患病、症状不典型、多种疾病并存、病情复杂多变等状态,护理人员应严谨制订合适的护理计划并实施,细致观察患者的病情变化,尤其是长期卧床以及病情危重的患者,增加夜间巡视的次数,提高警惕,严密观察生命体征、意识状态、瞳孔的变化。老年人服药后易发生药物不良反应,应注意观察用药后是否有副作用或过敏反应。部分患者因病情较重或疼痛等因素经受不住疾病的折磨而出现沮丧、抑郁、焦虑等情绪,甚至会放弃治疗或轻生,护理人员应细心的观察患者的心理变化,及时进行疏导,预防意外的发生。

3. 耐心、周到的护理患者　老年患者一般伴有不同程度的健忘、耳聋、眼花、行动不便,护理人员应具备足够的耐心、爱心及责任感,积极主动、不厌其烦、体贴周到的照顾患者。如详细的交代服药的注意事项,针对健忘者可按时提醒患者按要求服药,预防漏服、错服等现象;长期卧床者由于血液循环不良易诱发压疮,应做到"五勤",即勤翻身、勤按摩、勤擦洗、勤整理、勤换洗;老年人视、听能力减退,平衡能力降低以及其他因素,容易跌倒,护理人员应创造安全的环境,加强安全护理。

4. 有效沟通　护理人员和老年患者沟通时,应依据老年人的特点选择可操作的、有效的沟通方式,包括语言和非语言的沟通。提供适宜交流的氛围,交流时护理人员可放慢语速、耐心的解释,鼓励患者进行谈话。患者在适应和生活自理等方面做出任何一点进步都要给予鼓励、肯定的语言,学会倾听,注意眼神的交流,避免使用刺激性语言。对于各种因素导致的无法顺利表达自己和理解沟通内容者,可适当地运用触摸、手势、眼神、微笑等非语言沟通,使患者感到温暖亲切。

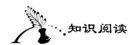知识阅读

南丁格尔誓言简介

佛罗伦萨·南丁格尔(Florence Nightingale,1820—1910 年),英国,近代护理教育创始人。南丁格尔的主要贡献有:1860 年在伦敦圣托马斯医院创办了世界上第一所正规的护理学校,撰写了《医院札记》及《护理札记》等著作指导护理工作,创立了整套的护理制度,开办了科学的护理专业等。为了纪念南丁格尔对护理事业做出的巨大贡献,1912 年国际护士理事会将她的生日 5 月 12 日定为国际护士节,同年国际红十字会设立"南丁格尔奖章",为世界各国优秀护士的最高荣誉奖。本誓约是南丁格尔为护士所立。南丁格尔誓言内容如下:

余谨以至诚,于上帝及公众面前宣誓:终身纯洁,忠贞职守,竭力提高护理专业标准,勿为有损之事,勿取服或故用有害之药,慎守患者及其家务之秘密,竭诚协助医师之诊治,务谋病者之福利。

第二节 常见老年伦理问题

医务人员在临床工作中不可避免地会遇到一些难以决定、没有明确标准的情境，随着人类社会的发展，老年人对生命的质量和长度的要求越来越高，对所提供护理的侧重点也会有所改变，尤其是老年伦理问题，常见的老年伦理问题如下。

一、临终关怀的伦理问题

(一)临终关怀的伦理冲突

1. 保密原则与知情同意原则的冲突　护理实践中，应尊重患者的隐私，并适当、有针对性的保护患者隐私，对于癌症患者，一般提倡保护性的医疗措施，即隐瞒患者病情，以防患者心理承受不了打击。而知情同意则要求医护人员应向患者提供真实、可靠的信息，让患者及其家属充分思考后自主选择。在临终关怀服务中，究竟是遵守保密原则还是告知患者，医护人员会时常遇到保密原则和知情同意原则相冲突的问题。

2. 医学人道主义和医疗资源不均的冲突　救死扶伤是广大医护人员根深蒂固的观点，基于医学人道主义，医护人员会竭尽全力抢救生命垂危的患者，家属未放弃治疗却已无抢救希望的患者，不仅无法提高甚至会降低患者的生命质量，而且消耗家属大量的精力、财力以及大量的社会资源。有些患者仍有救治希望，却因经济因素或其他因素导致无法继续治疗，这种情况下，存在着医学人道主义和医疗资源分配不均的冲突。

3. 传统孝道与减轻痛苦的冲突　中国人重视现实世界的生活，难以接受死亡，回避并恐惧死亡，基于中国传统孝道文化，老年人生病时，晚辈会替老人做出认为正确的选择，期望延缓患者的生命，而某些情况下，患者的死亡是不可避免的，竭力维持患者的生命实质上是延长患者的痛苦。护理人员的基本职责和任务之一是减轻痛苦，帮助患者尽可能舒适的带病生活，提高临终患者的生活质量，减少不必要的治疗和医疗服务，减轻患者的痛苦。当传统孝道和减轻痛苦相矛盾的情况下，仍然存在着如何选择的困惑。

(二)临终关怀的伦理对策

1. 尊重患者的自主权　秉着维护患者自身利益的原则，可依据患者的心理状态和实际需要，适当的告知患者及其家属病情信息，和患者家属耐心沟通、商量该采取何种方式向患者告知病情。尊重患者的自主权，关注患者的个人意愿，妥善的运用沟通方式，让临终老人在知情的情况下，自行选择存活方式，无论是何种治疗方式，都应该让患者有思想准备，让患者能够安详地度过人生最后一程。

2. 转变医疗观念　医护人员应该转变医疗观念，人性化的照顾临终患者，提高患者的生命质量。面对无法避免的死亡，不应单单以阻止死亡、延缓生命为己任，必要时考虑如何减轻患者的痛苦，使患者安详且有尊严地离开人世。但是由于医疗及人性的复杂性，许多情况下需考虑患者及其家属的意愿，以患者及其家属的意愿为重，尊重患者自主权和家属决定的前提下面对死亡、尊重死亡。

3. 普及正确的死亡观　中国传统文化强调生命的意义在于现实世界,重视现实世俗生活,避讳死亡,难以正视死亡和接受死亡,缺乏正确的死亡教育。可推广有关临终关怀的相关课程,开展死亡观的教育,在国内不同层次的人群中普及相关知识并进行伦理引导,使之正确认识并理解死亡,意识到提高生命质量的重要性,从战胜死亡转为尊重死亡,坦然面对死亡,突出临终关怀的人性化。

(三)临终关怀的护理伦理要求

1. 提高护理人员的综合素质　临终患者忍受着精神和肉体的相互折磨,经历着疾病的折磨同时还承受着濒临死亡所带来的焦虑和痛苦,这就需要医护人员不仅要有专业医学的知识和技能满足对患者的照护,还需要有深厚的社会人文知识,掌握伦理学、心理学、生命科学等相关学科知识,提高自身的工作能力和职业素养,为患者提供专业的临终服务。

2. 维护患者的尊严和权利　临终患者在生命结束前仍然有意识、思维以及情感,具有与其他患者同等的权利。因此,临终关怀强调人性化的服务,以提高患者在临终阶段的生命质量为目的,护理过程中除了满足患者最基本的生理需求外,还需要关爱、温暖、同情患者,尊重患者的生活方式、人格以及个人权利,保护患者的隐私,尽量满足患者合理的要求,使患者能感受到关注和尊重。

3. 同情和关心患者的家属　临终关怀阶段,临终患者的家属会有悲伤、沮丧、抑郁等情绪,甚至悲伤过度会有过激的情绪和行为。护理人员全面照料临终患者的同时,应提供临终患者家属心理和社会支持,设身处地的给予理解,同情和关心患者的家属,耐心的倾听家属的意见;指导家属做一些照顾患者的机会,慰藉家属的心灵;疏导他们悲伤的情绪,使其逐渐接受死亡的事实,坦然地面对死亡。

二、安乐死的伦理问题

(一)概述

1. 安乐死的概念　安乐死一词可追溯至希腊文"euthanasia",指"有尊严的死亡"或"快乐的死亡",寓意为无痛的死亡,目前安乐死的定义尚未形成统一明确的标准。国内学者认为安乐死是指患不治之症(包括脑死亡)的患者,在危重濒死状态时,由于精神和躯体的极端痛苦,在患者或家属的合理要求下,经过医生鉴定认可,用人为的医学方法使患者在无痛苦状态下度过死亡阶段而终结生命的全过程。每个人人生最后的阶段都必须面临的选择,是选择痛苦的死亡方式,还是选择避免精神和肉体痛苦的安乐死,安乐死不是选择生与死,而是改善濒死时自我感觉状态。

2. 安乐死的分类　通常有两种方法:按照安乐死的执行方式和按照患者同意方式分类。

(1)按照安乐死的执行方式分类　按照安乐死的执行方式分类可分为主动和被动安乐死两种。从医疗手段考虑,主动安乐死也称为"积极安乐死""仁慈助死",为解决濒死患者的痛苦折磨,依据患者或家属的要求,采取某种处理方式加速患者死亡,让其安然地死去,如选择药物或其他办法主动结束患者的生命。被动安乐死也称为"消极安乐死",是对于已确定无法挽救生命的患者,为解除患者痛苦,依据患者或家属的要求,终止维持患者延长生命的措施,停止治疗和抢救,任患者自然死亡。大多数人认为被动安乐死是相对道德的并能接受,主动安乐死仍存在较大的争议。

(2)按照患者同意方式分类 按照患者同意方式分类可分为自愿和非自愿安乐死两种。自愿安乐死即依据患者自身的要求,有过或者表达过同意采取安乐死的方式结束生命。非自愿安乐死即患者没有过或者未表达过同意安乐死的方式结束生命,一般是指无行为能力的患者,如精神病患者、昏迷不醒的患者、婴儿等,由家属的申请而采取安乐死。

3.安乐死的对象 安乐死的前提是确定安乐死的实施对象。但在临床实践时,对象的界定是棘手又敏感的问题,制定明确的实施对象的标准很难,一般分类:①晚期恶性肿瘤失去治愈机会者;②重要器官严重衰竭,且不可逆转者;③因各种疾病或伤残导致大脑功能丧失的部分"植物人"状况的患者;④有严重缺陷的新生儿;⑤患有严重精神疾病,本人无正常感觉、知觉、认识等,经过长期治疗也不可能恢复正常者;⑥先天性丧失,无独立生活能力,并不可能恢复正常者;⑦老年痴呆患者、无治愈可能的高龄重病和重伤残者。

以上几类对象是否可以或者应该实施安乐死,仍存在着争议,不同的学者存在着不同的观点。确定安乐死的对象存在一定的困难,如果按照上述观点推行安乐死会带来不安定因素。在医学发展史上,暂时的"不治之症"逐渐会被破解,转化为可治之症,转化过程通常是在不断延长患者的生命时逐渐实现的,如果人为的界定不治之症,可能会在一定程度上阻碍医学的发展。

(二)安乐死的伦理争议

1.赞同安乐死的依据

(1)安乐死能结束濒死患者及家属的痛苦 濒死患者面临着精神和肉体巨大的痛苦,而减轻痛苦是人道主义的体现,也是医护人员的责任,医护人员应采取必要的措施减轻患者的痛苦,让患者仍忍受临终时极端的痛苦是不人道的。家属面对濒死患者内心也承受着痛苦,不愿意看到亲人遭受疾病折磨,实施安乐死解除患者被疾病折磨的同时也缓解了整个家庭的经济负担,节省了不必要救治的费用。

(2)任何人都有选择死亡的权利 每一个人最终都不可避免地要面对死亡,安乐死的权利也是人主权的体现,当患者承受着巨大的痛苦并不愿意苟延残喘再继续时,有权选择解除痛苦,有尊严的离开人世间,患者既有选择生的权利,也有选择死的权利。

(3)安乐死有利于合理配置卫生资源 卫生资源的合理配置是一个现实的社会问题,而临终前维持生命和治疗需要消耗大量的医疗费用,花费巨大的卫生资源仅延长患者数天的生命,可将一些符合安乐死条件的患者临终前的消耗节省下来用于可康复的患者,节约医疗资源,有利于社会卫生资源的合理分配。

2.反对安乐死的依据

(1)安乐死与人道主义 医院是救死扶伤的地方,延长患者的生命是医护人员责无旁贷的义务,任何情况下都不应主动促使患者死亡,安乐死涉及故意结束人的生命,道德上也是不允许的,所以不应该选择安乐死。

(2)安乐死阻碍医学的发展 界定了安乐死的对象并实施安乐死,会放弃救治"不治之症",放弃积极抢救,而医学奇迹往往是在患者临终阶段发生的,目前无攻克的疾病,在维持患者生命的阶段也有被攻克的可能,任由患者死亡,不再积极寻求解决方案,一定程度上阻碍了医学的发展。

（3）安乐死可能会被滥用　若安乐死真正实施,即授权某部门或某人具有结束安乐死实施对象生命的权利,则有可能会造成一部分人滥用安乐死,给人类生命带来危害并给法制社会带来难以控制的不利局面。如财产丰厚的患者,亲属觊觎其财产并怀有不正之心,盼望患者早早结束生命而申请对其实施安乐死。

同步练习

一、选择题

1. 老年患者常见的生理特点不包括 （　）

　A. 易患病、症状不典型　　　　　　　B. 多种疾病并存、病情多变

　C. 抵抗力强、器官功能增强　　　　　D. 恢复慢、具有反复性

　E. 代偿能力减弱,适应能力差

2. 伦理学基本原则不包括 （　）

　A. 照顾原则　　　　　　　　　　　　B. 尊重原则

　C. 不伤害原则　　　　　　　　　　　D. 自主原则

　E. 公正原则

3. 尊重原则具体内容不包括 （　）

　A. 尊重患者的权利及隐私　　　　　　B. 尊重与患者的社会地位、职业特点无关

　C. 尊重患者的人格及尊严　　　　　　D. 尊重并满足患者所有的需求

　E. 尊重与患者的经济能力、生活方式无关

4. 下列做法中不违背不伤害原则的是 （　）

　A. 因急于手术抢救患者,未有患者或家属签手术同意书

　B. 造成原本可避免的压疮

　C. 造成原本可避免的患者自杀

　D. 发生故意伤害

　E. 造成原本可避免的人格伤害

5. 不会对患者造成伤害的是 （　）

　A. 护理人员的理论知识和操作技能低下

　B. 护理人员的粗心大意及行为疏忽

　C. 护理人员为治疗疾病适当地约束患者自由

　D. 护理人员对患者的呼叫置之不理

　E. 护理人员强迫病人接受检查和治疗

6. 以下不符合伦理规范的行为是 （　）

　A. 细致观察患者的病情变化　　　　　B. 尽量满足患者的需求

　C. 强行改变患者不健康的生活习惯　　D. 及时疏导患者的不良情绪

　E. 耐心、周到的护理患者

7. 护士在拒绝患者的无理要求后遭到患者家属殴打,护士应该 （　）

　A. 忍气吞声,不与对方纠缠　　　　　B. 以牙还牙,同样手段还击对方

　C. 满足患者要求　　　　　　　　　　D. 付诸法律,追究对方的法律责任

　E. 接受患者的钱财或物品作为补偿

8. 下列符合临终关怀伦理要求的做法是 （　）

　A. 优先考虑临终患者家属的权益　　　B. 尽力满足临终患者的生活需求

C.帮助临终患者抗拒死亡
D.建议临终患者选择安乐死

E.满足临终患者结束生命的要求

9.安乐死概念的本质是指个体死亡状态的 （　　）

A.死的快乐
B.死时无痛苦

C.死的安详
D.死的安详无痛苦

E.死的有尊严

10.关于安乐死的条件,错误的是 （　　）

A.患者处于临终状态脑死亡
B.患者家属要求

C.濒死患者痛苦难忍
D.患者有要求安乐死的诚挚意愿

E.经过两名医生鉴定认可

二、病例分析题

刘某,女,72岁,胃癌晚期。得知自己病情后,刘某就经常性询问医护人员,"我还能活多久啊?"或者"我过不了这一关了,你说是不是? 我猜我快死掉了",有时会坐在床上落泪。

问题:

(1)老年患者护理的伦理规范包括什么?

(2)如何同该患者进行沟通?

（张亚云　崔海娟）

第十章

老年人的临终护理

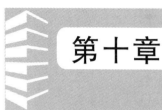
案例

> 张某,男性,83 岁,高血压 20 余年,脑部恶性肿瘤晚期,2 个月前患者因脑出血再次入院治疗。患者入院时意识不清,左侧瞳孔 4.5 mm,右侧瞳孔 4 mm,对光反射弱,左侧肢体肌力 0 级,右上肢肌力 2 级,右下肢肌力 1 级,左侧巴氏征阳性。头部 CT 显示脑出血,X 射线检查提示慢性支气管炎、两下肺感染、肺气肿,大小便失禁,血压 175/103 mmHg,空腹血糖 10.8 mmol/L,血常规检查:白细胞 $11×10^9$/L,中性粒细胞 80%。经住院治疗后病情得到一定程度缓解,患者意识恢复,左侧偏瘫,生活不能自理。
>
> 问题:
>
> 1. 张某是否已进入临终期?
>
> 2. 护士应如何帮助患者对死亡做好充分准备并提高其临终生存质量?
>
> 3. 护士应如何对患者家庭提供有效帮助?

　　随着人口老龄化的发展,社会对临终关怀的需求将越来越强烈。临终关怀在整个卫生保健体系中日益处于重要地位,和预防、治疗一起成为当代卫生保健系统三大基本组成部分。

第一节　概述

　　临终关怀是一种特殊的卫生保健服务,指由多学科、多方面的专业人员组成的临终关怀团队,为临终患者及其家属提供全面的舒缓照护,使临终患者缓解极端的病痛,维护临终患者的尊严,得以舒适安宁地度过人生最后旅程。

【想一想】
你身边的临终关怀机构有哪些?

一、我国老年人临终关怀的现状及影响因素

　　自 20 世纪 80 年代以来,我国相继创办了临终关怀服务机构,开展了临终关怀临床实践与研究。

(一)我国老年人临终关怀的现状

自1988年在天津医学院创办临终关怀研究中心之后,中国心理卫生协会临终关怀专业委员会和临终关怀基金也相继成立。北京松堂关怀院、上海南汇护理院等不同类型的临终关怀机构先后建立,目前全国各地建立的临终关怀机构已超过120家,主要分布于大城市,正向部分中等城市延伸。2001年,香港李嘉诚基金会每年捐资2 500万元,在全国15个省市设立了20所临终关怀的服务机构宁养医院,进一步推动了我国临终关怀事业的发展。2006年4月,中国生命关怀协会成立。该协会的成立标志着我国的临终关怀事业进入了一个新的发展时期,临终关怀有了一个全国性行业管理的社会团体。

我国老年患者临终关怀组织形式主要有三种:①临终关怀专门机构,如北京松堂关怀院;②附设的临终关怀机构,即综合医院内的专科病房或病区,这是目前最主要的形式,如中国医学科学院肿瘤医院的"温馨病房"、北京市朝阳门医院的老年临终关怀病区;③家庭临终关怀病床,它一般是以社区为基础、以家庭为单位开展临终关怀服务的,如香港新港临终关怀居家服务部。

我国的临终关怀事业受到了政府的高度重视。早在1992年,时任卫生部部长的陈敏章就说过:卫生部准备将临终关怀作为我国医疗卫生第三产业的重点之一,列入事业发展规划,促使其健康发展。2004年国内有的地区医院评审标准中新增了临终关怀的内容,从政策导向上予以重视。特别是近几年来,如何建立和发展老年人临终关怀服务机制已成为国家、政府关注的重要课题。2005年,中国老龄事业发展基金会启动了以关注高龄老年人养老问题、建立和完善老年人临终关怀服务机制,为党和政府分忧、促进和谐社会构建为主题的创建"爱心护理院"试点工作,今后要在全国实施"爱心护理工程",在300个大中城市建立"爱心护理院",专门为老龄重病的老人们提供临终关怀服务。

2006年2月,国务院批准了全国老龄委办公室和发展改革委、教育部、民政部、劳动保障部、财政部、建设部、卫生部、人口计生委、税务总局十部门《关于加快发展养老服务业的意见》,明确提出今后发展养老服务业的六项重点工作,其中之一就是支持发展老年护理、临终关怀服务业务。并要求根据实际情况,对开展老年护理、临终关怀服务的机构按规定给予政策扶持。2008年1月,中国生命关怀协会组织开展了"中国城市临终关怀服务现状与政策研究"的调查,这次调研可视为我国城市范围临终关怀服务现状的重要调查,其成果具有非常重要的现实意义和启示性意义。此外,据2011年初卫生部出台《护理院基本标准(2011版)》要求,护理院要设临终关怀科,每床至少配备0.8名护理人员,临终关怀科应增设家属陪伴室,这充分体现了政府对临终关怀事业发展的重视。

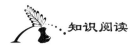

知识阅读

中国第一家临终关怀医院——北京松堂关怀医院

中国老龄事业发展基金会北京松堂关怀医院创立于1987年,是国内一家集医院、福利院、敬老院职能为一体的临终关怀医院。至今已为30 000 余位老人带去了诚挚的关怀。

"社会沃母"理论——世界各国医学专家将临终关怀定为 6 个月。松堂医院经过十几年对一万多位临终者调查结果应为 280 d,就像新的生命在母亲子宫里的 280 d 得到了呵护一样,临终患者就像孩子,同样需要无微不至的关怀和爱;松堂关怀医院的工作就是营造这美好的"社会沃母"。

医院提倡当生命不可逆转时,不再过度治疗,当器官已经完全衰竭,现代医学已无回天之力时,任何药物注入体内无异于毒药。不如让他们静静地安详地离开。

北京松堂关怀医院是"爱心护理院"未来的基本模式,"帮天下儿女尽孝;给天下父母解难;为国家和政府分忧"。这三句话正是这所医院开展临终关怀 30 年来的经验总结和真实写照。

(二)影响我国老年人临终关怀的主要因素

我国临终关怀事业在近二十年中取得了长足的进步,但是发展很不平衡。当前影响我国老年临终关怀的主要因素有以下几方面。

医务人员对临终关怀知识缺乏,目前由于缺乏相应的培训,大多数医务人员对临终关怀的概念并不熟悉,对临终患者仍采取以治疗为主的服务方式,也未全面开展对临终患者家属提供服务,整个医疗保健系统对临终关怀还没有形成一个统一的积极的伦理大环境,因此,尽管知道是临终患者,却总是想方设法用最先进的药物设备去挽救其生命,每天仍有大量的人力物力投入到患者身上,既给临终患者自身造成了极大的痛苦,也造成极大的医疗资源浪费。

服务机构和资金来源不足。我国是发展中国家,经济水平制约着临终关怀事业的发展。目前临终关怀机构还不属于慈善范围,政府没有专门的资金,绝大多数临终关怀机构没有纳入国家医疗保障体系当中。临终关怀机构还要靠医疗收入来维持,医院为维持运转需要向患者收取相应的费用,这无疑使部分低收入老人望而却步,也影响了临终关怀事业的发展。

传统观念的束缚,临终关怀教育尚未普及。一方面由于长期受传统的死亡观、伦理观的影响,人们对于死亡采取否定、回避的负面态度,也有的人误将临终关怀理解为"安乐死"。迄今为止,全社会对临终关怀、死亡教育还未普遍开展,人们对"生"的问题研究较多,而对"死"则知之甚少,由于不了解死亡的有关知识,许多人缺乏对死亡的精神准备,因此,死亡过程就变成一种陌生而神秘的过程,"死亡"就成为忌讳提及的话题。另外家属受传统伦理"孝道"意识影响,担心让老人接受临终关怀,会不会背上不孝之名?面对濒死的患者要放弃治疗而转为以护理为主的临终关怀很难抉择。很多人都接受不了亲人在最后的时刻由别人照看,认为只有守着亲人才能够表达孝心。因此,临终关怀的推行也受到了影响。

笔记栏

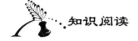 知识阅读

老年临终关怀与安乐死的不同

第一,概念渊源不同。临终关怀是桑德斯博士于20世纪60年代提出来和创立的;安乐死是由患者首先提出来的,是患者的自我要求。

第二,伦理价值的依据或出发点不同。临终关怀具有浓厚的人道主义色彩,它的医学伦理原则是传统的伦理道德,它强调对临终者的同情、关怀和照护;安乐死的伦理有两个出发点:一是患者有选择生死的权利;二是功利伦理观,是临终者对社会和亲人的最后一次回报。

第三,关注的范围和焦点不同。临终关怀是缓解、消除临终者的生理疼痛;安乐死是使死亡时间缩短。

第四,社会接受程度不同。临终关怀是在社会的欢迎氛围中产生和发展起来的;安乐死从产生到目前一直处于争论之中。

二、老年人临终关怀的意义

我国步入老龄化社会后,家庭规模的缩小,功能的弱化,老年人的照护尤其是临终关怀问题就突现了出来。老年人对临终关怀的需求更为普遍,更为迫切。发展老年人临终关怀事业,具有重要的意义。

(一)提高老年临终者生存质量,维护生命尊严

较多的临终老人在生命的最后一段日子里,不是在舒适、平静中度过,而是处于现代医疗技术、麻醉、药物的控制下,死亡之前均有接受侵入性治疗等痛苦的经历,身上插着各种管道,充满了恐惧、痛苦和无奈。临终关怀则为临终老人及家属提供心理上的关怀与安慰,帮助临终者减少和解除躯体上的痛苦,缓解心理上的恐惧,维护尊严,提高生命质量,使逝者平静、安宁、舒适地抵达人生的终点。因此,临终关怀护理是满足老年人"老能善终"的最好举措。

(二)安抚家属子女,解决老人家庭照料困难

临终关怀将家庭成员的工作转移到社会,社会化的老年人照顾,尤其是对临终老人的照顾,不仅是老年人自身的需要,同时也是他们家属和子女的需要。对于一些家庭,特别是一些低收入的家庭来说,临终关怀可以让老人走得安详,让患者家属摆脱沉重的医疗负担的同时,也安慰了他们的亲属子女,让他们更好地投身到自己的事业中去,也不至于受到社会上的指责。因此临终关怀是解决临终老人家庭照料困难的一个重要途径。

(三)节省费用,减少医疗资源的浪费

尽管临终关怀需要社会支付较多的服务费用,但对于那些身患不治之症的患者来说,接受临终关怀服务可以减少大量的甚至是巨额的医疗费用。如果将这些高额无效

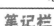

的费用转移到其他有希望救助的患者身上,它将发挥更大的价值。医疗保险费用能够获得最大的效益。同时建立附设的临终关怀机构,即综合医院内的专科病房或病区,可以解决目前大多数医院利用力不足,造成资源闲置浪费的问题,又可以综合利用医院现有的医护人员和仪器设备,因此,为节约医疗资源、有效利用有限的资源提供了可能。

(四)转变观念,真正体现人道主义精神

推广临终关怀是一场观念上的革命。一方面,教育人们要转变死亡的传统观念,无论是临终者、家属及医护人员都要坚持唯物主义,面对现实,承认死亡;另一方面,承认医治对某些濒死患者来说是无效的客观现实,而通过临终关怀来替代卫生资源的无谓消耗,合理分配利用有限的卫生资源,以保证卫生服务的公平性和可及性。它实质上体现了对患者及大多数人真正的人道主义精神。因此,临终关怀不仅是社会发展与人口老龄化的需要,也是人类文明发展的标志。

第二节　老年人的死亡教育

死亡是构成完整生命历程不可回避的重要组成部分,是人类不可抗拒的自然规律。对老年人乃至全社会进行有关死亡的教育,使人们能正确地对待死亡,是医护工作者的一个重要任务。

一、老年人对待死亡的心理类型

老年人对待死亡的态度受到许多因素影响,如文化程度、社会地位、宗教信仰、心理成熟程度、年龄、性格、身体状况、经济情况和身边重要人物的态度等。老年人对待死亡的心理类型主要有以下几种表现。

(一)理智型

老年人当意识到死亡即将来临时,能从容地面对死亡,并在临终前安排好自己的工作、家庭事务及后事。这类老年人一般文化程度比较高,心理成熟程度也比较高。他们能比较镇定地对待死亡,能意识到死亡对配偶、孩子和朋友是最大的生活事件,因而总尽量避免自己的死亡给亲友带来太多的痛苦和影响。往往在精神还好时,就已经认真地写好了遗嘱,交代自己死后的财产分配、遗体的处理或器官(如角膜)等捐赠事宜。

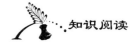
知识阅读

"生的伟大,死的光荣"

在对待死亡问题上,我国老一辈革命家都非常理智,他们的乐观态度和奉献精神为后人树立了榜样。周恩来总理的夫人、伟大的无产阶级革命家、政治家、著名社会活动家邓颖超同志一生致力推进中国的妇女运动,在晚年所立的遗嘱里要求对自己的遗体进行捐献。此外,还有很多党和国家领导人、著名科学家及文学艺术家提出并志愿捐献遗体。他们对待死亡的心理成熟度高,关于遗体及丧葬的态度对我国医学研究和殡葬改革起了巨大的推进作用。

(二)积极应对型

老年人有强烈的生存意识,他们能从人的自然属性来认识死亡首先取决于生物学因素,但也能意识到意志对死亡的作用。因此能用顽强的意志与病魔做斗争,如忍受着病痛的折磨和诊治带来的痛苦,寻找各种治疗方法以赢得生机。这类老年人大多属低龄老人,还有很强的斗志和毅力。

(三)接受型

这类型老年人分为两种表现:一种是无可奈何地接受死亡的事实,如在某些农村,老人到了60岁,子女就开始为其做后事准备,做寿衣、做棺木、修坟墓等。对此,老人们常私下议论说:"儿女们已开始准备送我们下世了。"但也只能沉默,无可奈何地接受。另一种老年人把此事看得很正常,多数是属于信仰某一种宗教的,认为死亡是到天国去,是到另一个世界去。因此,自己要亲自过问后事准备,甚至做棺木的寿材要亲自看着买,坟地也要亲自看着修,担心别人办不好。

(四)恐惧型

老年人极端害怕死亡,十分留恋人生。这类老年人一般都有较好的社会地位、经济条件和良好的家庭关系。他们指望着能在老年享受天伦之乐,看到儿女成家立业、兴旺发达。表现为往往会不惜代价,冥思苦想,寻找起死回生的药方,全神贯注于自己机体的功能上,如喜欢服用一些滋补、保健药品,千方百计延长生命。

(五)解脱型

此类老年人大多有着极大的生理、心理问题。可能是家境穷困、饥寒交迫、衣食无着,或者受尽子女虐待,或者身患绝症、病魔缠身极度痛苦。他们对生活已毫无兴趣,觉得活着是一种痛苦,因而希望早些了结人生。

【议一议】
老年人对待死亡的心理类型有哪些?

(六)无所谓型

有的老年人不理会死亡,对死亡持无所谓的态度。

二、老年人的死亡教育

死亡教育是有关死亡知识的社会化、大众化的过程。死亡教育是实施临终关怀的先决条件。老年人与其亲属是死亡教育中比较特殊的对象,亦是最需要立见效果的对象。老年人应用尽各种生命力量来抗衰老,延缓衰老,调节好自己,与死亡做斗争。著名的健康学教育专家黄敬亨教授认为,对老年人进行死亡教育的内容主要包括以下几个。

(一)克服怯懦思想

目前,在老年人中,因疾病迁延无法治愈或生活质量低下导致的自杀是一个值得重视的问题。护士应该引导教育老年人认识到自杀的本身就是怯懦的表现,从一定意义上讲,生比死更有意义。

(二)正确地对待疾病

疾病是人类的敌人,它危及人的健康和生存。和疾病做斗争,某种意义上是和死亡做斗争。医护人员对于临终患者应以"患者为中心",而不是以"疾病为中心",以支持患者、控制症状、姑息治疗与全面照护为主,让他们知道积极的心理活动有利于提高人的免疫功能,良好的情绪、乐观的态度和充足的信心是战胜疾病的良药。

(三)树立正确的生命观

任何人都不是为了等待死亡而来到这个世界上的。因此,正确的人生观、价值观,是每个人心理活动的关键。生活、学习、工作、娱乐才构成了人生的意义。唯物主义的观点认为生命有尽,可以使人们认识到个人的局限性,从而思考怎样去追求自己的理想,怎样去度过自己的岁月。从这个意义上说,对"死"的思考,实际上是对"整个人生观"的思考。医护人员应注重老年患者的尊严与价值,提高他们临终期的生命质量。通过关心和照护,减缓老年患者的孤独感、失落感,增加舒适感,帮助他们树立正确的"死亡观",提高其生命质量,维护其尊严。同时,注重满足患者的情感与精神需求,适时有效地进行心理疏导,营造家庭式关爱的氛围,以利于患者的精神平和与愉快。

(四)心理上对死亡做好充分准备

当人们步入老年期以后,面临的是走向人生的终极——死亡。人们追求优生、优活,也希望善终、优死,即使临近暮翁、濒死也不逊色。怎样尽量使自己剩余的时间过得有意义?认识和尊重临终的生命价值,这对于临终的老人是非常重要的,也是死亡教育的真谛所在。

临终关怀教育不仅可以帮助老年人树立正确的生死观,缓解其心理压力和心理上的痛苦,减轻、消除因失落感或自我丧失的恐怖,同时能够减轻临终老年人亲属的精神痛苦,保持身心健康。通过临终关怀教育还可以打破谈论死亡的禁忌,促进社会的文明进步,取代迷信、愚昧、落后的意识。

虽然人们都明白"人生自古谁无死"的道理,但是要做到很安定地对待死亡,从心理上接受死亡、战胜死亡,并不是容易的事。医护人员在对老年人进行死亡教育的目的,并不是让老年人掌握生死学的深刻理论,亦不必将有关死亡的所有问题全部讲清,而重点在于了解老年人的文化素养和宗教背景,其原先对死亡有什么看法,现面对死亡最恐惧、担心、忧虑的究竟是什么?根据他们的有关情况,运用生死学的知识,帮助老年人解决对死亡的焦虑、恐惧和各种思想负担,使其能坦然面对可能的死亡。

总之,要根据老年人不同的年龄、性格、职业、家庭背景等因人而异地开展死亡教育,培养老年人成熟、健康的心理品质。

三、生前预嘱

医疗技术的进步使维持危重患者生物学意义的生存可能大大提高,但维持其意识清楚、有意义的生存尚有困难。在美国,对患者的医疗和护理过程中特别强调患者的自决权,但对于意识不清或意识丧失的植物人状态的患者如何保证其自决权,争议颇多。这类患者怎样传达其所能接受的最低生存质量要求,他们希望接受何种程度的积极维持生存的治疗,患者的预嘱是解决这个问题的好方式,它是用法律认可的书面形式将公民有关上述系列问题的个人选择预先表达出来,以备急救之需。

"生前预嘱",是一份在本人清醒时自愿签署的文件,明确表达本人在生命末期希望使用什么种类的医疗照顾,包括是否使用生命保障系统(如气管切开,人工呼吸,心脏电击等),以及如何实现尊严离世。"生前预嘱"不是安乐死,不是由医生对末期患者实行的主动的致死行为。与安乐死目前被一些国家的法律所严厉制止的情形相反,"生前预嘱"由于倡导最接近自然状态的死亡,而与中国和大多数国家法律没有冲突。这一"任其自然死亡"的做法被称为"自然死"或"尊严死"。

(一)"生前预嘱"的特征

"生前预嘱"是从实质上关切的"为人着想,让其免受折磨,使其解脱"。从"生前预嘱"的主体、客体、程序、目的和方式来分析可得出较之于一般法律关系不同的特点。

1. 主体的特定性 "生前预嘱"的主体只能为受过专业训练,符合标准素质的职业医护人员,他们实施"生前预嘱"的对象就是"生前预嘱"人。

2. 客体的独有性 在"生前预嘱"的法律关系中权利和义务所共同指向的对象,既不是物,也不是行为及智力成果,而仅指医疗相对人的生命健康权或者死亡权。

3. 不违背被"生前预嘱"人的意愿 患者神志清醒时所做的决定,是当事人真实意思的表示,并多次提出相关请求。这样就能在一定程度上避免其亲属为谋取不法利益而违背患者的真实意思的情况。

4. "生前预嘱"的目的是解除痛苦 "生前预嘱"是为了消除困扰患者无法解决、不堪忍受的痛苦,所以在以下两种情况是不能执行"生前预嘱"的:①患者因家庭经济条件困难;②谋取某种不正当的经济利益。如一个人身患绝症但是其生理上无痛苦,也是不能执行"生前预嘱"的。

(二)生前预嘱的实施程序

1. 患者本人在健康或清醒时提出 "生前预嘱"必须至少有两位成年人签署见证,这两个人最好不是患者的亲属和配偶,也不能是患者的遗产继承人或直接负担患者医疗费用的人,以免在最后救治过程中因情感或经济问题出现纠纷,见证人需在法院备案。"生前预嘱"在执行前,应拷贝一份存放在病历中,成为患者的医疗材料。

2. 医生出具证明 在患者患病,要求执行"生前预嘱"时,依据患者申请,患者的主治医生经过对患者认真治疗后需证明申请人确实患有无法治愈的绝症,并且一直无法承受不能容忍的痛苦,出具相关证明。

3. 允许合理考虑期 本人提出申请后,需允许其一定时间的考虑期,保证患者做出的决定并非一时冲动,或病重抑郁所致。患者提出相反意见时,必须立即撤回申请,避免酿成无法挽回的后果。

(三)"生前预嘱"的意义

目前,我国老龄化日益加剧的态势以及我国疾病谱的变化,使这一问题更加凸显。

这些患者在危重时,若需要长时间依靠生命保障系统生存,则会带来一系列医疗和社会问题,这些问题不仅导致患者承受巨大痛苦,社会资源也为这些老人付出巨大开销。随着社会的进步,人们对生命质量越来越重视,患者对自身疾病的自主权利及为了减少痛苦,不使用生命保障系统的意愿也越来越迫切,越来越多的人愿意在自己尚健康,或还有自主意识时规划如何走完生命的最后历程。在濒死边缘痛苦弥留时,给予他选择生死的权利,让他在人生的最后一刻仍是快乐的、幸福的。这是对生命权的保护,不是侵犯。在当今我国的医疗环境下,医患关系不太和谐,医患矛盾常常升级,作为临床医务人员,面对已经没有救治意义的患者家属,会感到茫然,因为无法与不愿接受死亡的家属很好地沟通,也没有法律授予医务人员为此做主的权利。如果立法规范现实中的"生前预嘱"行为,不仅是对社会秩序的维护,而且是真正意义上对公民生命权的尊重,亲人们不会再为停止无谓的治疗而背负歉意,医务人员也有法可依,严格遵守申请执行的程序,可以更全面、更深入、更公正的保障临终老年人的人权。

(四)"生前预嘱"的实施现状

目前,"生前预嘱"在欧美国家及中国港台地区已有立法或公告文件支持,但在中国内地尚未形成广泛共识。

中国台湾是亚洲第一个立法赞成"自然死"的地区,2000 年颁布的《安宁缓和医疗条例》指出 20 岁以上具有完全行为能力的终末期患者在 2 名及以上见证人的见证下,有权签署"生前预嘱",并且可以随时更新或撤销。在 2013 年的第 3 次修正案上,中国台湾提出只要在 1 名关系最亲近的家属的见证下就可以完成"生前预嘱"。中国香港法律改革委员会于 2006 年 8 月发表《医疗上的代作决定及预设医疗指示报告书》,旨在推广"生前预嘱"。要求所有医务人员必须遵守患者制订的"生前预嘱",尊重患者的自主选择。长期以来,"生前预嘱"以非立法的形式存在,在中国香港已经被广泛认可和接受。

(五)中国内地实施"生前预嘱"的影响因素

1. 文化因素

(1)自主权 "生前预嘱"强调患者的自主权,让患者根据自己的意愿做出生命终末期的医疗选择。因此,患者自主权意识的强弱,直接影响了他们对"生前预嘱"的接受度和需求。并且充分了解自己的病情及预后情况是开展"生前预嘱"的基础。由于东西方文化的差异,一方面,我国患者本身的权利意识比较薄弱,认为医生就是权威,害怕做错选择而不敢抉择或者由于家属对终末期医疗缺乏考虑,让医生成为代理人。另一方面,受传统的孝亲观念的影响,家属为了保护患者而隐瞒病情。有研究表明,癌症患者家属受传统观念的影响,不同意告知患者病情,而患者希望了解病情的需求对家属态度的转变影响较小,这不仅剥夺了患者自主决策的权利而且阻碍了"生前预嘱"的开展。此外,医务人员并未认识到患者自主权的重要性,帮助家属隐瞒病情,往往让家属代替患者做出医疗决策;或者在患者病情出现植物人状态和不可逆转的昏迷状态时,医务人员担心医患纠纷,而忽视患者之前表达的愿望,依从家属意愿采取积极救治。

(2)生死观 影响我国最深远的生死观是儒家思想,孔子说"未知生,焉知死",强调的是生前,而不是死后。在传统文化下,死亡是非常忌讳的话题,患者和家属能否理性地面对死亡,直接决定了他们是否愿意去谈论终末期的生命意愿,"要或不要"抢救措施的选择,也直接影响到他们是否愿意签署"生前预嘱"。医务人员的死亡观也影响到他们是否愿意去开展"生前预嘱",是否正确引导患者做出理智的选择。有研究表明,患者的死亡态度受其所处的文化影响,还与他的文化程度、人生经历、宗教信仰、生理状况、疾病的发展阶段等个体因素影响密切相关,因此,在中国的文化背景下,开展死亡教育,引导患者和医务人员树立正确的死亡观很有必要。

(3)集体主义与伦理 传统文化宣扬集体主义,主张家长制下的集体决策方式,医务人员往往会听取家属商量后的决定。家庭主义观念会影响到患者对"生前预嘱"的接受度,并且中国孝亲文化深入人心,在患者失去决策能力时,很多家属对终末期生命支持治疗的利弊缺乏考虑,仍然持有无论如何都要抢救生命的观念,即使抢救无效也不放弃,直到财物耗尽。

2. 制度缺乏 目前,中国内地没有法律法规禁止或支持公民签署"生前预嘱"来表达自己的生命意愿。《中国医师宣言(草案)》规定了医师必须尊重患者的自主权,患者在了解病情的基础上有权选择是否接受治疗。2006年,中国内地首个提倡"尊严死"的公益网站《选择与尊严》正式成立,倡导成年人在疾病和生命的终末期不使用只会延长死亡时间的心肺复苏、机械通气等生命支持治疗措施,并且强调通过签署"生前预嘱"来实现个人对生命意愿的表达。作为中国内地第一个推广"尊严死"的公益网站,它推出了"我的五个愿望"这一"生前预嘱"文本,供中国内地公民注册填写(见附录11)。2013年,在"选择与尊严"(Choice And Dignity)网站的基础上,"北京生前预嘱推广协会"Beijing Living Will Promotion Association,LWPA)于6月25日正式成立。2010—2013年,在全国人民代表大会和全国政协会议上部分代表多次提出在中国法律环境下推广"生前预嘱"和建立政府指导下的"生前预嘱"注册中心的提案。

【讨论】
影响"生前预嘱"在国内实行的因素有哪些?

(六)"生前预嘱"的实施展望

目前,"生前预嘱"在中国内地还处于概念推广阶段,实施过程尚需考虑文化差异。考虑人们对"生前预嘱"的接受度,选择合适的地点或人群推进"生前预嘱",可借鉴中国台湾和香港的工作模式,对养老院的衰弱老年人和慢性病老年人开展"生前预嘱"讨论,或在医院癌症患者中实施"生前预嘱"宣传。广大医务人员可以采用一些决策辅助工具:如制作适合中国文化的"生前预嘱"宣传册或视频,提高患者的接受度。在实施"生前预嘱"的过程中要尊重中国文化,采用家庭一起决策的方式,让家属参与,而不是一味地强调患者的自主决策和自主权,让患者和家属在心理上接受"生前预嘱"。传统文化中很忌讳谈论死亡,因此,可以借鉴中国台湾和香港的访谈模式,从患病体验到患者的价值观,最终到生命意愿的讨论,循序渐进,逐渐引导患者思考身后事的安排,通过患者与家属的配对交流使家属理解患者的选择,支持患者的决策。临终关怀的制度建设也是开展"生前预嘱"的根本保障。有研究表明,"生前预嘱"是适合在中国开展的,很多患者愿意谈论生命意愿。医疗管理主管部门从立法到相关条例的制定,可以从根本上打消医务人员的顾虑,使他们在日常工作中贯穿"生前预嘱"理念,积极鼓励患者及其家属讨论"生前预嘱",成为推动"生前预嘱"的主力军。由于中国内地的法律制度、医疗环境、人们的意识等各方面还不成熟,"生前预嘱"的发展还需要经历一个漫长的过程。但是,它代表患者的临终治疗护理意愿,是人类文明进步的标志,必将在未来中国的临终关怀领域发挥重要作用。

第三节 老年人的临终护理

人在生命各个历程中都有死亡现象,但在正常生命历程中,人到老年濒临死亡就越近。老年人的临终护理是护理人员运用各种知识与技能对处于临终状态的老年人给予精心照顾,包括生理、心理、社会等方面的护理。

一、临终护理的概念

临终护理是对那些已失去治愈希望的患者在生命即将结束时所实施的一种积极的综合护理,是临终关怀的重要组成部分。临终关怀护理的核心是"关心",其目的是尽最大努力、最大限度地减轻患者痛苦,稳定情绪,缓和面对死亡恐惧与不安,维护其尊严,提高尚存的生命质量,使临终患者处于亲切、温馨环境中离开世界达到优死的目的。

二、临终老人的心理特征和护理

老年人临终前的心理反应取决于他的人格特点、信仰、教育与有关传统观念,也同他在病中所体验到的痛苦,与不适程度、医护人员和家人对其关心程度及以前的生活状况、生活满意程度等有密切关系。

(一)临终老年人的心理特征

临终老人大多要经历否认、愤怒、协议、忧郁、接受等复杂的心理变化过程。除有以上各种心理体验外,还具有个性的心理特征。

1. 心理障碍加重 如暴躁、孤僻抑郁、意志薄弱、依赖性增强、自我调节和控制能力差等。心情好时愿意和人交谈,差时则沉默不语。遇到一些不顺心的小事就大发脾气,事后又后悔莫及再三道歉。甚至有的老人固执己见,不能很好地配合治疗护理,擅自拔掉输液管和监护仪。当进入临终期时,身心日益衰竭,精神和肉体上忍受着双重折磨。感到求生不得,求死不能,这时心理特点以忧郁、绝望为主要特征。

2. 思虑后事,留恋亲友 大多数老人倾向于个人思考死亡问题,比较关心死后的遗体处理:土葬还是火葬,是否被用于尸解和器官捐献移植;还会考虑家庭安排,财产分配;担心配偶的生活、子女儿孙的工作、学业等。

(二)临终老人的心理护理

心理护理是临终老年人护理的重点,要使临终老人处于舒适、安宁的状态,必须充分理解老人和表达对老人的关爱。给予老人心理支持和精神慰藉可以采取以下措施。

1. 触摸 触摸护理是大部分临终患者愿意接受的一种方法。护士在护理过程中,针对不同情况,可以轻轻抚摸临终老人的手、胳膊、额头、胸腹背部,抚摸时动作要轻柔,手部的温度要适宜。通过对老人的触摸能获得他们的信赖,减轻其孤独和恐惧感,使他们有安全感和亲切温暖感。

2. 耐心倾听和诚恳交谈 认真、仔细地听老人诉说,使其感到支持和理解。对虚弱而无力进行语言交流的老人通过表情、眼神、手势,表达理解和爱,并以熟练的护理技术操作取得老人的信赖和配合。通过交谈,及时了解老年人真实的想法和临终前的心愿,尽量照顾老人的自尊心、尊重他们的权利,满足他们的各种需求,减轻他们的焦虑、抑郁和恐惧,使其没有遗憾地离开人世。

3.允许家属陪护老人　参与临终护理家属是老人的亲人,也是老人的精神支柱。临终老人最难割舍与家人的亲情,最难忍受离开亲人的孤独。因此允许家属陪护、参与临终护理是老人和家属最需要的。这是一种有效的心理支持和感情交流,可使老人获得慰藉,减轻孤独感,增强安全感,有利于稳定情绪,老人也容易接受、依赖自己亲人的照顾。

4.帮助老人保持社会联系　鼓励老人的亲朋好友、单位同事等社会成员多探视老年人,不要将他们隔离开来,以体现老人的生存价值,减少孤独和悲哀。

5.适时有度的宣传优死意义　尊重老人的民族习惯和宗教信仰,根据老人不同的职业、心理反应、性格、社会文化背景,在适当时机,谨言慎语地与老人、家属共同探讨生与死的意义,有针对性地进行精神安慰和心理疏导,帮助老年人正确认识、对待生命和疾病,从对死亡的恐惧与不安中解脱出来,以平静的心情面对即将到来的死亡。

6.重视与弥留之际老人的心灵沟通　美国学者卡顿堡顿对临终老人精神生活的研究结果表明,接近死亡的人,其精神和智力状态并不都是混乱的,49%的老人直到死亡前一直是很清醒的,22%有一定意识,20%处于清醒与混乱之间,仅3%的人一直处于混乱状态。因此不断对临终或昏迷老人讲话是很重要而有意义的,护理人员应对老人表达积极、明确、温馨的尊重和关怀,直到他们离去。

总之,临终老人的心理变化各个过程无明显界限,但各个过程都包含了"求生"的希望。他们真正需要的是脱离痛苦和恐惧,以及精神上的舒适和放松。因此及时了解临终患者的心理状态,满足患者的身心需要,使患者在安静舒适的环境中以平静的心情告别人生,这是临终心理护理的关键。

三、老年患者临终前常见的症状和护理

老年患者临终的情况各不相同,有的是突然死亡,有的是逐渐衰竭以至死亡。后者可能有较长时间在生和死的边缘挣扎。但是患者并非同时出现所有的濒死症状,也不是所有的症状都会出现,除了做好环境和各种基础护理之外,一旦出现以下症状,应及时给予处理,以使患者无痛苦地度过人生最后时刻。

(一)疼痛

疼痛是临终患者备受折磨的最严重的症状,尤其是晚期癌症患者。其他终末期患者发生严重疼痛情况较少。在生命的最后几天,超过一半的人会有新的疼痛产生。控制疼痛应及时、有效、正确使用"三阶梯法"。止痛药应规律、足量应用,而不是必要时才用,等到疼痛发生时再控制比预防疼痛发生更困难。对无法口服止痛药造成的不安与痛苦,可使用如皮肤贴片、舌下含服、静脉或肌内注射等各种方式给予止痛药。除了药物止痛,还可采用其他方法缓解疼痛,如松弛术、催眠术、针灸疗法、神经外科手术疗法等。此外,如果疼痛难以控制,没有食欲,不要勉强患者进食,以免增加患者的负担与痛苦。

(二)呼吸困难

痰液堵塞、呼吸困难是临终患者的常见症状。应及时吸出痰液和口腔分泌液。当呼吸表浅、急促、困难或有潮式呼吸时,立即给予吸氧,病情允许时可适当取半卧位或抬高头与肩。有的患者由于快速呼吸加上焦虑而引起喘息,可根据医嘱应用抗焦虑剂,必要时使用吗啡降低呼吸速率;同时开窗或使用风扇通风,护理人员平静的仪态,用手轻柔地抚摸患者加上和声细语,有利于帮助患者保持平静。此外,患者出现痰鸣音即所谓的"濒死喉声",可使用湿冷的气雾进行雾化,促使分泌物变稀,易于咳出。床旁备好吸引器。对张口呼吸者,用湿巾或棉签湿润口腔,或用护唇膏湿润嘴唇,患者睡着时用湿纱布遮盖口部。

(三)谵妄

有的患者死前会出现谵妄等神志变化,需考虑癌症脑转移、代谢性脑病变、电解质不平衡、营养异常或败血症等因素。症状在下午或晚上会更严重。患者的躁动不安须密切观察,找出可治疗原因,如疼痛、脑缺氧、气喘、膀胱或直肠胀等,并给予对症处理。

(四)大出血

严重急性的呕血、便血、阴道出血等,一次出血量在 800 ml 以上可出现休克现象,对临终患者来说可以是造成死亡的直接原因,需要迅速予以控制。应准备好镇静剂、止血药及吗啡备用,以便随时遵医嘱给予患者镇静、止血及止痛;配合医生进行其他止血处理。消除患者精神紧张和情绪波动,陪伴患者并且握着他的手。胃肠道出血一般应禁食 24~48 h,胃部冷敷。呕血患者采取易呕出的体位,防止误吸;使用深色的毛巾擦拭血迹;如便血频繁,可在患者肛周垫上纸垫,患者每次排便后应拭净,保持臀部清洁。

总之,护理人员要密切观察病情变化,加强巡视,做好预后的估测及抢救的准备;同时让家属做好思想和物质准备,安排善后事宜。

对老年临终患者生理反应的其他症状护理,详见《护理学基础》有关章节。

四、对丧偶老人的关怀

丧偶是生活中最震撼心灵的事件,尤其对老年人来说更是沉重的打击。一旦遭遇配偶亡故,常会悲痛欲绝、不知所措,持续下去就会引发包括抑郁症在内的各种精神疾患,加重原有的躯体疾病,甚至导致死亡。有资料报道,在近期内失去配偶的老年人因心理失衡而导致死亡的人数是一般老年人死亡的 7 倍。

(一)丧偶老人的心理状态

老年人丧偶后,心理反应一般要经过四个阶段。

1. 麻木　很多老年人在得知配偶亡故的消息后,都会表现得麻木不仁,呆若木鸡。这种麻木不仁并不意味情感淡漠,而是情感休克的表现。麻木不仁可以看作是对噩耗的排斥,也是对自己无力驾驭的强烈情感的制服。这个阶段可能持续几个小时至一星期。

2. 内疚　在接受了配偶亡故的消息后,很多老年人会出现内疚、自责的现象。总觉得对不起逝者,甚至认为对方的死自己要负主要责任。内疚在所有居丧者中或多或少都存在,只要不太强烈,这一阶段最终会度过的。

3. **怀念** 居丧的老年人在强烈的悲哀之情稍稍平息后,又会产生对死者的深深怀念。这时,在他们的头脑中会反复出现配偶的身影,时而感到失去他(她)之后,自己是多么的孤独。这种状态可能持续几个星期甚至几年。

4. **恢复** 当居丧的老年人逐渐认识到"人的生、老、病、死是无法抗拒的自然规律","对配偶最好的寄托和思念是保重身体、更好地生活下去",理智战胜了感情,身心也就能逐渐恢复常态。

(二)对丧偶老人的关怀

1. **安慰与支持** 在刚刚得知配偶去世的消息后,老年人可能会出现情感休克。在安慰与关心的同时,应陪伴在老人身旁,如轻轻握住他(她)的手,或搂搂他(她)。由于承受了巨大的打击,居丧的老年人往往难以对关心和安慰做出适当的反应或表示感激,甚至拒绝他人的好意。这是因为居丧者往往把悲哀的时间和强度等同于对死者的感情。这时,千万不要放弃对老人的安慰,应该让老人明白,痛苦和悲哀不是衡量某种关系价值的指标,正常的悲哀反应会随着时间的推移逐渐淡化,悲哀的正常淡化并不意味着对死者的背叛。坚持安慰,可以使老人感到并非独自面对不幸,因而增强战胜孤独的信心。

此外,及时帮助老人料理家务、处理后事,提醒老人的饮食起居,保证充分的休息。

2. **诱导发泄** 允许并鼓励居丧的老人痛哭、诉说和回忆,或鼓励用写日记的形式寄托自己的哀思。有些老人强忍悲伤,从不失声痛哭,只能更加压抑或消沉。应该告诉老人,人在痛苦时哭泣是一种很自然的情感表现,不是软弱,而是一种很好的疏解内心忧伤情绪的方法,诱导老人把悲哀宣泄出来。同时鼓励老人说出自己的内疚感和引起内疚感的想法、事件等,并帮助他(她)分析,学会原谅自己,避免自责。

3. **转移注意力** 老年人易睹物思人,可让老人把去世的配偶的遗物暂时收藏起来,这样可以减轻精神上的痛苦。建议老人多参与外界交往,多与子孙交谈,或到亲戚朋友家小住一段时间,或到外面走一走。转移注意力,悲哀的情绪也会随之减轻。鼓励老人培养一些业余爱好,如书法、绘画、垂钓等,或做一些有利于他人的力所能及的事。心理学家认为,利他行为可以有效地减轻居丧者的悲哀,从而缓解紧张、焦虑的情绪,使自己尽早摆脱孤独和抑郁,增进健康。

4. **建立新的生活方式** 配偶过世后,原有的某些生活方式和规律几乎全部破坏了。应该帮助老人调整生活方式,使之与子女、亲友重新建立和谐的依恋关系,使老人感受到虽然失去了一个亲人,但家庭成员间的温暖与关怀依旧,感到生活的连续性,也有安全感,从而使他们尽快走出丧偶的阴影,投入新的生活。

5. **关于丧偶老人再婚** 心理学的研究表明,老年人最怕孤独。丧偶后,老人需要在家庭生活中寻找一种新的依恋关系,这种依恋关系可补偿丧偶后的心理失落感。大量的事实证明,做好老年人的再婚工作,对社会、对家庭、对老年人的健康长寿均是有益的,应当从法律上予以保护,从道义上给予支持。老年人是否再婚是他们自己的权利,家庭和社会只能给他们提供参考意见。对于丧偶的老人,应该让其子女懂得更多地关心老人的生活,支持老人的正当要求和需要。

总之,了解丧偶老人的心理状态,进行有效的心理干预,使他们尽快摆脱和缩短丧偶后因过度悲伤而引起的心理失衡,对维护丧偶老人的身心健康十分重要。

笔记栏

临终关怀是一门新学科,对护士来说是护理观念和护理方式上新的变革和发展。因此,护理人员除了掌握本专业的知识以外,还必须掌握与临终关怀工作密切相关的知识。护士被称为"白衣天使",护理工作被看作是对"生命的守候",更应在临终关怀这一生命的最终关怀领域当中大有作为,进一步推动我国临终关怀事业的完善和发展。

同步练习

一、选择题

1. 下列哪项不是临终关怀的目的　　　　　　　　　　　　　　　　　　　　　　（　　）
   A. 帮助患者认识死亡是一种自然过程　　B. 帮助患者处于舒适、安定状态
   C. 帮助患者提高生命质量　　　　　　　D. 帮助患者延长寿命
   E. 帮助患者平静地接受死亡

2. 丧偶老年人的心理状态不包括　　　　　　　　　　　　　　　　　　　　　　（　　）
   A. 麻木　　　　　　　　　　　　　　　B. 怀念
   C. 内疚　　　　　　　　　　　　　　　D. 放弃
   E. 恢复

3. 对临终老年人实施心理护理,不包括　　　　　　　　　　　　　　　　　　　（　　）
   A. 观察病情变化　　　　　　　　　　　B. 重视与弥留之际老年人的心灵沟通
   C. 耐心倾听和诚恳交谈　　　　　　　　D. 触摸
   E. 适时有度地宣传优死意义

4. 临终关怀护理最终是达到什么目的　　　　　　　　　　　　　　　　　　　　（　　）
   A. 省钱　　　　　　　　　　　　　　　B. 优死
   C. 延长死亡时间　　　　　　　　　　　D. 缓解疼痛
   E. 治愈疾病

5. 患者王某,男,54岁,患胰腺癌广泛转移,病情日趋恶化,患者心情不好,对医务人员工作不满,常对其陪伴亲属发脾气。你认为该患者的心理反应处于何阶段　　　　　　（　　）
   A. 忧郁期　　　　　　　　　　　　　　B. 愤怒期
   C. 协议期　　　　　　　　　　　　　　D. 否认期
   E. 接受期

二、病例分析题

陈先生,65岁,是一位受人敬仰的教育家。家庭美满,有一儿一女,均已成家,与妻子感情好。妻子经常去社区参加活动。三年前陈先生发现夜尿增多,且尿液有异常,但没怎么在意,几个月后,出现尿痛,并发现尿中有血。去医院经过一系列检查确诊为前列腺癌。自此,陈先生接受了放射治疗,之后出现了尿失禁和性功能障碍。陈先生变得不愿与家人交流,更不愿意出席讲座的邀请。妻子因担心自己的活跃伤害先生自尊也放弃了社会活动。陈先生变得越来越不愿意交流,甚至也不愿与自己的儿女交流,也经常对妻子发脾气。陈太太也一直忍让,并且也很担心丈夫,但却害怕伤害到先生自尊也不敢随便说话,儿女们都很担心陈先生,陈先生也明白家人的担心,但却觉得像是有一堵墙阻碍了与家人情感的交流。虽然经过积极治疗,但是陈先生的癌症目前已至晚期并出现了全身多脏器转移,每日疼痛难忍,生活质量极差,陈先生考虑放弃治疗,接受临终护理,但不知该如何向家属开口说服他们接受。

问题:

(1)针对患者的心理反应,护士该如何进行心理护理?

（2）护士应如何帮助患者对死亡做好充分准备并提高其临终生存质量？

（3）护士应如何对患者家庭提供有效帮助？

（易景娜）

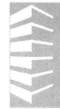

附录

附录 1 Barthel 指数(BI)

项目	独立	部分独立或需部分帮助	需极大帮助	完全依赖
1.进餐	10	5	0	0
2.洗澡	5	0	0	0
3.修饰(洗脸、刷牙、刮脸、梳头)	5	0	0	0
4.穿衣(系鞋带、系纽扣)	10	5	0	0
5.控制大便	10	5(每周<1 次失控)	0(失控)	0
6.控制小便	10	5(每24 h<1 次失控)	0(失控)	0
7.如厕(擦净、整理衣裤、冲水)	10	5	0	0
8.移动(指从床到椅子然后回来)	15	10	5	0
9.行走	15	10	5	0
10.上下楼梯	10	5	0	

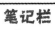

附录 2　Katz 指数（又称 ADL 指数）

生活能力	项目	分值
1.进食	进食自理无须帮助	2
	需帮助备餐,能自己进食	1
	进食或经静脉给营养时需要帮助	0
2.更衣 （取衣、穿衣、扣扣、系带）	完全独立完成	2
	仅需要帮助系鞋带	1
	取衣、穿衣需要协助	0
3.沐浴 （擦浴、盆浴或淋浴）	独立完成	2
	仅需要部分帮助(如背部)	1
	需要帮助(不能自行沐浴)	0
4.移动 （起床、卧床,从椅子上站立或坐下）	自如(可以使用手杖等辅助器具)	2
	需要帮助	1
	不能起床	0
5.如厕 （大小便自如,便后能自洁及整理衣裤）	无须帮助,或能借助辅助器具进出厕所	2
	需帮助进出厕所、便后清洁或整理衣裤	1
	不能自行进出厕所完成排泄过程	0
6.控制大小便	能完全控制	2
	偶尔大小便失控	1
	排尿、排便需别人帮助,需用导尿管或失禁	0

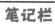

附录3 功能活动问卷(FAQ)

项目	正常或从未做过,但能做(0分)	困难,但可单独完成或从未做过(1分)	需帮助(2分)	完全依赖他人(3分)
1.每月平衡收支和算账能力				
2.患者工作能力				
3.到商店购物能力				
4.有无爱好,会不会下棋和打扑克				
5.简单家务,如点炉子、泡茶等				
6.准备饭菜				
7.能否了解近期发生的事件(时事)				
8.能否参加讨论和了解电视、图书及杂志内容				
9.能否记住约会时间、家庭节日和吃药				
10.能否拜访邻居,自己乘公共汽车				

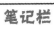

附录4 精简版 McGill 疼痛问卷表(SF-MPQ)

1.疼痛分级指数的评定(PRI)				
疼痛性质	疼痛程度			
A.感觉项	无	轻	中	重
跳痛	0	1	2	3
刺痛	0	1	2	3
刀割痛	0	1	2	3
锐痛	0	1	2	3
牵涉痛	0	1	2	3
绞痛	0	1	2	3
烧灼痛	0	1	2	3
持续固定痛	0	1	2	3
胀痛	0	1	2	3
触痛	0	1	2	3
撕裂痛	0	1	2	3
B.情感项	0	1	2	3
软弱无力	0	1	2	3
厌烦	0	1	2	3
害怕	0	1	2	3
受罚、惩罚感	0	1	2	3

感觉项总分:
情感项总分:

2.视觉模拟(VAS)评定法:

无痛(0 mm)----------------------剧痛(100 mm)

3.现有痛强度(PPI)评定:

0—无痛、1—轻度不适、2—不适、3—难受、4—可怕的痛、5—极为痛苦

附录5 简易智能评估量表(MMSE)

评估项目			得分	
定向力 (时间、地点)	现在是	星期几	0	1
		几号	0	1
		几月	0	1
		什么季节	0	1
		哪一年	0	1
	我们现在在哪里	省或市	0	1
		区或县	0	1
		街道或乡	0	1
		什么地方	0	1
		第几层楼	0	1
记忆力	现在我要说三样东西的名称,在我讲完以后,请您重复说一遍。请您记住这三样东西,因为几分钟后要再问您的。"皮球""国旗""树木"	皮球	0	1
		国旗	0	1
		树木	0	1
注意力和计算力	现在请您算一算100减7,然后从所得的数目再减去7,如此一直计算下去,请您将每减一个7后的答案告诉我,直到我说"停"为止	93−7	0	1
		86−7	0	1
		79−7	0	1
		72−7	0	1
		65−7	0	1
回忆力	现在请您说出刚才我让您记住的三样东西	皮球	0	1
		国旗	0	1
		树木	0	1

笔记栏

续表

评估项目			得分	
语言能力	命名能力	（出示手表）这个东西叫什么	0	1
		（出示铅笔）这个东西叫什么	0	1
	复述能力,这句话是"四十四只石狮子"	现在我要说一句话,请您跟着我清楚的重复一遍。"四十四只石狮子"	0	1
	三步命令,我给您一张纸请您按我说的去做	用右手拿着这张纸	0	1
		用两只手将它对折起来	0	1
		放在您的大腿上	0	1
	阅读能力,请您念一念这句话,并且按照上面的意思去做	"闭上您的眼睛"	0	1
	书写能力,您给我写一个完整的句子	记录:	0	1
	结构能力,这是一张图,请您在同一张纸上照样把它画下来	附图	0	1

附录6　汉密尔顿焦虑量表(HAMA)

评估项目	评估内容(在过去的一周中)	评估得分
1.焦虑心境	担心、担忧,感到有最坏的事将要发生,容易被激惹	0 1 2 3 4
2.紧张	紧张感、易疲劳、不能放松、情绪反应,易哭、颤抖、感到不安	0 1 2 3 4
3.害怕	害怕黑暗、陌生人、一人独处、动物、乘车或旅行及人多的场合	0 1 2 3 4
4.失眠	难以入睡、易醒、睡得不深、多梦、夜惊、醒后感疲倦	0 1 2 3 4
5.认知功能	或称记忆、注意障碍,注意力不能集中,记忆力差	0 1 2 3 4
6.抑郁心境	丧失兴趣、对以往爱好缺乏快感、抑郁、早醒、昼重夜轻	0 1 2 3 4
7.运动系统症状	肌肉酸痛、活动不灵活、肌肉抽动、肢体抽动、牙齿打颤、声音发抖	0 1 2 3 4
8.感觉系统症状	视物模糊、发冷发热、软弱无力感、浑身刺痛	0 1 2 3 4
9.心血管系统症状	心动过速、心悸、胸痛、血管跳动感、昏倒感、心搏脱漏	0 1 2 3 4
10.呼吸系统症状	胸闷、窒息感、叹息、呼吸困难	0 1 2 3 4
11.胃肠道症状	吞咽困难、嗳气、消化不良(进食后腹痛、腹胀、恶心、胃部饱感)、肠动感、肠鸣、腹泻、体重减轻、便秘	0 1 2 3 4
12.泌尿生殖系统症状	尿意频数、尿急、停经、性冷淡、早泄、阳痿	0 1 2 3 4
13.自主神经症状	口干、潮红、苍白、易出汗、起鸡皮疙瘩、紧张性头痛、毛发竖起	0 1 2 3 4
14.会谈时行为表现	①一般表现:紧张、不能松弛、忐忑不安,咬手指、紧紧握拳、摸弄手帕,面肌抽动、不宁顿足、手发抖、皱眉、表情僵硬、肌张力高、叹气样呼吸、面色苍白 ②生理表现:吞咽、打呃、安静时心率快、呼吸快(20次/min以上)等、腱反射亢进、震颤、瞳孔放大、眼睑跳动、易出汗、眼球突出	0 1 2 3 4

附录7 状态-特质焦虑问卷(STAI)

评估项目	评估得分			
	完全没有	有些	中等程度	非常明显
状态焦虑	4	3	2	1
1. 我感到心情平静				
2. 我感到安全				
3. 我是紧张的				
4. 我感到紧张束缚				
5. 我感到安逸				
6. 我感到烦乱				
7. 我现在正烦恼,感到这种烦恼超过了可能的不幸				
8. 我感到满意				
9. 我感到害怕				
10. 我感到舒适				
11. 我有自信心				
12. 我觉得神经过敏				
13. 我极度紧张不安				
14. 我优柔寡断				
15. 我是轻松的				
16. 我感到心满意足				
17. 我是烦恼的				
18. 我感到慌乱				
19. 我感觉镇定				
20. 我感到愉快				
特质焦虑				
21. 我感到愉快				
22. 我感到神经过敏和不安				
23. 我感到自我满足				
24. 我希望能像别人那样高兴				
25. 我感到我像衰竭一样				
26. 我感到很宁静				

笔记栏

续表

评估项目	评估得分			
	完全没有	有些	中等程度	非常明显
27. 我是平静的、冷静的和泰然自若的				
28. 我感到困难——堆集起来,因此无法克服				
29. 我过分忧虑一些事,实际这些事无关紧要				
30. 我是高兴的				
31. 我的思想处于混乱状态				
32. 我缺乏自信心				
33. 我感到安全				
34. 我容易做出决断				
35. 我感到不合适				
36. 我是满足的				
37. 一些不重要的思想总缠绕着我,并打扰我				
38. 我产生的沮丧是如此强烈,以致我不能从思想中排除它们				
39. 我是一个镇定的人				
40. 当我考虑我目前的事情和利益时,我就陷入紧张状态				

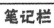

附录8 汉密尔顿抑郁量表(HAMD)

评估内容	评定标准	评分
1.抑郁情绪(沮丧、无望、无助、无用)	0:没有	
	1:只在问到时才诉述	
	2:在谈话中自发地表达	
	3:不用言语也可以从表情、姿势、声音或欲哭中流露出这种表情	
	4:病人的自发言语和非言语表达(表情、动作),几乎完全表达为这种情绪	
2.有罪感	0:没有	
	1:责备自己,感到自己连累他人	
	2:认为自己犯了罪,或反复思考以往的过失和错误	
	3:认为目前的疾病是对自己错误的惩罚,有罪恶妄想	
	4:罪恶妄想伴有指责或威胁性幻觉	
3.自杀	0:没有	
	1:觉得活着没有意义	
	2:希望自己已经死去,或常想到与死有关的事	
	3:消极观念(自杀观念)	
	4:有严重自杀行为	
4.入睡困难(失眠早期)	0:入睡无困难	
	1:主诉有时有入睡困难,即上床后半小时仍不能入睡	
	2:主诉每晚均入睡困难	
5.睡眠不深(失眠中期)	0:没有	
	1:睡眠浅,多噩梦	
	2:半夜(晚12点以前)曾醒来(不包括上厕所)	
6.早醒(失眠末期)	0:没有	
	1:有早醒,比平时早醒1 h,但能重新入睡	
	2:早醒后无法重新入睡	

续表

评估内容	评定标准	评分
7. 工作和兴趣	0:没有困难	
	1:提问时才诉述	
	2:自发地直接或间接表达对活动、工作或学习失去兴趣,如感到无精打采,犹豫不决,不能坚持或需强迫才能工作或活动	
	3:病室劳动或娱乐不满3 h	
	4:因目前的疾病而停止工作,住院者不参加任何活动或者没有他人帮助便不能完成病室日常事务	
8. 迟缓	0:语言和思维正常	
	1:精神检查中发现轻度迟缓	
	2:精神检查中发现明显迟缓	
	3:精神检查困难	
	4:完全不能回答问题(木僵)	
9. 激越	0:没有	
	1:检查时有些心神不定	
	2:明显的心神不定或小动作多	
	3:不能静坐,检查中曾起立	
	4:搓手、咬手指、扯头发、咬嘴唇	
10. 精神性焦虑	0:没有	
	1:问及时诉述	
	2:自发地表达	
	3:表情和言谈流露出明显的忧虑	
	4:明显惊恐	
11. 躯体性焦虑	0:没有	
	1:轻度	
	2:中度,有肯定的躯体性焦虑症状	
	3:重度,躯体性焦虑症状严重,影响生活或需加处理	
	4:严重影响生活和活动	
12. 胃肠道症状	0:没有	
	1:食欲减退,但不需他人鼓励便自行进食	
	2:进食需他人催促或请求,或需要应用泻药或助消化药	

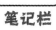

笔记栏

续表

评估内容	评定标准	评分
13. 全身症状	0:没有	
	1:四肢、背部或颈部有沉重感,背痛、头痛、肌肉疼痛,全身乏力或疲倦	
	2:上述症状明显	
14. 性症状	0:没有	
	1:轻度	
	2:重度 不能肯定,或该项对被评者不适合(不计入总分)	
15. 疑病	0:没有	
	1:对身体过分关注	
	2:反复思考健康问题	
	3:有疑病妄想	
	4:伴幻觉的疑病妄想	
16. 体重减轻	0:没有	
	1:一周内体重减轻0.5 kg以上	
	2:一周内体重减轻1 kg以上	
17. 自知力	0:知道自己有病,表现为抑郁	
	1:知道自己有病,但归于伙食太差、环境问题、工作太忙、病毒感染或需要休息等	
	2:完全否认有病	
18. 日夜变化	0:早晚情绪无区别	
	1:症状在早晨或傍晚轻度加重	
	2:症状在早晨或傍晚严重	
19. 人格解体或现实解体	0:没有	
	1:问及时才诉述	
	2:自发诉述	
	3:有虚无妄想	
	4:伴幻觉的虚无妄想	
20. 偏执症状	0:没有	
	1:有猜疑	
	2:有牵连观念	
	3:有关系妄想或被害妄想	
	4:伴有幻觉的关系妄想或被害妄想	

笔记栏

续表

评估内容	评定标准	评分
21.强迫症状	0:没有	
	1:问及时才诉述	
	2:自发诉述	
22.能力减退感	0:没有	
	1:仅于提问时方引出主观体验	
	2:病人主动表示有能力减退感	
	3:需鼓励、指导和安慰才能完成病室日常事务或个人卫生	
	4:穿衣、梳洗、进食、铺床或个人卫生均需要他人协助	
23.绝望感	0:没有	
	1:有时怀疑"情况是否会好转",但解释后能接受	
	2:持续感到"没有希望",但解释后能接受	
	3:对未来感到灰心、悲观和绝望,解释后不能排除	
	4:自动反复诉述"我的病不会好了"或诸如此类的情况	
24.自卑感	0:没有	
	1:仅在询问时诉述有自卑感	
	2:自动诉述有自卑感(我不如他人)	
	3:病人主动诉述:"我一无是处"或"低人一等",与评2分者只是程度的差别	
	4:自卑感达妄想的程度,例如"我是废物"或类似情况	
评价:<8分为正常,无抑郁;8~20分,轻度抑郁;20~35分,中度至重度抑郁;超过35分,为严重抑郁		

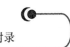

附录9 老年抑郁量表（GDS）

选择过去一周内最适合你的答案			
1	你对你的生活基本满意吗	是□	否□
2	你是否丧失了很多你的兴趣和爱好	是□	否□
3	你感到生活空虚吗	是□	否□
4	你经常感到无聊吗	是□	否□
5	你对未来充满希望吗	是□	否□
6	你是否感到烦恼无法摆脱头脑中的想法	是□	否□
7	大部分的时间你都精神抖擞吗	是□	否□
8	你是否觉得有什么不好的事情要发生而感到很害怕	是□	否□
9	大部分时间你都觉得快乐吗	是□	否□
10	你经常感到无助吗	是□	否□
11	你是否经常感到不安宁或坐立不安	是□	否□
12	你是否宁愿待在家里而不愿去干新鲜事	是□	否□
13	你是否经常担心将来	是□	否□
14	你是否觉得你的记忆力有问题	是□	否□
15	你觉得现在活着很精彩	是□	否□
16	你是否经常感到垂头丧气无精打采	是□	否□
17	你是否感到现在很没用	是□	否□
18	你是否为过去的事担心很多	是□	否□
19	你觉得生活很兴奋吗	是□	否□
20	你是否觉得学习新鲜事物很困难	是□	否□
21	你觉得精力充沛吗	是□	否□
22	你觉得你的现状是毫无希望吗	是□	否□
23	你是否觉得大部分人都比你活得好	是□	否□
24	你是否经常把小事情弄得很糟糕	是□	否□
25	你是否经常有想哭的感觉吗	是□	否□
26	你对集中注意力有困难吗	是□	否□
27	你喜欢每天早晨起床的感觉吗	是□	否□
28	你是否宁愿不参加社交活动吗	是□	否□
29	你做决定很容易吗	是□	否□
30	你的头脑还和以前一样清楚吗	是□	否□
评价：每个提示抑郁的回答得1分。（问题1,5,7,9,15,21,27,29和30回答"否"，其他问题回答"是"提示抑郁可能） 0~10分可视为正常范围，即无抑郁症；11~20分，轻度抑郁；21~30分，中重度抑郁			

附录10　老年人居家环境安全评估要素

项目	评估要素
1. 一般居室	
光线	是否充足？有无自然光？有无夜间照明装置
温度	是否适宜？有无调节措施
地面	是否平整、干燥、无障碍物？是否防滑
地毯	是否平整、完整、不滑动
家具	放置是否稳固、有序、有无障碍通道
床	高度是否在老人膝盖下？是否为硬板床？是否足够宽大
电线	布局如何，是否远离火源、热源？是否满足需要
取暖设备	设置是否妥善、有效
电话	电话机、紧急电话号码是否放在易见、易取、易用的地方
2. 厨房	
地板	有无防滑措施
燃气	开关的按钮标志是否醒目
3. 浴室	
浴室门	门锁是否内外均可打开
地板	有无防滑措施
便器	高低是否合适，有无设扶手？是否稳固
浴盆	高度是否合适？盆底是否垫防滑胶毡？水温调节是否方便
4. 楼梯	
光线	光线是否充足？有无应急照明
台阶	是否平整无破损，高度是否合适，台阶之间有无色彩差异？是否明显
扶手	有无扶手？扶手是否稳固

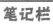

附录 11   Zarit 护理负担量表

请在以下各问题中在您认为最合适的答案的代码上打钩(√)	没有	偶尔	有时	经常	总是
1.您是否认为,您所照料的病人会向您提出过多的照顾要求	1	2	3	4	5
2.您是否认为,由于护理病人会使自己的时间不够	1	2	3	4	5
您是否认为,在照料病人和努力做好家务及工作之间,您会感到有压力	1	2	3	4	5
3.您是否认为,因病人的行为而感到为难	1	2	3	4	5
4.您是否认为,有病人在您身边而感到烦恼	1	2	3	4	5
5.您是否认为,您的病人已经影响到了您和您的家人与朋友间的关系	1	2	3	4	5
6.您对病人的将来,感到担心了吗	1	2	3	4	5
7.您是否认为,病人依赖于您	1	2	3	4	5
8.当病人在您身边时,您感到紧张吗	1	2	3	4	5
9.您是否认为,由于护理病人,您的健康受到影响	1	2	3	4	5
10.您是否认为,由于护理病人,您没有时间办自己的私事	1	2	3	4	5
11.您是否认为,由于护理病人,您的社交受到影响	1	2	3	4	5
12.您有没有由于病人在家,放弃叫朋友来家的想法	1	2	3	4	5
13.您是否认为,病人只期盼着您的照料,您好像是他/她唯一可信赖的人	1	2	3	4	5
14.您是否认为,除外您的花费,您没有余钱用于护理病人	1	2	3	4	5
15.您是否认为,您有可能花更多的时间护理病人	1	2	3	4	5
16.您是否认为,开始护理以来,按照自己的意愿生活已经不可能了	1	2	3	4	5
17.您是否希望,能把病人留给自己来照料	1	2	3	4	5
18.您对病人有不知如何是好的情形吗	1	2	3	4	5
19.您认为应该为病人做更多的事情吗	1	2	3	4	5
21.您认为在护理病人上您能做得更好吗	1	2	3	4	5
22.综合看来,您怎样评价自己在护理上的负担	1 无	2 轻	3 中	4 重	5 极重

笔记栏

附录 12　Fugl-Meyer 平衡量表

内容	患者反应	评分标准
1. 无支撑坐位	不能保持坐位	0
	能坐但少于 5 min	1
	能坚持坐位 5 min 以上	2
2. 健侧"展翅"反应	肩部无外展肘关节无伸展	0
	反应减弱	1
	反应正常	2
3. 患侧"展翅"反应	肩部无外展肘关节无伸展	0
	反应减弱	1
	反应正常	2
4. 支撑下站立	不能站立	0
	他人完全支撑时可站立	1
	由他人稍给支撑能站立 1 min	2
5. 无支撑站立	不能站立	0
	不能站立 1 min 或身体摇晃	1
	能平衡站 1 min 以上	2
6. 健侧站立	不能维持 1~2 s	0
	平衡站稳达 4~9 s	1
	平衡站立超过 10 s	2
7. 患侧站立	不能维持 1~2 s	0
	平衡站稳达 4~9 s	1
	平衡站立超过 10 s	2

评价:最高分 14 分,最低分 0 分,少于 14 分,说明平衡功能有障碍,评分越低,表示平衡功能障碍越严重

附录 13 死亡的选择与尊严——我的五个愿望

第一个愿望:我要或不要什么医疗服务

我知道我的生命宝贵所以希望在任何时候都能保持尊严。当我不能为自己的医疗问题做决定时,我希望以下这些愿望得到尊重和实行。(请钩选√,可复选)

1.我不要疼痛。希望医生按照世界卫生组织的有关指引给我足够的药物解除或减轻我的疼痛。即使这会影响我的神智让我处在朦胧或睡眠状态。

2.我不要任何形式的痛苦,如呕吐、痉挛、抽搐、谵妄、恐惧或者有幻觉等,希望医生和护士尽力帮助我保持舒适。

3.我不要任何增加痛苦的治疗和检查(如手术探查等),即使医生和护士认为这可能对明确诊断和改善症状有好处。

4.我希望在被治疗和护理时个人隐私得到充分保护。

5.我希望所有时间里身体保持洁净无气味。

6.我希望定期给我剪指甲、理发、剃须和刷牙。

7.我希望我的床保持干爽洁净,如果它被污染了请尽可能快速更换。

8.我希望给我的食物和饮水总是干净和温暖的。

9.我希望在有人需要和法律允许的情况下捐赠我的有用器官和组织。

(如以上内容不能表达您愿望的全部。请在以下空白中用文字补充或进一步说明。如果没有,可空着不填)

第二个愿望:我希望使用或不使用生命支持治疗

我知道生命支持治疗有时是维持我存活的唯一手段。但当我的存活毫无质量,生命支持治疗只能延长我的死亡过程时,我要谨慎考虑是否使用它。

注意! 当我要求不使用生命支持治疗时它只包括(请钩选√,可复选)

1.放弃心肺复苏术。

2.放弃使用呼吸机。

3.放弃使用喂食管。

4.放弃输血。

5.放弃使用昂贵抗生素。

以下是在三种具体情况下我对要或不要生命支持治疗(我已经在上面规范了它的范围)的选择。

Ⅰ 生命末期

如果我的医生和另一位医疗专家都判定我已经进入生命末期(生命末期是指因病或因伤造成的,按合理的医学判断不管使用何种医疗措施,死亡来临时间不会超过六个月的情况),而生命支持治疗的作用只是推迟我死亡的时间。(请钩选√,不可复选)

1.我要生命支持治疗。

2.我不要生命支持治疗,如果它已经开始,我要求停止它。

3. 如果医生相信生命支持治疗能缓解我的痛苦,我要它。但要求我的医生在认为对我已经没有缓解痛苦作用时停用它。

Ⅱ不可逆转的昏迷状态

如果我的医生和另一位医疗专家都判定我已经昏迷且按合理的医学判断没有改善或恢复的可能,而生命支持治疗的作用只是推迟我死亡的时间。(请钩选,不可复选)

1. 我要生命支持治疗。

2. 我不要生命支持治疗,如果它已经开始,我要求停止它。

3. 如果医生相信生命支持治疗能缓解我的痛苦,我要它。但要求我的医生在认为对我已经没有缓解痛苦的作用时停用它。

(请钩选√,不可复选)

如果我的医生和另一位医疗专家都判定我由于永久严重的脑损害而处于持续植物状态,且按合理的医学判断没有改善或恢复的可能,而生命支持治疗的作用只是推迟我的死亡时间(请钩选,不可复选)

1. 我要生命支持治疗。

2. 我不要生命支持治疗,如果它已经开始,我要求停止它。

3. 如果医生相信生命支持治疗能缓解我的痛苦,我要它。但要求我的医生在认为对我已经没有缓解痛苦的作用时停用它。(如以上内容不能表达您愿望的全部。请在以下空白中用文字补充或进一步说明。如果没有,可空着不填)

第三个愿望:我希望别人怎么对待我

我理解我的家人、医生、朋友和其他相关人士可能由于某些原因不能完全实现我写在这里的愿望,但我希望他们至少知道这些有关精神和情感的愿望对我来说也很重要。(请钩选√,可复选)

1. 我希望当我在疾病或年老的情况下对我周围的人表示恶意、伤害或做出任何不雅行为的时候被他们原谅。

2. 我希望尽可能有人陪伴,尽管我可能看不见听不见也不能感受到任何接触。

3. 我希望有我喜欢的图画或照片挂在病房接近我床的地方。

4. 我希望尽可能多地接受志愿者服务。

5. 我希望任何时候不被志愿者打扰。

6. 我希望尽可能在家里去世。

7. 我希望临终时有我喜欢的音乐陪伴。

8. 我希望临终时有人和我在一起。

9. 我希望临终时有我指定的宗教仪式。

10. 我希望在任何时候不要为我举行任何宗教仪式。

(如以上内容不能表达您愿望的全部。请在以下空白中用文字补充或进一步说明。如果没有,可空着不填)

第四个愿望:我想让我的家人和朋友知道什么

请家人和朋友平静对待我的死亡,这是每人都必须经历的生命过程和自然规律。你们这样做可使我的最后日子变得有意义。(请钩选√,可复选)

1. 我希望我的家人和朋友知道我对他们的爱至死不渝。

2. 我希望我的家人和朋友在我死后能尽快恢复正常生活。

3. 我希望丧事从简。

4. 我希望不开追悼会。

5. 我希望我的追悼会只通知家人和好友(可在下面写出他们的名字)。

(如以上内容不能表达您愿望的全部。请在以下空白中用文字补充或进一步说明。如果没有,可空着不填)

_____

第五个愿望:我希望谁帮助我

我理解我在这份文件中表达的愿望暂时没有现行法律保护它们的必然实现,但我还是希望更多人在理解和尊重的前提下帮我实现它们。我以我生命的名义感谢所有帮助我的人。

我还要在下面选出至少一个在我不能为自己做决定的时候帮助我的人。之所以这样做,是我要在他/她或他们的见证下签署这份"我的五个愿望",以证明我的郑重和真诚。

(建议选择至少一位非常了解和关心您,能做出比较困难决定的成年亲属做能帮助您的人。关系良好的配偶或直系亲属通常是合适人选。因为他们最合适站在您的立场上表达意见并能获得医务人员的认可和配合。如果能同时选出两个这样的人当然更好。他们应该离您不太远,这样当您需要他们的时候他们能在场。无论您选择谁做能帮助您的人,请确认您和他们充分谈论了您的愿望,而他们尊重并同意履行它们)

我在由我选定的能帮助我的人的见证下签署这份文件。

我申明,在这份表格中表达的愿望在以下两种情况同时发生时才能被由我选定的能帮助我的人引用。

我的主治医生判断我无法再做医疗决定,且另一位医学专家也认为这是事实。如果本文件中某些愿望确实无法实现,我希望其他愿望仍然能被不受影响地执行。

被我选定的能帮助我的人是

姓名_____与我的关系_____联系地址_____签署日期:_____

和

姓名_____与我的关系_____联系地址_____签署日期:_____

被选中人声明:

1. 本人(签名)_____兹声明该签署本文件之人(以下称签署人)与本人讨论过这份表格中的所有内容,并于本人在场时签署并同意这份"我的五个愿望"。签署人神志清楚,未受到胁迫、欺骗或其他不当影响。

日期:_____

2. 本人(签名)_____兹声明该签署本文件之人(以下称签署人)与本人讨论过这份表格中的所有内容,并于本人在场时签署并同意这份"我的五个愿望"。签署人神志清楚,未受到胁迫、欺骗或其他不当影响。

日期:_____

签署人姓名:_____

身份证号码:_____

参考文献

[1]陈新谦,金有豫,汤光.新编药物学[M].17版.北京:人民卫生出版社,2011.

[2]陈峥.老年综合征管理指南[M].北京:中国协和医科大学出版社,2010.

[3]董碧蓉.老年病学[M].成都:四川大学出版社,2009.

[4]高利平.健康老龄化研究[M].济南:山东人民出版社,2011.

[5]葛俊波,徐永健.内科学[M].8版.北京:人民卫生出版社,2013.

[6]宫福清.医学伦理学[M].北京:科学出版社,2013.

[7]胡秀英.老年护理学[M].2版.北京:科学出版社,2015.

[8]化前珍.老年护理学[M].3版.北京:人民卫生出版社,2015.

[9]黄晓琳,燕铁斌.康复医学[M].北京:人民卫生出版社,2013.

[10]金昌德,杨芳.老年护理学[M].南京:南京大学出版社,2015.

[11]李丹,冯丽华.内科护理学[M].3版.北京:人民卫生出版社,2014.

[12]李乐之,路潜.外科护理学[M].5版.北京:人民卫生出版社,2013.

[13]李中琳.医学伦理学[M].郑州:郑州大学出版社,2012.

[14]刘耀光.护理伦理学[M].长沙:中南大学出版社,2008.

[15]马燕南,侯惠如.老年疾病护理指南[M].北京:人民军医出版社,2013.

[16]瞿晓敏.护理伦理学[M].上海:复旦大学出版社,2007.

[17]孙建萍.老年护理学[M].北京:人民卫生出版社,2014.

[18]孙丽芳,张志斌.护理伦理学[M].南京:东南大学出版社,2012.

[19]宋岳涛.老年综合评估[M].北京:中国协和医科大学出版社,2012.

[20]王建刚,张玉林.临床药理学[M].北京:人民卫生出版社,2016.

[21]王卫红,雷巍娥,杨丽.护理伦理学[M].长沙:中南大学出版社,2011.

[22]魏万宏,杨春香.护理伦理学[M].郑州:郑州大学出版社,2011.

[23]吴玉韶.中国老龄事业发展报告[M].北京:社会科学文献出版社,2013.

[24]尤黎明,吴瑛.内科护理学[M].5版.北京:人民卫生出版社,2015.

[25]曾慧.精神科护理[M].2版.北京:高等教育出版社,2015.

[26]郑彩娥,李秀云.康复护理学技术操作规程[M].北京:人民军医出版社,2014.

[27]钟华荪.居家老人安全护理技巧[M].2版.北京:人民军医出版社,2012.

[28]GOEDE M,WHEELER M. Advance directives,living willsand futility in perioperative care. Surg Clin North Am[J],2015,95(2):443-451.

[29]TURNER S A. Update on advance directives. Geriatric Nursing[J],2014,35(4):308-309.

老年人常见健康问题与护理　　老年人常见意外的自救与急救　　老年人的安全用药与护理

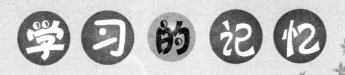

小事拾遗：_____

_____

_____

_____

_____

_____

_____

学习感想：_____

_____

_____

_____

_____

_____

　　学习的过程是知识积累的过程，也是提升能力、稳步成长的阶梯，大家的注释、理解汇集成无限的缘分、友情和牵挂，请简单手记这一过程中的某些"小事"，再回首时定会有所发现、有所感悟！

I

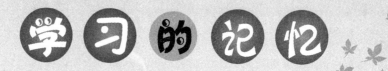

姓名：＿＿＿＿＿＿＿＿

本人于20＿＿＿年＿＿＿月至20＿＿＿年＿＿＿月参加了本课程的学习

此处粘贴照片

任课老师：＿＿＿＿＿＿＿＿　＿＿＿＿＿＿＿＿　　班主任：＿＿＿＿＿＿＿＿

班长或学生干部：＿＿＿＿＿＿＿＿　＿＿＿＿＿＿＿＿　＿＿＿＿＿＿＿＿

我的教室（请手写同学的名字，标记我的座位以及前后左右相邻同学的座位）